美国内科医师协会临床教学丛书
ACP Teaching Medicine Series

医学教育的领导力
Leadership Careers in Medical Education

原　著　［美］ Louis Pangaro
主　译　曾学军　黄晓明

译　者（按姓氏笔画排序）：
朱祖懿　张　婷　张新蕾
李　超　盛　峰　黄晓明

U0218729

 中国协和医科大学出版社

图书在版编目（CIP）数据

医学教育的领导力／（美）路易斯·潘加罗（Louis Pangaro）著；曾学军，黄晓明译. —北京：中国协和医科大学出版社，2017.3

ISBN 978-7-5679-0650-1

Ⅰ. ①医… Ⅱ. ①路… ②曾… ③黄… Ⅲ. ①医学教育 Ⅳ. ①R-4

中国版本图书馆 CIP 数据核字（2016）第 221420 号

著作权合同登记号：01-2013-6709

美国内科医师协会临床教学丛书

医学教育的领导力

原　　著：［美］Louis Pangaro
主　　译：曾学军　黄晓明
责任编辑：顾良军

出版发行：**中国协和医科大学出版社**
　　　　　（北京东单三条九号　邮编 100730　电话 65260431）
网　　址：www.pumcp.com
经　　销：新华书店总店北京发行所
印　　刷：中煤（北京）印务有限公司

开　　本：700×1000　　1/16 开
印　　张：17.75
字　　数：200 千字
版　　次：2017 年 3 月第 1 版
印　　次：2017 年 3 月第 1 次印刷
定　　价：40.00 元

ISBN 978-7-5679-0650-1

撰　稿　人

D. Craig Brater, MD, MACP
Dean
University of Indiana School of Medicine
Indianapolis, Indiana

Peter F. Buckley, MD
Associate Dean for Leadership and
　Development
Chairman, Department of Psychiatry
Medical College of Georgia
Augusta, Georgia

Teresa A. Coleman, MD, FACP
Associate Professor of Medicine
Medical College of Georgia
Augusta, Georgia

Steven J. Durning, MD, FACP
Professor of Medicine and Pathology
Uniformed Services University
Bethesda, Maryland

Ruth-Marie E. Fincher, MD, MACP
Vice Dean for Academic Affairs
Medical College of Georgia School of
　Medicine
Augusta, Georgia

**Col Paul A. Hemmer, USAF, MC, MD,
　MPH, FACP**
Vice Chairman, Educational Programs
Professor of Medicine
Uniformed Services University
Bethesda, Maryland

**Capt Eric S. Holmboe, USNR-Ret, MC,
　MD, FACP**
Vice President for Quality and Evaluation
　Research
American Board of Internal Medicine
Philadelphia, Pennsylvania

Joel D. Howell, MD, PhD, FACP
Victor Vaughan Professor of the History
　of Medicine
Professor of Internal Medicine, History,
　and Health Management & Policy
University of Michigan
Ann Arbor, Michigan

David E. Kern, MD, MPH, FACP
Professor of Medicine
Johns Hopkins University School of
　Medicine
Director, Division of General Internal
　Medicine
Johns Hopkins Bayview Medical Center
Baltimore, Maryland

Daniel J. Klass, MD, FRCPC, FACP
Adjunct Professor
University of Toronto
Associate Registrar
College of Physicians and Surgeons of
　Ontario
Toronto, Ontario, Canada

Louis Pangaro, MD, MACP
Chair, Department of Medicine
F. Edward Hébert School of Medicine
Uniformed Services University
Bethesda, Maryland

Barbara Schuster, MD, MACP
Campus Dean
Medical College of Georgia/University of
　Georgia Medical Partnership
Athens, Georgia

Patricia A. Thomas, MD, FACP
Associate Professor of Medicine
Associate Dean for Curriculum
Johns Hopkins University School of
　Medicine
Baltimore, Maryland

献给我的偶像们：詹姆斯·莱昂纳德（James Leonard）、罗伯特·高德斯坦（Robert Goldstein）和莱昂纳德·瓦尔托夫斯基（Leonard Wartofsky）。

致　谢

　　每一位作者都是工作繁忙的事业成功人士，但他们支持本书的热情令人鼓舞。我十分感谢他们为本书做出的努力。

请访问：www.acponline.org/acp_press/teaching
了解更多信息

Preface for Chinese edition of
Teaching Medicine Series

"Alone we can do so little; together we can do so much" [1] (*Helen Keller*)

Five years ago I was approached by some brave and imaginative leaders of the American College of Physicians with the idea of developing a book about medical teaching, one that would set down "for the record" the most important lessons that doctors might learn as they pursued careers that included training students, residents and fellows. An outline of important topics was assembled and the work began. Very quickly, however, one book became six as we decided to include the College's already successful book, "Teaching in Your Office" along with all the other subjects essential for physicians who want to teach medicine, or even become career educators. Thus, an actual book series was planned, a collection of books that would include one on the theory of education; another on methods for teaching; a third on teaching in the office; a fourth on teaching in the hospital; a fifth on mentoring; and, finally, a sixth on leadership careers in medical education. Obviously, the project had grown beyond the capacity of one editor, especially this one, so a team was assembled, with each book assigned to one or more editors-each an authority in his or her field-and authors were recruited. And so, *TEACHING MEDICINE* was created. That was in 2010. What has happened since then?

The academic medical community's reaction to *TEACHING MEDICINE* has been quite positive. The project's real success, of course, will be determined by something less easily measured, its impact upon its readers, more specifically, the extent to which the teaching they do in the lecture hall, the seminar room, in the hospital or in the office will be better received and more effective. Can teachers learn to teach better? One of my heroes, C. Roland Christensen once wrote, "The most fundamental observation I can make about [discussion] teaching is this: however mysterious or elusive the process may seem, it can be learned." [2] I agree, and I suspect the entire *TEACHING MEDICINE* team does as well.

But there is another message here, and that is from its very inception, *TEACHING MEDICINE* was the work of a team, including some of the most experienced, insightful and creative medical educators in the United States. And so it is with great pride and excitement that I am now able to report that the *TEACHING MEDICINE* team has expanded. We now have colleagues in Beijing. Committed medical educators in their own right, they have worked together to translate volumes of the book series while adapting it for use by clinical teachers in China. And more than just expanding the ranks of individuals who have worked on this series, the Chinese edition also represents a collaboration among two major organizations, the American College of Physicians and Peking Union Medical College. No other organization in the United States has meant more to internal medicine than the ACP, which was founded in 1915 and now represents 133,000 general internists and internal medicine subspecialists; many (or perhaps most) view teaching as among their most important activities. And no medical school in China is better suited to join forces with the ACP in the field of medical education than Peking Union Medical College. Founded in 1906, PUMC is considered among China's leading institutions for training physicians, including internists and other medical specialists. Having recently had the opportunity to visit PUMC and witness first hand the skill and passion with which the faculty there approach their responsibilities as teachers, and their desire to teach better, I cannot be more proud than to see PUMC faculty join the *TEACHING MEDICINE* team and make available these texts to colleagues in China.

On behalf of the ACP and my editors, and my friend and colleague in Beijing, Zeng Xuejun, MD, PhD, without whom none of this collaboration would have been possible, I encourage medical teachers in China to join with like-minded colleagues locally, but also now with colleagues from the U. S., and let us all reflect on how we teach. What else can we do to help our students and residents become better doctors? How as faculty can we work as a team and help each other in our careers as medical educators? Helen Keller was correct. We can do so much more together than we can alone. And when our team expands, just as our world grows small, to include both faculty in the U. S. and in China, then the possibilities become that much more exciting.

To our new readers in China, I hope you find these books interesting, practical and worthwhile. Welcome to the global team of medical teachers.

Jack Ende, MD, MACP

August, 2012

1. Helen Keller, circa 1903
2. Christensen CR, Garvin DA, Sweet A. Education for Judgment. Boston, MA: Harvard Business School Press, 1991, p. 15

序

——为"美国内科医师协会临床教学丛书"（中文版）而作

"孤掌难鸣，众志成城"（海伦·凯勒）

五年前，美国内科医师协会（American College of Physicians，ACP）几位雄心勃勃而又富有想象力的前辈向我提出了关于编写有关临床教学书籍的想法，目的是"记录下"临床教师在培训医学生、住院医师和专科医师等的职业生涯中必须掌握的教学内容与技巧。工作开始之初，先编写了一份重要写作大纲。稍后，我们决定将 ACP 已有的成熟教材（《门诊教学》）以及热衷临床教学，甚至希望成为职业教育者的临床医师所必须掌握的其他内容编入此书。于是，本书由一册变为六册，系列丛书的出版计划正式出台：第一册阐述教育理论；第二册列举教学手段；第三册讲授门诊教学；第四册讲授医院教学[①]；第五册介绍导师制；第六册探讨医学教育中的领导力。很显然，一名主编已无法担当如此重任。于是，我们分别为每册指定一名或数名该领域权威人士担任主编，组成了一支编委会，并招募作者进行撰写。这样，"临床教学丛书"诞生了，那一年是 2010 年。然而自那以后又发生了什么？

整个医学学术界对"临床教学丛书"的问世有相当好的反响。但这套丛书是否真正成功主要还取决于一个相对较难衡量的指标——它对于读者的影响；具体地说，作为读者的教师们在阅读本书后，是否能学会更好的教学方法，让他们在报告厅、讨论室、医院或门诊的教学活动更有效、更能被学生接受？我心目中的偶像之一，C·罗兰·克里斯滕森曾写到："我对于教学活动［讨论］最根本的认识是：无论教学过程显得多么神秘和难以捉摸，依然是可以学会的。"我很认同此点，并且我坚信整个"临床教学丛书"的团队亦然。

另外有一点值得关注的是："临床教学丛书"自编写之初就是一个团队的工作，那时是由来自美国的团队完成编写，他们之中包括了多位全美最有经验、最具洞察力和创造力的医学教育者。而现在，我

[①]医院教学是指传统意义以病房为主的临床教学。

十分欣喜而自豪地向大家宣布,"临床教学丛书"的团队又将壮大:我们在北京拥有了新的伙伴,一群执着的医学教育者凭借自身努力,正在将这一系列丛书进行编译,使之符合中国国情,能够更好地应用于临床教学。此外,"临床教学丛书"的中文版也代表着 ACP 和北京协和医学院(PUMC)这两大机构之间的合作。ACP 是美国最具影响力的内科学术组织,它成立于 1915 年,目前拥有 133,000 名普通内科和内科专科医师,他们中的许多人(或许可以说是绝大多数)将教学作为其最重要的活动之一。在中国,也没有一家医学院能比北京协和医学院更适合在医学教育领域与 ACP 进行合作。PUMC 成立于 1906年,是中国医师培训(包括内科医生和其他医学专科医生的培训)的先驱。我最近有幸造访 PUMC,并亲自见证了那里教师的能力、热情、责任感以及不断提升教学的渴望,因此,我无比骄傲地看待 PUMC 的教师们加入"临床教学丛书"的团队,并将这些书籍提供给中国的其他同事。

请允许我代表 ACP 和我的编辑们,以及在北京的朋友和伙伴曾学军医师(MD,PhD)——本次合作的重要促成者,鼓励中国的临床教师加入到当地以及美国的志同道合的伙伴团队中,交流彼此教学的方式。如何帮助我们的医学生和住院医师成为更好的医生?如何让教师们在工作中团队合作,互相帮助,成为更好的医学教育者?海伦·凯勒说得对,"孤掌难鸣,众志成城"!如果我们的队伍在壮大,有如世界在变小。美国和中国的教师们共同参与,医学教育的成果将更加鼓舞人心。

中国的读者朋友,希望您能觉得此书有趣、实用,值得一读。欢迎加入全球临床教师团队。

Jack Ende,MD,MACP

2012 年 8 月

(张　昀　译　沈　悌　校)

1. Helen Keller, 约 1903.
2. Christensen CR, Garvin DA, Sweet A. ducation for Judgment. Boston, MA: Harvard Business School Press, 1991, p. 15.

导言：关于内科教学的领导力

本书隶属于"美国内科医师协会临床教学丛书"，重点为内科教学中的领导之路。它针对的读者主要为教育领导者，负责医学院校学生或医院内住院医师培训的人（如实习项目或住院医生培训项目负责人）以及任何想从事此领域的人。本书旨在给上述人群提供所需的信息及信心。能让其他人成功的人应具备什么素质？领导会面对什么样的挑战？如果你打算走上领导之路，你需要知道什么？需要接受什么样的培训？需要为别人做什么？你从中又学习到什么？这本书分为两部分：第一部分描述了领导者将要面对的挑战和责任，第二部分描述了真实的内科领导者是如何面对这些挑战的。

❖ 站得高看得远

"临床教学丛书"详细论述了针对所有老师都需要的技能，不管是兼职教师、临时教师或住院医生（处于教职工金字塔的底层），还是从事大部分教学工作的"核心教师"，都会从中获益。本书着重针对的是那些想成为教学金字塔上层的人，比如课程、见习项目等各种项目负责人，即学术负责人或学术主管；当然也针对那些已经处在金字塔顶层的人员，比如系主任、校长、学术医学中心的 CEO，即学术行政管理者。

俗话说，"站得高看得远"。领导者们需要有"5 万英尺高的视野"，本书的前 3 章正是提供了这种广阔的蓝图。芭芭拉·舒斯特（Barbara Schuster）在第一章中介绍了领导力的理论和实践，以及成功领导者所具备的特质。在第 2 章中，乔尔·维豪厄尔（Joel D. Howell）历史地回顾了一个世纪以来的学术医学界尤其是内科学的组织结构，使学术领导者更好地理解他们工作的世界。克雷格·布雷特（D. Craig Brater）在第 3 章中进一步从更高的角度描述了这个世界，包括领导者工作的背景和场所，也就是医学院校和学术医学中心（有时也被成为"医学界"），他们的阵容以及作用、关系和责任。克雷格还列举了美国内科学和医学教育专业组织的名录，这如同孩子的"字母饼干"一样是很有用的工具。

❖ 接近基层

本书的第 4 章开始内容接近基层水平，和前三章相比大约是"1 万英尺高的视野"。芭芭拉·舒斯特和我描述了领导者对于临床教师、见习等项目负责人以及自己的要求和期待。我们并没有专注于具体细节，这些细节在"临床教学丛书"的其他部分有所阐述。然而，在第 3 章的基础上，我们介绍了关于教育事业结构和功能的系统观点，即信息是如何流通的、系统如何自我调节等。我们用温伯格（Wennberg）的医疗体系专业术语（1）来定义教师培训的特点，那就是最大限度地减少教师教学内容和教学方式不合理差异的过程。第 4 章不仅列出了我们对教师和学术负责人的期望，同时也列出了我们需要为他们提供的成功工作所需要的资源、培训和激励。第 1 章关注的是"领导力"——如何设定机构目标、选取合适的人选、激励他们，第 1 章让我们更接近"管理者"的角色，如果为保障教育质量在师资培训中发挥作用。

在第 5 章中，特雷莎·科尔曼（Teresa A. Coleman）、彼得·巴克利（Peter F. Buckley）和露丝玛丽·芬奇（Ruth-Marie E. Fincher）重点阐述了教师向教育领导者转变的职业发展道路。领导者在培养下一代领导的时候需要进行怎样的引导和职业激励？有志于成为领导者的教师需要寻求什么样的机会和培训？

❖ 教育领导者的工具箱

接下来的几章介绍了学术负责人和教育领导者为完成他们的责任所需要的工具，重点在于课程评估和教育研究。第 6 章中，戴维·科恩（David E. Kern）和帕特里夏·托马斯（Patricia A. Thomas）向未来的领导者们介绍了课程规划的内容：如何进行需求调查？如何去计划和实施新内容？第 7 章，斯蒂文·杜宁（Steven J. Durning）和保罗·海默尔（Paul A. Hemmer）为学术负责人提供了详细的结构化方法来判断项目是否成功以及如何发现设置中的不合理差异。第 8 章，丹尼尔·克拉斯（Daniel J. Klass）介绍了如何设计一个全面的系统；

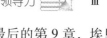

来评估学生和住院医是否能在工作中独当一面。最后的第 9 章，埃里克·霍尔姆波（Eric S. Holmboe）阐述了教育学术研究，我们如何利用研究改进教学项目并推动我们的潜在领导者生涯。

❖ 领导者的侧写

在教学中，我们经常用"案例的方法"加深理解并探索刚学习的内容。本书的第二部分描绘了一些杰出的内科医师同时也是医学教育中的出色领导者的轮廓，这也是本教学系列丛书的总编辑杰克·英德博士（Jack Ende）提出的想法。于是我有幸采访了一组杰出的男性和女性。在第二部分的简介部分，我们会更详尽地描述这部分的目的和方法，希望这些榜样可以激励新一代的领导者。

路易斯·潘加罗（Louis Pangaro），MD，MACP

贝塞斯达，马里兰，2010

（朱祖懿译，黄晓明校）

参 考 文 献

1. **Wennberg JE.** Unwarranted variations in healthcare delivery: implications for academic medical centres. BMJ. 2002;325:961-4.

目 录

第1章

领导力—来自内科的挑战

Barbara Schuster，MD，MACP

要点

- 领导者是提出愿景、提供资源、激励人们完成愿景的人。管理者处理具体事务，如计划、人事安排、做预算以完成计划和目标。
- 领导模式多种多样，有些领导获得群众信任，授权别人去达成目标，并鼓励创新；有些则鼓舞和奖励人们向既定目标前进。
- 领导者需要勇气、耐力、智慧、激情和远见。
- 优秀的领导者沟通清楚且有激情。
- 领导者的风险包括工作过度、职业倦怠、失去职位。
- 领导者的回报是丰厚的，如实现梦想、促进卫生保健和他人事业的发展。

学术医学中的领导者通常是那些已经在各部门和诊所取得成功的主管和经理位置的管理者。一个人在学术上从助理教授到副教授、教授的晋升过程中，通常也担任很多的管理职位，如见习项目主管、门诊主管、项目主管、科室主任、学系主任等；对于研究有兴趣的人可能还会担任研究室主任或实验室主任。随着学术医师担任越来越多的行政职责，他们需要更多的领导技能和管理技能才能获得成功。本章介绍了领导者的角色和类型，探讨了领导所需的技能，并讨论了内科学的设置等问题。

❖ 领导力的定义

在 2009 年美国总统大选中，希拉里·克林顿和巴拉克·奥巴马被问及如何描述总统的职位。希拉里说，总统是"有能力管理和运行整个机构的行政总裁"。然而，奥巴马的回答是"总统并不直接运行一个高效的办公机构，总统需要知道这个国家何去何从……然后在这个大方向下动员和激励美国人民为改变而努力"（1）。第二种回答更符合约翰·科特（John Kotter）关于领导者的定义，第一种则是他对经理的定义（2）。

科特是著名的研究领导力的学者，他认为领导者是应对改变并且为他人设定方向的人。领导者促成人们达成愿景，领导者给人们以动力和激励。科特比较了领导者和经理的区别。经理不设定目标，他们处理复杂具体的事务，为目标制定计划，进行预算。经理为达到领导者提出的目标进行组织并提供支持，但不负责招募调整人员。经理通过解决问题、合理组织来确保计划的完成。

在学术医学界，正如在大多数行业中一样，第一次担任行政职务的初级人员（如总住院医师或助理项目主管）会像经理一样花费大量时间和精力去安排会议、排值班表。在处理这些日常杂事的同时，总住院医师还要鼓舞住院医生的士气，由此开始自身领导技能的培养。总住院医师被认为是医学领导者的专科培训，并且是步入医学学术领域的传统方式。与之相比，在更高的层次上，如医学院校的校长，应该将更多的精力放在需要领导技能而不是具体管理的事务上。

以上描述的都是理想情况。当情况并非如此呢？《日本时报》（Japan Times）曾经在一篇社论中评论了拙劣领导的影响："拙劣领导导致的后果不仅仅是管理不当、决策失误，而是令人恐惧的广泛传播的冷漠。领导并不是简单的管理，而是如何去激励。人们常说用诗意的语言竞选，用平实的文字执政，真正的领导是两者的结合"（3）。在医学领导的职位上，每个人都必须平衡诗意（领导技能）和平实（管理技能）。领导者需要时刻准备着去修补损伤，更理想的是，预防损伤的发生。通常来说这不仅需要特殊的品质和技能，也需要有效的领导模式。

❖ 领导模式

对于领导工作的具体任务可能存在共识，但在何为最佳领导模式上却有很多争论。在"传统"学术医学界，领导模式通常是"自上而下型"。初级教职工通过观察前辈来学习，不鼓励其质问上司。自信的教授带领年轻医生查房，几乎每一个决定都是根据经验得出。在19世纪末和20世纪初，医学至高无上的统治者是杰出的临床医生，他们掌握和展示医学科学与艺术的结合，但治疗手段很有限。临床领导在相对单纯的环境中产生，行政管理者被认为是组织的看守者（4）。这种"维护和控制"的举措是与阳刚的领导模式相关的。相对的，倾向于协作和相对指导的"共识"领导模式，被认为更加阴柔。

研究者认为这两种领导模式，直接的和协作的，都可能是成功的模式，取决于不同的事件和环境。最近，戈尔曼（Goleman）与同事（5）阐述了领导的几种模式：远见型、命令型、支配型、民主型、先导型和教导型，他们认为成功的领导会在合适的时机灵活应用不同的模式。

詹姆斯·麦格雷戈·伯恩斯（James MacGregor Burns）（6）将领导模式分为转化型和交易型。转化型领导通过获得追随者的信任和信心将自己确立为偶像，他们会设定未来的目标，制定计划去实现目标，鼓励创新，帮助指导并授权追随者。交易型领导则是建立在与下属付出与给予的关系之上，迎合下属的自身利益。他们明确责任，奖励达到目标的人，告诫哪些没有达到目标的人。女性领导者跟男性领导者相比更倾向于转化型模式。伯恩斯还定义了第三种领导类别——自由放任型，这种类型类似于没有领导，在男性中更多见（7）。

罗伯特·格林利夫（Robert Greenleaf）提出了"服务型领导"的概念。他指出："服务型领导首先是服务者……它来自于人想要服务他人的天性，这种天性也激励人去领导他人。这种人与那些首先认为自己是领导的人有很大不同，他们对于权力或物质财产的需求较少。"（8）。格林利夫认为服务型领导不自傲，并有动力去服务他人。

❖ 领导的品质和价值

无论领导的定义是什么，无论对领导模式的描述有多少不同，大家对于卓越领导者的品质和价值却有一致的认识。技能可以习得，品质和价值则更多可能为天赋。在美国医学会的一篇帮助调查委员会评估部门领导候选人的文章（9）中，把特质和技能进行了区分，如正直是领导特质，而如何管理难相处的职员是领导技能，后者可以在成为领导后逐渐培养。

宾夕法尼亚州大学的前校长朱迪斯·罗宾（Judith Rodin）列举了5 种领导者的品质：勇气、力量、智慧、激情和远见（10）。领导者需要有勇气去坚持他们的价值观和想法，他们必须有勇气在考虑他人意见后作出果断行动，即使这个行动并不被大多数人所支持的情况下仍能坚持己见。这种坚持自己信念的力量非常强大，但渴望成为领导的人必须明白这种强烈的信念即使被大多数人所认同，也可能会与决策者发生冲突，并为之付出代价。比如说，一个有影响力的医生因为糟糕的判断力被解职了，但是这位医生为医院吸引了大量的住院患者。当他与医院的关系发生改变后，住院患者数因此减少，也会随之发生其他职工的混乱。领导者在做出正确决定时也需要平衡可能带来的负面影响。

根据罗宾所述，领导需要力量，或者说是耐力。承受并处理精神压力和体力需求的能力是领导者的品质之一。作为领导，并不是一个每周 40 小时工作时间的工作，它意味着工作时间更长，甚至要占用夜晚和周末的时间。罗宾指出："领导者的工作并不会让每个人都满意。"自然，领导者在带领人们度过诸如预算不足或机构不稳定的困境时，一些人的不满意会给他们带来压力。虽然领导者应对困难工作、处理意外问题的能力更强，他们也需要意识到自己体力和精神极限的存在。发现自己的早期警报信号是一种可以逐渐培养的重要技能。反省自己如何应对睡眠不足、压力增大、每天的日程满到没有时间吃饭锻炼或娱乐，这种反省的能力能帮助领导者远离职业倦怠的危险。这种能力可以防止领导做出糟糕的决定、增加身体障碍的风险、产生对工作的不满情绪。领导者可以从处理困难情况和烦人的人事问题上中受到教育，学习如何处理各种各样的问题、如何解决问题、如何减小与他人工作时的压力。

智慧，是罗宾提出的另一项领导品质。智慧虽然是建立在知识的基础上，但更离不开经验和反思。睿智的领导不是知识最丰富或学术地位最高的人，而是可以理智思考、平衡多方信息并且承担决策责任的人。领导需要处理的工作并不全是富有远见目标明确，他们也需要处理日复一日的日常工作，这需要他们有一定的情商——也就是非认知技能，如自我认知、社会认知、自我管理、社交技巧和常识等。

罗宾还把激情列入领导品质中。和激情伴随的是持续不懈的能力，领导者应该在追求目标时坚持不懈，不轻易屈服或放弃。

最后，领导者还必须能明确提出可以被大家明白和接受的愿景。愿景可以让那些为领导者工作的人有可完成的、积极的具体目标。领导者对目标的激情能激励那些经历变革苦痛的人。成功的转化需要领导者反复不停地表达愿景，并不断展示每一个小小的成功，以帮助每个人逐步迈向目标。

在一项寻找什么是医学院校校长最重要的领导价值的研究中，位于第一位的是正直（11）。紧随其后的是信任和远见，然后是卓越、团队合作、尊重和发展人才。相反的品质则可能会导致非专业的行为。学生和教职员工需要完全理解领导者设置的准则。因此，学术机构的氛围和行为准则也许是领导者最重要的责任。

❖ 培养领导技能

在医学院和住院医师阶段，教师会教导年轻的医师了解领导的重要基础和必要条件：自我反思，沟通，时间管理和优先准则，以及协商。

自我反思

认真的自我反思是未来医生的必备技能。自我反思帮助学习者去评估他们掌握知识的局限性，监督自己的能力，了解并接受自己的不足。只有认识到自己的局限性才能使人实践终身学习，这也是领导者需要的技能之一。

沟通技巧

沟通技巧对于领导者而言是至关重要的，并且在晋升的过程中也非常有用。从最早在与患者问病史的过程中学习如何沟通，到公开演讲和提供反馈，这一过程能培养人学会如何阐述信息并与各种不同的听众沟通。通常，未来的领导者会花大量的时间去完善他们提供信息的技巧，而没有足够的时间来改善倾听的技巧。听取、吸收和接受别人提供的信息是防止领导者误导方向和失去重要追随者的关键。未来领导者的老师需要对学生的倾听技巧以及演讲和写作技巧直接提出反馈。

时间管理和优先法则

医学教育提供了实践时间管理和优先法则的机会。导师们有责任提供范例并详尽讨论在患者保健、自我教育、个人事务和社区参与中如何寻求平衡和兼顾。对于医学生和第一年住院医师来说，繁忙的医疗团队每天的高效管理就是很好的学习机会。高年资住院医师掌握了技巧后就可以教给低年资住院医师和医学生，同时锻炼自己团队领导的技能。

随着领导层次的不断提高，时间管理和对高优先度事务关注力和资源分配的需求变得越来越重要。每增加一个行政职务都意味着更多的责任和更多的会议。对于校长和医院院长而言，意味着更多的时间用于代表本机构与各种社团、州和联邦立法委员进行沟通的复杂过程中，自己逐渐远离"家庭活动"。因为时间是有限的，设置优先级（参见"临床教学丛书"之《医院教学》一书［12］），这种在医学院中就开始学习的技能变得异常重要。当从经理升级为领导者时，时间管理的关键在于如何向团队授权，给予监督并明确责任归属。事必躬亲的微观管理者是一种消极的领导模式，对时间管理有负面的影响，授权于他人，放手允许他们执行计划，不进行具体细节的指导，这降低了成为一名微观管理者的风险。

协商

协商技能对于领导者而言是必需的。这项技能其实在医学教育的

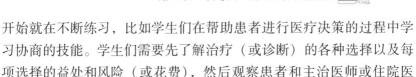

开始就在不断练习，比如学生们在帮助患者进行医疗决策的过程中学习协商的技能。学生们需要先了解治疗（或诊断）的各种选择以及每项选择的益处和风险（或花费），然后观察患者和主治医师或住院医师之间的沟通交流。高年级的医学生和第一年住院医师通过向患者提供选择并从患者那里获得反馈，学习在协商过程中患者是如何影响诊断和治疗决策的。

在临床实习中优秀的医学生也学习如何与护士、排班人员以及后勤职工们进行协商。这项技能在项目主管、主任或校长水平被运用得更加纯熟。项目主管与学校协商住院医师应该负责哪些工作，主任则为了帮助教师工作而争取场地和经费。同时，校长与主任协商以加强学校的教学和服务，与学院的院长或董事长协商增加对研究和教育的支持。

其他技能

逐渐成熟的未来领导也通过培训课程和研讨，学习教学、沟通、团队领导、制定策略和事务管理等方面的技能。这些课程一般是先介绍基础知识，然后进行实践练习，最后通过反思和反馈加强领导者的技能。在领导力培养的每一阶段，即使对于最高级别的领导者来说，有导师和老师提供反馈和指导也可以帮助他们的领导技能更加完善，尤其是领导者的核心能力之一——应变的能力。

❖ 人力资源开发

在所有领导者技能中最基础也是最重要和最困难的是人力资源开发。人们常常自嘲地说：如果不用监管教职员工，当系主任就容易多了；如果住院医生和主治医生都能"履行自己的职责"，当项目主管也就容易多了。即使是最受尊重的领导，与聪明、创新和有才华的人一起工作也是一项挑战。医学生和医生正是最有才华的人群。有才华的人不一定会比其他人更有洞察力或沟通技巧，面对那些不能和自己一样迅速思考和工作的人他们往往更没有耐心。

对受过临床医学教育的人而言，处理人事问题最好的方法就像进行鉴别诊断。首先问一问自己，"为什么这个人事问题现在出现"？

一般领导者对于逐渐出现或突然出现的常见及复杂问题都有常规的解决途径。鉴别诊断的范围很广泛，比如身体或情绪问题、家庭疾病问题、家庭事务问题、经济问题以及职业倦怠等。大部分领导者都能很快学到，每件事都有两面性，详细了解"病史"总能得到一些意外的信息。

领导要教育、指导和引导有着各种不同技能和能力的一大群人。因而，杰出的领导者需要有帮助团队中每个人（从接待员到行政总监）识别和应对压力和挑战的心理洞察力和敏感性。领导者也必须学会如何在补救失败的情况下缓解员工的责任，引导他们到更合适的工作岗位上去。

❖ 领导一定需要是学者吗?

在学术医学的领导中，领导一定在至少一个学术领域中有所专长。根据近期的惯例，这个专长往往是独立研究领域的。在过去的几十年中，领导者都是在基础医学领域有所建树的人，他们往往在科学和医学领域做出了重要的发现。在 20 世纪 70 年代美国国立卫生研究院（NIH）研究经费大幅度增长以前，医学领导者都在临床和教学上表现卓越。学者专长并不限于基础实验室研究，目前研究已经扩展了新的领域，如临床研究和质量管理。领导技能和学术技能并不是完全重叠的。一位杰出的学者可能是但也可能不是校长或系主任的最佳人选。然而，既往学术及合作工作的成功经历往往证明当事人具有合理计划和管理预算及按时完成工作的能力，而这常被认为是领导者需要具备的管理技能。同样的，在学术领域如教育、临床或基础医学等领域无所作为的领导者，可能无法得到他们同事和选举者的尊重。

❖ 培养接班人: 继任计划

领导者需要参与制定继任计划，培养那些能接过领导接力棒的人。如果现任领导的工作是改变现状让机构实现更高的成就，那么也要鼓励新团体去实现。对于资深管理者而言，为那些已经被认为是领导候选人（或自认为是领导候选人）的人提供机遇是非常重要的。教育低年资的同事已被公认是内科医生在培训过程中的一项责任，大部分医学领导者都对此项任务充满热情。在培训中，实习医师和住院医师会帮助医学生，专科培训医师会教导住院医师，主治医师会指导专科培训医师。资深教授帮助助理教授和副教授，指导他们解决撰写基金申请、出版、教学和医疗政策方面的困难和挑战（见"临床教学丛书"之《医学院的导师制》一书［13］）。然而，导师指导教职员工需要培养他们的领导才能，这不同于其他与学术晋升相关的技能。

领导者要善于发现不易被察觉的偏见，不管是他们自身存在的还是存在于其他教职员工身上的，尤其是未来的接班人还处于助理教授阶段，如何为他们提供机会。支持和培养教职员工的多样性发展是领导者的责任。无论是研究、教学还是临床方面的副教授，在晋升过程中都应该承担更多培养低年资教师的责任。低年资的副教授也许还不具备良好的导师能力，资深领导者要帮助他们完善这些技能。在副教授阶段培养领导技能，为他们提供适当的职位锻炼他们的领导能力，边做边学，从导师那里得到反馈，这些职位包括学术委员会委员（未来成为主任委员）、项目开发和学术管理职位（如见习项目负责人、项目主管或实验室主任等）。另外，资深领导者要善于发现有才华的人，提名推荐他们成为地区或全国性机构领导来发展他们的事业。真正成功的领导着眼于未来，提拔那些将来会取代他们的人，同时与被教导者保持良好的亦师亦友的关系，即使是在他们的意见出现分歧的时候。

❖ 领导的风险

学术医学领导者的职位给许多人提供了个人成长的机会，但同时也有自己的代价和风险，比如发展停滞、职业倦怠和失业。许多成功的学术领导者都建议为自己的职位设计一个 5~7 年的发展策略，这是最有可能实现自己目标的时间，虽然制度上的改变需要更长的时间。有些人能在一个职位上始终做改革先锋长达 10 年以上，但这并不多见。一旦开始规划的愿景已经实现，领导者很容易被其他充满挑战的机会所吸引，因为那可以让他们再次开始全新的视野和激情。

领导者的另一个风险是失业。所有领导者同时也是下属，需要对上级或理事会负责。有些失控的情况下，领导者可能和他们的上级之间出现冲突，最终两者之间必须有一个人离开，当然这个人通常是下属（14）。要明白领导的职位并不是成功的保证。尤其是高层领导职位，比如学系主任、校长和医务处副处长，他们要取悦于监管部门，通常他们的职位比普通教师更缺乏保障。事实上，领导的职位越高，影响力越大，也越不稳定。当意外的职位调整发生时，自尊心、经济稳定和家庭支持都可能受到严重影响。对于那些正在家庭需求和配偶事业间寻找平衡的人而言，职位的变动显得尤为艰辛。反思在此过程中环境的因素，寻求员工、朋友和同事的帮助，可以帮助他们看到职位变动的必要性和有利的一面。学术领导者职位的变动有时并不一定是因为他/她自身的原因，还有可能是因为机构的发展方向领导者不能接受，或是希望改变策略而更换领导。

　　领导者要寻求反馈了解外界对自己的评价。倾听反馈并自我完善能让领导者保持平衡防止职业倦怠。领导的工作经常会有一位或多位行政助理协助，受他们"保护"，因此领导需要进行常规的"深入基层"。推荐的方法有向那些反映情况讨论事情的人敞开大门；进行360度反馈（也就是了解团队从行政助理到资深教授的每一位成员的看法）；积极地提问，提高对日常工作环境的了解和对部门和机构的洞察力。资深领导经常被孤立，当麻烦出现时往往是最后一个知道的人。一些微妙的变化都有可能成为领导对工作安全感和个人满足感的自我评价工具，比如未被邀请参加重要的决策性委员会；对会议的情绪化反应（如气愤或丧失耐心）；与上级之间交流的质量和基调；上班的积极性；对自身行为反馈的反应等。领导者职位越高，影响力越大，职位越不稳定。

❖ 总结

　　1975 年，学术医学领域德高望重的领导者尤金·布朗沃德（Eugene Braunwald）① 曾说"我们所处的时代急需的是真正的学术领

---

①尤金·布朗沃德，哈佛大学心脏病学教授，著名教科书《Braunwald 心脏病学》主编，被誉为心脏病学之父。

导人而不是管理者"（15）。他的这种担心和科特（Kotter）不谋而合，后者认为缺乏真正医学领导者的状况仍持续存在。为什么医学领域发展真正的领导人如此困难？有人认为，是因为医学已经进入到一个更加商业导向的时代，医学领导者的概念也已经发生了变化：从出色的临床医学家变成了在医学中心懂得经济和管理的人。随之产生的这些临床背景不强的"新锐医学领导者"也许会看起来与这个职业相距甚远，并缺乏同行的尊重。对于医学机构和学术医学中心的领导者来说，拥有经营头脑，善于应对现代的偿付系统，同时又保持作为临床医生、教育者或老师的声誉并非易事。为什么会缺乏有才华和远见的领导者？另一种说法是，学术医学界对高层领导职位的描述和胜任这些职位所需的实际技能是不匹配的，因此，年轻的内科医师不愿意把这些领导者作为模仿的榜样。而这些接受了领导职位的人，由于期望与现实的不一致，苦恼越来越多，无法实现所需的结果。

领导一直且永远是一个充满挑战的工作，双职工家庭、变动频繁、社会价值的转换都会让领导之路愈加艰辛。

我们能给内科未来的领导人什么建议？如何应对这种总也下不了班、工作总也干不完、但机会巨大的工作？为了胜任，你必须拥有一支有技术且有团队精神的专业队伍。那些想成为高层领导者的人需要把握机会学习和锻炼领导力，尤其是锻炼沟通、解决冲突和自我发展的技能。领导者还需要来自亲密朋友的支持，为他们提供直接和诚实的评价，让他们保持清醒。享受同事和熟人的陪伴以避免被孤立。保证工作以外有一定的闲暇时间，让你保持精力充沛和头脑清醒。领导，虽然是一份严肃的工作，也可以变得充满乐趣和创造力。

成为领导者需要面临如此多的挑战，也许布朗沃德医生是对的——学术医学并没有选定那些将成为最好领导者的人，很多有资质的教师面对这诸多挑战都望而却步。显然领导职位并不适合每个人，但是对于那些希望影响医学和卫生保健事业的未来的人来说，领导职位是实现梦想的大门。领导者为他人服务，作为回报，他们也收获喜悦，因为他们看到有人超越他们，能放心地从自己手中接过接力棒。

（朱祖懿译　黄晓明校）

参 考 文 献

1. **Parker G.** The choice. The New Yorker. January 28, 2008: 29.
2. **Kotter JP.** What leaders really do. Harvard Business Review. 2001;December:85-96.
3. Editorial: A contest for new leadership. The Japan Times. March 9, 2009:10. Accessed at http://search.japantimes.co.jp/cgi-bin/ed20080309a1.html.
4. **Merry MD.** Physician leadership for the 21st century. Qual Manag Health Care. 1993;1:31-41.
5. **Goleman D, Boyatzis R, McKee A.** Primal Leadership. Boston: Harvard Business School Pr; 2002.
6. **Burns JM.** Leadership. New York: Harper & Row; 1978.
7. **Eagly AH, Carli LL.** Women and the labyrinth of leadership. Harvard Business Review. 2007;September:63-71.
8. **Greenleaf R.** The servant as leader. In: Zimmerli WC, Richter K, Holzinger M, eds. Corporate Ethics and Corporate Governance. Berlin: Springer; 2007:79-85.
9. **Biebuyck JF, Mallon WT.** The Successful Medical School Department Chair. Module 2. Washington, DC: Association of American Medical Colleges; 2002.
10. **Rodin J.** The university and public behavior. Address to Penn National Commission. December 8, 1997. Accessed at www.upenn.edu/pnc/rodin.html.
11. **Souba WW, Day DV.** Leadership values in academic medicine. Acad Med. 2006;81:20-6.
12. **Wiese J, ed.** Teaching in the Hospital. Philadelphia: ACP Pr; 2010.
13. **Humphrey H, ed.** Mentoring in Academic Medicine. Philadelphia: ACP Pr; 2010.
14. **Kelley RE.** In praise of followers. Harvard Business Review. 1988;November-December:142-8.
15. **Braunwald E.** Can medical schools remain the optimal site for the conduct of clinical investigation? Presidential address before the 67th annual meeting of the American Society for Clinical Investigation, Atlantic City, New Jersey, 5 May 1975. J Clin Invest. 1975;56:I-VI.

第 2 章

医学教育的变革：历史回顾

Joel D. Howell, MD, PhD, FACP

要点

- 现代内科教育始自 19 世纪，从一开始就强调对基础机理的理解，比如生理学、病理生理学和微生物学等。

- 1936 年，美国内科医师学会开始认证"内科医师"（internist），此词意谓那些为疑难病例会诊的一流的诊断学家。

- 1965 年，美国国会通过了医疗保险（Medicare）和医疗补助（Medicaid）计划，将对毕业后医学教育的支持上升到联邦政策的高度。

- 世界大战和国家社会优先任务（national social priorities）影响了专科的发展。

- 内科教育的结构在与社会背景紧密结合的基础上持续发展。

　　优秀的领导者，包括医学教育领域的领导者，需要理解医学教育的结构在不断发生变化。如果领导者能够了解既往的变革都是发生在复杂的想法、场所和组织的碰撞中，他们就能更好地倡导新的变革。此外，目前的医学教育结构设计并不合理，没有一个连贯性的计划，也并非由独立委员会来运行。几个世纪以来，美国医学教育的核心元素一直是由领导者主导，他们决定教学内容、教学地点以及如何构架医学教育。然而，这一切已经发生变化，并将受到来自医疗系统内部和外部的影响不断发生变化。尤其对于内科来说，现如今全美国已有1/4的住院医生能够接受专科培训（1）。本章回顾了美国医学教育的历史发展，特别是内科的发展。现在的和将来的内科学术领导都应该了解"内科"这样的专业名称并不是凭空而来的，内科是一个领域，是由特定的人在特殊的社会背景下，在众多变量中通过偶然选择后创造、定义并建立的。了解这一过程有助于我们思考各专科的历史。了解了内科是如何融入专科委员会和教育机构的这个大系统中也有助于我们理解其他专科又是如何融入同一个系统的。同样，了解医学教育系统的变革过程能帮助学术领导者理解那些决定医生培养方式的机构和组织的构成。

❖ 从学徒制到医学教育的变革

让我们从通常意义上的临床医学教育开始说起。19世纪早期，为数不多的美国医学院校都位于东海岸的港口城市。但事实上几乎没有医生真正上过医学院，医学训练通常是通过学徒制实现的。想成为医生的人只要找一个有经验的医师，每日跟随在其身边学习即可。因为除了那几个少数的大城市外几乎没有医院（并且医院更多时候被认为是一个社交场所而不是医疗机构），几乎所有的医疗服务都是在患者家中进行的。学徒跟着导师到患者家中去，他们需要携带工具、清洁用过的仪器、协助准备药物和进行医疗操作，并且通过观察来学习。当学徒认为自己已经学会了，他们就会开始独立执业。这种学徒制系统理论上是进行日常医疗活动教学很有效的方法，并且这种教育过程成为第一代美国医生教育的基础。

完成学徒学习后，一些有抱负的医生选择了上医学院。19世纪中期的医学院并没有提供多少临床教学，因为招收的人都已经完成了临床学徒式的学习。入学标准（除了支付能力外）几乎不存在，也不要求受过大学教育。医学院通常学制为2年（2）。学期很短，只有12到16周，不分年级；学生在第二年听的课程与第一年相同。研究并不是医学院教师的职责。虽然如今我们能看到一些属于当今"内科"范畴的内容，但事实上内科作为医学专科在当时并不存在。

19 世纪一个显著的变化是临床教学被引入了医学院的课程中。那么医学生和教师如果能经常进入临床，显然对临床教学很有帮助，但如果诊所和医院与医学院校是独立运营的，这一需求则难以实现。1869 年，密歇根大学医学院成为了第一个拥有附属医院的医学院校。1874 年，宾夕法尼亚大学紧随其后，第一个建立了大学医院。接下来的几年里，更多医学院开始运营自己的医院和诊所，为正式医学教学提供了空间。最有影响力、被广泛效仿的临床实习制是由威廉·奥斯勒（William Osler）在约翰·霍普金斯大学建立的，这也被他本人认为是他一生中最有成效、最重要的工作。

20 世纪早期，美国医学教育已经完全成型，创建的系统至今日并没有发生根本的变化。改革的核心是把医学课程扩展为 3 年，后又发展为 4 年，并引入分年级的课程。医学教育者秉持"实践中学习"的教育原则，试验和临床教学成为医学课程的核心部分。同时也制定了入学标准。

一个重要的新概念是医学知识是迅速变化的。在 19 世纪中期，医学生要求学习希波克拉底，并不是为了学习历史，而是为了学习临床知识。而在 20 世纪初，先进的医学院校中医学生被要求学习近代的教科书，甚至去学习快速发展的科学期刊文献。人们认识到知识的快速更新，这使得医学图书馆订购了所有最新的期刊，也同时促使医学院的教授们把创造新知识作为自己的任务之一。这一变革一直在顺利地进行，直至 1910 年，亚伯拉罕·弗莱克斯纳（Abraham Flexner）[1] 为卡内基基金会（Carnegie foundation）提供的报告被认为是医学教育改革的标志性文本，这份"Flexner 报告"稳定巩固了改革的方向，并为改革提供了资金支持。

❖ 医学与科学

19 世纪后期，德国科学家在生理学及微生物学方面开始了创新性

---

①亚伯拉罕·弗莱克斯纳是美国教育理论学家，他在 20 世纪初受卡耐基基金会委托走访了美国和加拿大的 155 所医学院校，完成了题为"美国和加拿大医学教育调查报告"，简称"Flexner 报告"，该报告被誉为北美现代医学教育的里程碑。

的工作。威廉·科赫（Wilhelm Koch）在 1882 年发现了结核病的致病菌，开启了寻找其他致病病原体的大门，并创造了微生物学这样一门新的学科。临床医学家保罗·比森（Paul Beeson）和历史学家罗素·莫里斯（Russell Maulitz）在追溯"内科学"（internal medicine）这个词汇的起源时，发现在这个时期新出现了一个德语词汇"innere medizin"，旨在代表一个建立在对病理学、微生物学和生理学"更深入"理解基础上的新领域，与外科学（surgery）相区分。

德国医学对于美国医学产生过巨大的影响。大量来自较好医学院校的美国医生们去德国学习最新的进展，并把那些想法和技术带回美国。1886 年，许多内科早期的领导者们聚集在华盛顿（DC），成立了美国内科医师协会（Association of American Physicians，AAP），威廉·奥斯勒称此事件为"美国临床医学的成人礼派对"（3）。AAP 聚集了一组领导医学教育改革的学术内科医生。大部分他们的研究集中在如何将临床和病理结合起来，很多产生了很大的影响。例如，哈佛医生雷金纳德·弗茨（Reginald Fitz）在 AAP 会议上第一次提出"阑尾炎"一词，他描述了这个疾病的基本临床特征，并倡导早期外科干预。

但对于其他一些以实验室技术为基础的研究者来说，临床和病理的联系为基础的研究并没有太多的空间。这些关注最新实验室研究技术的人也需要一个组织，于是一些内科医生于 1909 年成立了美国临床研究协会（American Society for Clinical Investigation，ASCI），也被成为"年轻的土耳其人"（Young Turks）。正如 AAP 一样，这个组织向所有专科的医师开放，尽管其大部分成员是我们目前定义的"内科医师"。AAP 和 ASCI 将那些早期领导美国医学教育变革的学术内科医师联系起来，并形成了如今我们所见到的内科学的核心。

如果只是有让人兴奋的新想法和研究工具，这些并不足以建立一个专科。许多人反对医学专科化的想法。有些人认为专科医师是"一个愚蠢的人，当全科医生一两年后失败了，随即选择了他所喜欢的医学亚方向，成为一名专科医师"（4）。仅仅靠在医学文献中增加一些实验室研究的结果并不能改变很多人上述这样的态度。

❖ 如何定义专科医师

战争经常带来变革。1914 年，第一次世界大战开战；1917 年，美国参战。当时的卫生局局长决定把美国军医按照专科划分成几部分，专科化的倾向越来越明显。皮肤科、神经科和精神疾病归入内科系统也是当时合乎逻辑的选择。这三个专科并没有发展成为内科的一部分，这个事实也表明了我们在定义内科专业时的历史偶然性。

这一决定是建立在专科委员会系统的基础上的。虽然这种做法看起来是合理的，但这并不是定义专科的唯一方法，还有其他的可能。每一种方法都可能成功，也都可能有其他的选择，因此产生的内科和内科教育也可能会出现和现在完全不一样的情况。

例如，国家医学考试委员会（National Board of Medical Examiners）成立于 1915 年，它有全国性的基础，完全可以承担确定专科的任务。然而事情并没有这样发展。医学执照管理委员会（State Licensing Boards）也可以成为定义专科的途径。19 世纪并没有医学执照系统，进入 20 世纪初这种情况开始改变。联邦政府将医学执照交予州政府管理，时值弗莱克斯纳（Flexner）于 1910 年提出了那份著名的报告，每个州都建立了其自己的医学执照管理委员会。这些委员会许可医师行医，但他们并没有定义行医的领域，而他们本可以这么做。事实上，有一些州曾经考虑对许可专科医师在特定领域执业进行立法，但这些立法最终没能通过。如果这些立法通过了，如果政府承担了决定谁可以作为专科医师在专科行医的责任，那么政府在医疗人力资源调节方面的作用也许会比今天更积极。

另一个定义专科的方法是通过大学教育。医学中的许多变革都是通过日益增加的实验科学作用而推动的。很容易想见大学可以通过颁发高等学位，比如 PhD，来标志一个医生成为了一名专科医师。这种做法会使得内科教育相比今天而言更关注于科研。医学领导的确认真考虑过这种做法。

还有一种办法是让初级专科组织（primary specialty organization）——美国内科医师协会（American College of Physicians，ACP）——来决定谁是谁不是专科医师。1915 年成立的 ACP 曾考虑

设置一种考试来决定谁能成为会员。如果当时这么做了，ACP 可能会取代专科委员会如今的位置。

以上所有这些定义专科的办法都是可行，都有可能成功，也都有可能用各自的方法建立充满活力和忙碌的医学专科系统。事实上其他有些国家的确采取了其中的几种方法来定义医学专科。

然而在美国，这个系统最终是由一系列私立专科委员会（private specialty boards）建立的。第一个专科委员会，美国眼科协会（American Board of Ophthalmology）成立于 1917 年。1933 年，美国医学专科协会（American Board of Medical Specialties）正式成立，至 1936 年，旗下已经成立了 10 家专科委员会。因此，当美国内科委员会（American Board of Internal Medicine，ABIM）于 1936 年成立之时，它只是新建立的几家委员会之一。ABIM 的成立也是为了建立一些想独立分出的领域，如心脏病学、胃肠病学、"结核病学"（后来成为呼吸病学）以及过敏病学。而有些原来属于内科的学科在 ABIM 成立之前已经建立了自己的专科委员会，如 1932 年成立的皮肤病学和 1935 年的神经内科学（神经内科是"精神和神经内科委员会"的一部分）。

在 1936 年，ABIM 的角色与如今完全不同，那时由 ABIM 认证的"内科医师"（internist）是那些极少数真正顶级的诊断学家，他们把大部分精力都用来会诊疑难病例。当时 ABIM 并无意让每位内科医师都需要得到内科学会的认证，或每位医师都需要得到专业委员会的认证。事实上，大部分委员会成员认为 85% 左右的医疗只需要普通医师承担即可，而"内科医师"（internist）只是用来偶尔会诊一下疑难病例。

❖ 如何培养专科医师

现代医学院校拥有了在学校内全职教学工作的教师，他们可以把注意力集中在临床教学上。这种教学很快也延伸到医学院毕业后的其他培训。1893 年，约翰·霍普金斯大学开设了针对实习医生和住院医生的培训项目。

如果毕业后教育要成为医学教育的一部分，那么该如何保证教学质量呢？1914 年，美国医学教育和医院协会（American Medical Association Council on Medical Education and Hospitals，AMA）发布了一个批准进行实习的医院名单，大部分提供实习的医院并没有附属于相应的医学院。1928 年，AMA 发表了"批准进行住院医师培训和专科培训的要素"。即使专科化停止了，专科委员会进行临床培训的价值会仍持续存在。在内战时期，那些后来成为内科学术领导人的医生并没有在医学院毕业后立刻从事内科，他们先进行了 1 到 2 年的各临床科室的实习轮转，然后才开始专注于内科。

1940 年，美国医学教育协会（American Medical Association Council on Medical Education）、美国内科委员会（ABIM）和美国内科医师协会（ACP）合作成立了内科毕业生教育委员会（conference committee on graduate training in internal medicine），这是对内科住院医师培训全国认证的早期尝试。但当时战争正在欧洲爆发，而不久后美国也再次卷入了大战中。

1941 年，美国正式参加了第二次世界大战。相比于第一次世界大战，这场战争对医学的改变更加重要，并且这种改变一直持续到战争结束后的很长时间。医学部门再一次面临了全国性的挑战。医生人数快速增长至 50,000，如果算上护士和部队医务兵，那么这个数值将达到 700,000，是 1939 年美国军队总人数的 3 倍。如何管理这个组织？领导者各显神通。军队医学领导者拥有专科认证委员会，经过委员会认证的医师可以获得更高的级别和薪水，那些没有经过认证的医师注意到了这种差距。

1945 年战争结束后，想成为专科医师的医生发现住院医师的职位前所未有地多。在二战前，总共只有不到 5,000 个住院医师职位，战争结束后这个数字超过了 12,000，而到了 1950 年，更是增加到 18,669。内科住院医师职位也一样，1941 年为 1,000 以下，到 1950 年增长到了3,700 以上。新成立的退伍军人医院（veterans administration hospitals）不仅为受伤的士兵提供了医疗，也为退伍的军队医生提供了获得专科培训的机会。军队系统中经过委员会认证的医师可以多获得 25% 的薪水。因此毫不意外地发现，经过委员会认证的医师比例快速增长，仅在 1950 年就从 7.7% 增长到了 15%，到 80 年代更是超过了 50%。

第二次世界大战前，联邦政府对生物医学研究的支持很少，对于非官方实验室更是没有任何支持。但是在 1940 年，人们意识到科学包括物理和生物都在决定战争结局上起到了重要的作用。正因为现有的官方实验室无法满足工作需求，联邦政府被迫开始为大学实验室提供支持。1944 年，一项不知名的法令允许公共卫生部门为大学校外研究提供资金支持，因此许多战争时期的研究合约在和平时期到来后都转变成了基金。公共卫生部门的校外基金在战后的 4 年内增长了 10 倍以上，并且仍在持续增长。医学院校的数量也随着联邦研究基金，也就是所谓"软钱"的增长而增加。快速增长的公共卫生部门校外基金通过美国国立卫生研究院为各种专科医师，尤其是内科医师提供了支持，从而使专科系统更加具体化。医学院校的教职工总数成指数增加，远多于受培训的人员总数。

❖ 全国性组织，全国性挑战

随着住院医师培训项目的增多，项目间的协调也显著增加。早期的问题是如何选拔医学生进入住院医师培训项目。培训项目迫使医学生在他们医学院学习期间需要越来越早地做出决定。确定实习专业的时间从大学四年级末提前到四年级开始，到了 20 世纪 40 年代中期，更是提前到三年级开始，甚至大二期间。如此早地确定专业既不能让医院满意也不能让医学生满意，但当时缺乏集中调控，任何机构想要单方面做出改变都会让自己处于不利的境地。直至 1952 年，随着全国实习和住院医师匹配系统的建立和统一面试时间的确定，这个问题才得到解决。于是，每年三月的第三周，全国统一公布毕业生培训结果成为一种仪式，那天被称为"匹配日"（Match Day）。

1965 年，美国国会通过了建立医疗保险（Medicare）和医疗补助（Medicaid）的法案，这成为几乎影响医疗各个方面的一个分水岭。影响之一就是让更多的患者获得了医疗保健的机会。以前免费提供医疗服务和"慈善病房"的教学医院也发现他们可以从之前免费提供医疗的患者那里得到医疗费用。随着支付患者医疗的项目开始支持教育，毕业后医学教育从公众支持提升到了联邦政策的水平。由于支付给临床服务的费用增加了，学术医学中心开始越来越多地依赖由临床医疗服务所获得的资金，而临床实践的关键是内科受训医生。随着患者的增多，以临床为工作重心的教师也随之增多。

1965 年，芝加哥大学生物科学学院的院长洛厄尔·科吉歇尔（Lowell Coggeshall）发表了一份医学教育改革报告，题目为"教育促进医学进步"（5），该报告后来以作者的名字命名，称为《科吉歇尔报告》。受美国医学院校协会（Association of American Medical Colleges，AAMC）的委托，这份报告呼吁医学教育者关注全国日益增长的需求，号召更多的大学附属医院建立住院医师培训项目。报告公布之初，此类教学医院中住院医师的比例小于 50%，到了 1980 年，这个比例已经增长到了 90%。

这份报告还号召 AAMC 更积极地参与政策制定。AAMC 成立于 1876 年，在 20 世纪上半叶，它一直是一个医学院校校长非正式的社交俱乐部。它每年在不同的医学院校举行聚会，用一位 AAMC 主席的话来说，讨论一些"家长里短的事"。即便到了第二次世界大战后，AAMC 仍然只是一个在卫生政策领域没什么发言权的小团体。AAMC 的执行主席沃德·达利（Ward Darley）组建了包括科吉歇尔在内的协会，鼓励 AAMC 变革。让他欣慰的是，协会呼吁 AAMC 进行扩张，但这个决定并没有得到 AMA 和一些专科委员会等保守势力的支持。尽管如此，AAMC 仍然从伊利诺伊斯州的埃文斯顿（Evanston）迁到了首都华盛顿，距离上离联邦政策制定者更近了。它随后即成为政府政策讨论中的活跃参与者。第二年，AMA 发表了一份与《科吉歇尔报告》类似的《米尔斯（Millis）报告》（6），两份报告的着眼点相同，都支持削弱专科越分越细的潮流。

随着专科培训的常态化，许多专业开始意识到需要有监督委员会来评估数量快速增长的住院医师的质量。1953 年，内科毕业后培训委员会（Conference Committee on Graduate Training in Internal Medicine）更名为内科住院医师审查委员会（Residency Review Committee for Internal Medicine）。为了协调各不同专业的多种标准，1972 年成立了医学毕业后教育联络委员会（Liaison Committee for Graduate Medical Education）。1981 年，该协会变身为毕业后医学教育认证委员会（Accreditation Council for Graduate Medical Education，ACGME），这是一个私立的、非营利的委员会。ACGME 成立了内科住院医师审查委员会（以及其他的 25 个专业委员会）。如今这些委员会仍然遵循着由 ACGME 制定的政策和程序。

20 世纪 70 年代，患者会在医院内住很长时间，进行全面从容的诊断和教学讨论。到了 1982 年，《税收公平和财政责任法》（Tax Equity and Fiscal Responsibility Act）开始推行预付费制度。这个新举措使得医院开始有了经济压力。在这样的经济压力下，缩短住院时间成为了医院的目标。这种改变对医学教育的影响很快显现出来。患者住院前就往往就已经明确了诊断，一旦在医疗上评估达到回家（或去其他医疗机构）的条件患者就立刻出院。虽然这种医疗上的改变会减少支出，但这在增快了病房的节奏和周转率的同时也减少了临床教学的机会。

❖ 利比·锡安事件和住院医生工作时间

医学教育也是社会的缩影。众所周知，内科住院医生的工作时间非常长（可能在其他专科这一问题更为严重）。但是，谁也没有想到，1984 年发生的一件令人悲哀的事件改变了这一切，也改变了内科教育。1984 年 3 月 4 日晚上，利比·锡安（Libby Zion），一名 18 岁的女大学生，因为不明原因的高热和震颤收入纽约医院。她的病情迅速恶化，第二天早上就去世了。出乎意料的死亡对任何人来说都是无法接受的悲剧，尤其是一个看起来如此健康的年轻人。利比·锡安的父亲西尼·锡安（Sidney Zion）是一名新闻记者，他决定让自己女儿的死亡成为医疗系统改革的信号。虽然利比·锡安的真正死亡原因一直不详，但是有一点是事实，那就是接诊她的住院医生和像全国其他地区的住院医生一样，值班时间长达 36 小时，甚至更长。西尼·锡安在《纽约时报》（7）的报道中写到，"你不需要幼儿园毕业就应该知道，一个工作 36 小时的住院医师根本没有什么判断力，更别提做出生死攸关的决定了"。

曼哈顿地区的检察官召集了一个大陪审团，起诉治疗利比·锡安的医生谋杀罪。虽然陪审团后来并没有起诉任何人，此事被认定为医疗差错，纽约医院和利比·锡安都有责任，因为患者隐瞒了用药史，但这对于医院而言是一个非常严重的事件。这一事件催生了一个医学教育系统改革的国家委员会。1987 年，这个委员会发表了一份以委员会主席伯特兰·贝尔（Bertrand Bell）医生命名的报告（8），建议住院医生每周工作不超过 80 小时，不连续工作超过 24 小时，并加大上级医师的监管力度。2003 年 ACGME 强制所有住院医师培训项目都必须遵循上述建议。还有一些规定则开始限制每位住院医师所负责患者的数目以及教学医院的总体规模。后续还有报告建议进一步减少工作时间。

这些改革的结果现在已经显现，很明显，改革后住院医师获得了更好的休息。但是工作时间的减少也意味着每个住院医师所能见到的患者减少，随之受教育的机会减少，参加正式教学的人数会减低。由于负责患者的医生之间需要频繁的交接班，这也增加了出错的概率。这些改革可能改变职业精神的本质，但究竟往何处改变还有待时间检验（具体见"临床教学丛书"之《医学院的导师制》一书的第一章[9]）。一方面，过去的医生会觉得他们有责任尽可能长地待在患者身边，另一方面，现在的医生在长时间缺乏睡眠被强制要求回家时也会意识到，也许他们的患者由休息充分、精神饱满的医生来负责更为合适。

❖ 新世纪的新挑战

步入了 21 世纪后我们面临许多新问题，其中最重要的一个是，我们应该培训什么样的内科医生？20 世纪 60 年代美国医学院校的数量出现了戏剧性的增长，主要是基于对于更多初级保健医生（primary care physician）的需求。然而，许多医生选择了接受专科培训。为了纠正这种不匹配的情况，国会要求培训更多的初级保健医师。但是，细节决定成败，最终立法评估的是住院医师培训项目第一年时的初级医疗、儿科和家庭医师的数量，而这时几乎没有住院医师开始进行专科培训。因此，医学院校发现他们已经符合要求，并没有必要进行改革。20 世纪 70 年代后期，联邦医疗资源及服务管理局（Health Resources and Services Administration）为内科初级保健住院医师培训项目提供资金支持。这些新项目提供了更多的门诊培训内容，包括妇科、皮肤科、整形外科、耳鼻喉科、眼科、精神科、预防以及康复医学，以及两倍的连续性门诊机会。内科初级保健住院医师培训项目一直以来并且越来越多地成为内科住院医生专科培训的选择方向。

毕业后医学教育咨询委员会（Graduate Medical Education National Advisory Committee）（10）在 1980 年进行了一个影响深远的研究，得出的结论是美国很快就会出现内科医生，尤其是专科医生过剩的情况。1986 年美国国会授权成立毕业后医学教育理事会（Council on Graduate Medical Education），继续分析这种职业趋势。21 世纪初期，随着婴儿潮一代开始进入退休期，我们正在再次面对初级保健医生短缺的情况。

内科医师应当成为初级保健医生的想法反映了一个很重要的改变。最初的内科医师被定位为诊断大师，只为疑难重症患者提供咨询，但是目前，通过委员会认证成为了几乎所有美国执业内科医师的强制义务。1963 年，美国内科医师中全科医师（general practitioner）占了 28%，到了 1977 年这个比例降为 13%，而目前几乎要不存在了。

正如之前提到的，几乎大部分参加内科培训的医师都会成为专科医师。很少有人愿意成为初级保健医师，有很多原因，其中之一就是日益增长的医学院校的学费和债务。专科医师比初级保健医师的收入高很多，同时，专科医师也经常在他们专业领域之外提供基本医疗服务。另一个原因是内科医师对于把普通内科（基本医疗）作为事业缺乏兴趣，这也可能也是住院医生培训内容的反映。随着住院时间越来越短，住院患者并不能代表内科学的整体，因此不难想到，在传统医院病房轮转的住院医生很难对初级保健医疗产生兴趣。

有一项建议是把教育的重心从病房向门诊转移。如果更多的培训是在大型学术医学中心以外的地方完成，那么也许会让受培训者更多地感受到外面"真实的世界"。然而，这种改革的困难在于课程很难统一，有点类似医学教育早期的学徒模式。此外，受培训者的兴趣和遇到的医生有很大关系，如果他遇到的内科医生工作不愉快，那么他也很难对内科产生兴趣。

另一方面，"住院部医生"运动的兴起也对教育产生很大影响。和病房走马灯似地更换主治医生，每位主治医生每年在病房的时间只有 1 到 2 个月相比，更专注于住院患者的住院部医生能够真正集中精力在住院患者的医疗问题上，也让他们有更多的时间进行病房教学。但这也产生了新的问题，这些教学的主力住院部医生对连续性医疗几乎没有什么经验，比如门诊为基础的诊疗或针对学术任务的额外培训。需要特别关注的是，工作时间的限制会让培训项目影响到非教学性医疗活动，而这些活动通常都是由同一批住院部医生所承担的。所以，许多学术中心开始建立培养住院部医生能力的项目，在许多机构内，这些住院部医生已经成为患者安全和系统内医疗新规则的主导力量。目前住院医生已经把住院部医生当作一种新的职业选择，而住院医生培训项目领导和内科教育组织正在权衡是否将住院医生分方向培养，比如住院部医生、专科医生和门诊医生。

同时，教育理论也在向这样的方面发展：重在保持教育的连续性和特定领域的竞争力，而不是一味地增加受训者的"培训时间"。在2000 到 2002 年间，ACGME 定义并认可了评估住院医生的 6 项能力，随后，美国医学专科委员会（American Board of Medicine Specialties）也将这些能力标准用于评估执业医师。专业的再次认证成为一种关注教育和评估可持续能力的手段。再次认证始于 1969 年，美国医学专科委员会自 1973 年起把它作为一项政策。ABIM 在 1990 年开始推行强制再次认证（之前的证书持有者不在此范围内，无需认证）。相应的国家强制性继续医学教育（Continuous Medical Education，CME）项目在所有专科推行（见"临床教学丛书"之《临床教学方法》第 6 章 ［12］）。一些州强制推行继续医学教育，还有些州规定继续医学教育必须涵盖某些特定内容（如 HIV/AIDS 和家庭暴力等）。

2002 年，美国医学院校协会（AAMC）建立了旨在推动医学院校和住院医师培训以及继续医学教育的医学教育改进机构。2004 年的一份题为"培训医生以提供高质量的医疗服务：美国医学教育的远景"的报告（13）中，列出了医学教育的关键目标，并给出了同时针对医学院校和教学医院以及认证和颁发执业执照组织的一系列建议。

改革的呼声一直在持续，比如关注住院医生的教育实践、强调循证医学的核心原则和医疗质量提高的改革（14，15）。新技术使得教育措施在全世界范围内共享，而其影响力尚不可知。在这些看起来恒久的关于重新设计各层次课程的讨论中，常常会出现医学社会学家塞缪尔·布鲁姆（Samuel W. Bloom）所说的"没有改变的变革"的现象，因为有些东西永远不会改变。患者来找我们寻求治疗，我们尝试去教育各层次的受培训者如何去提供最好的医疗服务。而这个医学培

训的结构，正如我们对患者所说的那样，会与我们工作和生活的这个
社会环境的背景紧密结合，并毫无疑问地会一直持续改变下去。

（朱祖懿译　黄晓明校）

参 考 文 献

1. **Brotherton SE, Rockey PH, Etzel SI.** US graduate medical education, 2003-2004. JAMA. 2004;292:1032-7.
2. **Ludmerer KM.** Learning to Heal: The Development of American Medical Education. New York: Basic Books; 1985.
3. **Osler W.** The coming of age of internal medicine in America. Int Clin. 1915;4:1-5.
4. **Van Zandt HC.** Specialists. Trans N Y State Medical Assoc. 1887;4:347-51.
5. **Coggeshall LT.** Planning for medical progress through education; a report submitted to the Executive Council of the Association of American Medical Colleges. Evanston, IL: Association of American Medical Colleges; 1965.
6. **Millis JS.** The graduate education of physicians: Report of the Citizens Commission on Graduate Medical Education. Chicago: American Medical Association; 1966.
7. **Zion S.** Doctors know best? New York Times. May 13, 1989.
8. **Bell BM.** House staff supervision and working hours [Letter]. JAMA. 1990;264:2738-9.
9. **Humphrey H, ed.** Mentoring in Academic Medicine. Philadelphia: ACP Pr; 2010.
10. **Graduate Medical Education National Advisory Committee.** Summary Report of the Graduate Medical Education National Advisory Committee to the Secretary, Department of Health and Human Services. Washington, DC: U.S. Department of Health and Human Services, Public Health Service, Health Resources Administration; September 30, 1980. Publication HRA 81-651
11. **Weisz G.** Divide and Conquer: A Comparative History of Medical Specialization. Oxford, United Kingdom: Oxford Univ Pr; 2006.
12. **Skeff KM, Stratos GA, eds.** Methods for Teaching Medicine. Philadelphia: ACP Pr; 2010.
13. **Institute for Improving Medical Education.** Report of the Ad Hoc Committee of Deans. Educating Doctors to Provide High Quality Medical Care: A Vision for Medical Education in the United States. Washington, DC: Association of American Medical Colleges; 2004.
14. **Fitzgibbons JP, Bordley DR, Berkowitz LR, Miller BW, Henderson MC; Association of Program Directors in Internal Medicine.** Redesigning residency education in internal medicine: a position paper from the Association of Program Directors in Internal Medicine. Ann Intern Med. 2006;144:920-6.
15. **Weinberger SE, Smith LG, Collier VU; Education Committee of the American College of Physicians.** Redesigning training for internal medicine. Ann Intern Med. 2006; 144:927-32.

第 **3** 章

医学教育组织概要

D. Craig Brater，MD，MACP

要点

- 医学教育中的内科学教学的主要场所是在学术性医学中心。这些医学中心是集医疗、教育和科研三位一体的复杂机构。

- 这些学校的教学核心部门是（医学院）院长办公室。通过教育处和学生事务处等部门，院长提供政策性意见和相关资源，确保学校符合相关认证机构的要求。

- 内科学教学是从本科教育到毕业后继续教育的连续性过程，分为本科课程、临床见习、住院医生培训等部分，分别由各项目负责人负责。

- 内科学教学全国性组织，如针对有医学生教育的内科见习项目负责人组织；针对住院医师教育的内科住院医生培训项目负责人联合会；以及针对继续教育的美国内科医师学会等。美国内科学委员会提供内科学专科和亚专科的资质认证。

- 从表面看，医学教育联络委员会、住院医师医学教育认证委员会以及医学继续教育认证委员会，通过对教学项目的回顾和认证，确保医学教育的质量，保证了其服务于公众的目的。

　　学术性医学中心是一个庞大复杂的机构，由众多不同职能的部门组成，负责教学、科研和医疗三大块，涉及甚广且复杂的任务。例如，医疗不仅要为就诊的患者提供服务，还要服务于专业机构和社区。而医学教育面向的群体也很广泛，从初中生、高中生到专业医生。由此可见，学术性医学中心的功能延伸到了社会的各个角落，它的各组成部分和功能相互关联，相辅相成。因此，与患者医疗相关的问题会影响医学教育的环境，例如，研究和学术水平糟糕的机构无法为学习者创造求知进取的氛围，也不会鼓励他们将循证医学的证据作为临床决策的基础。对于那些初出茅庐、有志于医学教育的青年教师而言，学术性医学中心过于复杂的学术环境可能会使之望而却步。

　　本章主要定义和介绍了上述医疗系统中的主要组成部分及其作用，阐述与之相关的任务，机构中的个体及个体间的关系，以便于那些刚刚起步、满怀热情的医学教育者能够更加自信地掌控周遭的环境。本章的最后列出了医学教育各机构的"缩写字母表"（alphabet soup），并探讨它们的功能，有助于初学者快速熟悉入门。

❖ 教育范畴的相互渗透，教育对象的相互作用

　　在大多数的学术性医学中心，医学教育的对象不仅仅是医学生。其中的原因很好理解：广义的医学教育由众多部分组成，各部分相对独立又密不可分。例如，毕业后医学教育（GME）的对象是住院医生和专科培训医生，它与本科阶段的医学教育具有协同作用，因为在临床工作中，住院医生和医学生经常在同一个医疗团队工作学习，彼此互相帮助。住院医生培训项目的认证要求包含住院医生作为教师的教学相关课程。这些都强调，住院医生在接受培训的同时，也要对其他学习者进行教学。大多数住院医生都会告诉你，医学生是促进他们自身学习的一种动力，因为医学生爱提问的特性让住院医生感到自身知识的匮乏，没有比这更好的学习动力了。

❖ 广义的医学教育

　　比传统观念上的医学教育更广义的概念认为，医学教育是一个

从中学一直延续到临床医生继续教育的连续过程。对于任何行业而言，原始投入也就是原材料至关重要。将医学教育延伸到高中甚至初中很有意义，因为青年人在中学时代就会开始思考规划自己的未来，决定是否走上医学职业生涯。医学和医学教育都应该在整个社会大环境中来思考和认识。我们习惯于从诊治患者的医疗职责角度思考医学在社会体系中的作用，其实这也适用于医学教育。在不同层次的医学教育中，我们都需要强调教学方法，将教育的核心内容放在如何培养学生批判性思维和解决问题的能力，而不是死记硬背生搬硬套。我们若是想吸引最优秀、最聪颖、最具人文精神的年轻人从事医学事业，那么我们有责任指引年轻人在世界观、人生观形成期了解医学。尽管大多数医学院尚未建立延伸至中学阶段的教育机制，但我们其实有很多途径，比如和中学老师一起开发"表演秀"课程激发学生的兴趣；组织学生到临床和实验室进行参观；举办暑假体验活动等。

这当前的社会背景下，最需要的是激发少数种族有志青年从事医学。在美国，医疗界的少数种族一直严重不足，这种情况始终没有改变，一定程度上归因于美国医疗卫生服务的不均衡。因此，医学院校有道义上的责任去加强早期医学教育，帮助少数种族年轻人和他们的家人意识到医学事业并不是可望而不可即的。

❖ 选择合适的学生

医学教育机构需要在各种公开场合承担大学本科层面的医学教学工作。医学院校需要和大学辅导员合作，确保他们能向有志学医的大学生提供良好的建议，这一点非常重要。由于进入医学院的竞争非常激烈，容易让大学辅导员对学生的建议偏重成绩和医学院入学考试分数，但事实上，我们希望招收那些有正确的理由和愿望报考医学院的年轻人。我们希望寻找那些具有丰富阅历、对医学认识更深入透彻的大学生，他们在大学阶段就已经显现出成为真正的医生所需要的特质。大学辅导员要鼓励大学生多参与志愿工作，也就是所谓的服务型学习（service learning），让学生发现自己是否具有利他精神和人文关怀，这些是医学职业所必需的。大学生需要亲自实践，这能帮助他们决定自己是否真的想从事医学职业。医学院校也应该努力为感兴趣的大学生提供尽可能多的临床和实验室暑期实践的机会。当然一个主要的问题是谁来为这样的活动买单。一些学生愿意义务工作，不需要报酬，但现实世界中这样的活动是需要提供报酬的。一些基金会能给类似的项目提供资助，比如为少数种族学生提供的体验活动，但这样的资源显得捉襟见肘，因为想参与体验活动的学生人数远远超过了资金所能支持的数量。

❖ 常用术语：UME、GME 和 CME

医学本科教育也叫 UME（undergraduate medical education）[①]。这个术语容易混淆，因为这一阶段的教育发生在大学毕业以后，和其他领域的研究生教育在时间上存在重叠。但是因为大家已习惯于将住院医生的医学教育称为"毕业后医学教育"（graduated medical education，GME），把医学院阶段的教育称为"本科教育"（UME）。UME 和 GME 都将在本章后续详细讨论。医学教育的最后一部分为继续医学教育（continuing medical education，CME），是指医生的"终身学习"。

"临床教学丛书"之《临床教学方法》一书第 6 章中，将会详细讨论 CME。CME 是因临床医生对新知识和不断提高自身业务水平的需要应运而生。这里的关键问题是，在信息爆炸的时代，如何才能够筛选出合适的新知识，并将其浓缩为"可以消化的"信息内容，以使临床医生能将其运用于患者诊疗。在对信息筛选、浓缩以及推广传播方面，应该没人能比医学院的教师做得更好。但在本书作者眼中，事实上医学院教师并没能做到这一点，本章引用的文献作者也持同样观点。绝大部分的 CME 仍然墨守成规，并没有让新知识真正转化用于临床实践。我们寄希望于在不久的将来，医学教育者能够在该领域有所作为，能够让 CME 真正卓有成效，能够让更多的患者从新知识中有所获益。此外，本科教育（医学院）和毕业后教育（住院医师培

---

① 美国医学院接收的是经过 4 年大学教育的本科毕业生，但医学院教育仍称为本科教育，所以本文作者认为这个术语容易混淆。

训）也需要让医学生和住院医师做好准备，养成终身学习的习惯，称为 CME 更有经验的"消费者"。

总之，医学教育就像一顶大帐篷，覆盖了从中学到临床医生的整个过程，几乎就像"从摇篮到坟墓"的整个人生过程。这其中不仅包含了众多组分，分别对应从中学到临床实践的横向时间轴，而且每一组分还包含了许多纵向内容，比如课程、评估学生的方法、评估教师的方法、帮助教师提高的师资培训计划等。这些纵深层面的内容是医学教育的具体任务，而接下来我们要讨论医学院校和学术性医学中心如何组织构建医学教育的各个组分。

❖ 医学院中的关键职位

院长和院长办公室

如前所述，学术性医学中心和医学院校肩负的职责和任务很广泛。院长的作用在于统揽全局，几乎要对所有上述活动负责。这不禁让我们提出这样一个问题：在院长的职责中教学占有何种地位？事实上，医学教育就是院长的首要职责。如果有一所学校由于资源有限，不得不舍弃一些功能，那最不能舍弃的就是教学功能，毕竟我们首先是医学院，主要的职责就是培训未来新一代的医生。当然这并不是说医学教育可以取代科研和医疗，这个问题的重点在于什么是最主要的。

教育作为院长首要职责的另一个原因就是，院长确定整个院校的基调。如果院长不重视医学教育，那么整个教师团队就会得到讯息也如是而作，其网络效应是显而易见的。当然这并不是说院长需要事无巨细地参与所有教学活动，对于当今的院长而言，这种要求也不切实际，但院长应该坚定不移地强调教育的重要性和首要性。

负责教学事务的高级副院长

不同院校在医学教育方面的具体组织结构存在差异，最重要的原则是简单易行。大多数院校会指派一名合适的资深院长专门负责教学工作，这个人的头衔通常为高级副院长、执行副院长或副院长。他是院校执行领导团队的成员，直接向院长报告。掌管教学的院长通常在教学和教育项目管理方面均有丰富的经验。

院长助理

院长助理向高级院长报告，负责具体教学工作，这个职位集中了一群有志献身教学的个人。这些人可能拥有医学博士（MDs）、理学博士（PhDs）和教育学博士（EdDs）学位，曾经接受过正规系统的医学教育。他们被遴选往往是因为作为教师表现优异，而不是因为他们接受过正规的教育培训。任何院校都愿意高薪聘请那些既对学生有奉献精神，又接受过正规教育培训的人才。这些人往往是经过资格认证的教育者或者经验丰富的教师，此外，他们在教学原理、理论以及教学方法运用方面都独具专长（有关教学不同层次的内容详见本书第四章）。这些未来的教学领导具有自己的想法和主见，并不单纯根据数据做决定或提建议。当然，医学在科研和医疗方面具有丰富的数据积累经验，这种严谨性同样适用于医学教育。

在院长办公室，医学教育的作用和职责可以通过许多方式进行分配，比如以"部门"的形式进行分配，由主管教育的院长进行全权负责。（表3-1）。在每一个部门内，需要构架基础设施。在规模较小的院校，一些部门可能会合并，会有部分人监管一个以上的部门。

表3-1　向主管教学的院长报告的"部门"

> ▶ 医学预科教育–顾名思义，是指在初中、高中和大学本科阶段的教育
> ▶ 医学生教育：
> • 学生事务部（负责医学生的个人生活和学生咨询）
> • 课程委员会
> ▶ 毕业后医学教育
> ▶ 继续医学教育
> ▶ 多样性
> ▶ 宣传/"活动"

❖ 医学教育部门

下面讨论的是隶属于院长办公室的主要部门和功能。

学生事务部

医学生事务部门负责的事务范围很广，包括行政、财务和心理情感支持等。在不同的医学院校，这个部门的名字可能有所变化，也可能归属于不同的部门，但是在整个学校的职责和作用是一致的。

学生注册办公室和日程安排部门

不得不说的是，医学院校中需要记录保管的学生数据实在难以计数。学术性机构、医院以及保险公司还会在学生毕业数十年后调取学生的档案数据加以确认，因此医学院校必须要有一个完善的系统加以支持。目前越来越多的数据可以电子化保存，但是管理人员仍十分重要，这样的人员责任心越强越好，这一点也同样适用于住院医师培训项目的管理。

日程安排是一个梦魇般的工作，数以百计的人在系统内轮转，一个活动接着另一个活动。为了让这样的系统高质量地运转需要电子和人力资源，人员要求能够吃苦耐劳，具有责任心。

学生辅导部门

学生的需求多种多样，而且时常在变化，这些都属于"学生辅导部门"的工作。比如，关于学费的咨询，尤其是在当下，由于政府资金支持的短缺，越来越多的教育费用需要学生和他们的家庭自行支付。在作者所在的医学院，负责学生奖学金和学费咨询的工作人员经常受到学生的高度称赞。

每个学生都需要鼓励、得到关注、接受训导，需要和人进行情感交流，需要像父母一样的关心和正确引导，这些都是他们作为个体感到弥足珍贵的东西。比如一所学校，由美国医学学会调查问卷协会得到的学生满意度连续多年都低于全国平均水平，事后仔细调查满意度低的原因，受访的学生指出，在很多方面他们都没有感到自己受到足够的重视和关注。这所学校随即加强了各种形式的学生辅导工作。例如，为学生干部进行相关的研讨培训；举办学生和院长之间开诚布公的午餐会；安排学生参与各种学校委员会（不久将会采纳学生竞聘制）。没过几年，该学校学生满意度上升至全国平均水平之上，并且保持稳定。学生需要支持辅导性服务，在众多需求和有限资源的矛盾中，每一所院校必须优先满足学生的需求，这就是底线。医学院校的领导们要了解，学生的需求得到满足会对整个学校产生正反馈，所以要让学生辅导工作在任何一所学术性医学中心都得到足够高的重视。

为医学生提供各项服务的工作人员通常是默默无闻的。他们认为自己的职业并不是单纯的"工作"，他们深知自己的工作会对年轻医学人才的成长、对医学专业的发展产生重要作用，因此他们具有一种责任感和使命感。但这不应视为理所当然的事，应当让他们感受到自己的付出被认可、被感激。如果忽视他们或者不能充分满足他们的需求最终会付出高昂的代价。最好能够确保相关制度完善，充分认可相关人员为学生辅导工作所付出的努力。

课程委员会

课程委员会或者是负责课程的副院长办公室，他们负责监督、维护以及更新课程，包括监管课程改革（对课程计划的重大修改）。该办公室通常也负责准备医学教育联络委员会的认证材料。此外，课程委员会经常被委派授权进行教育质量改进工作。该部门负责监督整体教育质量。例如，委员会应当建立评估课程和小组学习课程质量的方法，以及评估每个教师在各种场合（包括临床中）的授课质量。委员会还负责收集整理有关教学质量的信息，并将它反馈给学校、系主任和教师本人。不但如此，这些信息还应当成为每个人年度考评和岗位替补情况的重要组成部分，这些人包括教师个人、相关部门系主任、课程、见习或者培训项目负责人等。获取这些数据并与之和考评挂钩非常重要，不管怎么强调都不足为过，这是任何院校能够展示其教育质量重要性的唯一方式。

教师培训

在医学教育系统中，负责教师培训项目的部门也同样重要，有些学校这项工作属于课程委员会负责。如果一所学校重视教学质量，它不仅会进行监督并采取鼓励措施，还会为教师提供提高个人教学技能的方法。（这个话题会在本书的第四章提及，还会在"临床教学丛书"之《临床教学方法》[4]、《门诊教学》[5] 和《医院教学》[6] 中探讨。）例如，假设你所在的学校原本并没有从学生那里收集反馈意见，采取任何方式测量教学质量，然后一项新的举措开始向教师提供有关他们教学质量的数据，院长和系主任也会要求将这些数据和奖励挂钩（并不一定是公式化的形式），你会发现教师会比以前更关注自己讲课的质量。再试想其中一个教师的评分很低。你会如何做？你可以简单地承认这些数据，让这位教师承担后果。或许你也会想到大多数人会有岗位的危机意识，因此而更加努力。因此，这是一种能帮助教师提高个人业务水平的机会（详见本丛书之《临床教学的理论与实践》第 4 章）。教师应当需要一次这样的"打击"，否则绝大多数教师都没有机会学习如何教学。也许教师中的一些人天资聪颖，但大多数人并不具天赋，因此学校有责任发现哪些教师在教学技巧方面需要帮助，并且为他们提供培训的机会。

评估与评价

课程委员会或相关人员会为每个学生、教师以及整个课程制定评价方法。他们通过分发测评工具、收集整理数据、向教师和系主任反馈情况以及设计教师培训计划帮助教师提高。当然，课程委员会还负责管理安排课程，课程的制定也很有门道。课程的目的是要为学生将来成为医生提供知识储备、技能和能力。每个人看课程的组成的视角都不尽相同。生物化学家认为世界的中心就是 Krebs 循环（三羧酸循环），而生理学家想到的则是 Nernst 方程（细胞膜电位方程）。生命科学在不同基础学科内越来越具有趋同性，不同学系之间只能通过开设的不同课程加以区分，所以如何在所有学科的教师之间达成共识是一件很有挑战性的事情。重要的是，教师要对自己的课程一贯投入，尤其是主要课程发生重大变革时。如前所述，许多教师并没有为课程殚精竭虑。课程委员会应当发挥其"优势"作用，负责调整、优化课程，使之有条不紊地进入正轨，同时确保每一名教师有机会发挥自己的能动性。

毕业后医学教育

毕业后医学教育包括从医学院毕业后到独立临床行医前的所有临床训练课程。目前，受训者的新旧叫法同时存在。比如，第一年的住院医生叫做实习生（internship）（这个名字已经很少用到）或者PGY1（postgraduate year 1，这里指的是医学院毕业后，而不是 GME后的教育）。接下来的几年（时间长短取决于专科的不同）都称为住院医生（residency）。少数情况下，紧随其后的专科培训有时也称为住院医生，但更多情况下称为博士后（postdoctoral training）或专科研究生（fellowship）。（这些名词容易让人混淆；比如，博士后这个名称也用于在临床科室进行博士后培训的 PhD，该如何区分他和一个接受专科培训的临床医师？）为了简化概念，现在只提两个名词：刚进入临床培训的医生称为"二级学科"（primary specialty）训练，然后进入"专科"（subspecialty）训练。二级学科训练也就是住院医生培训，需要三年或者三年以上的时间（包括医学院毕业后的第一年）完成。接受专科培训的医生在有些医院（例如在退伍老兵医院系统中）中也被称为住院医生（residents），但大多数时候被称为专科研究生（subspecialty fellows）。

GME 办公室

GME 办公室隶属于院长办公室，通常与 UME 部门是分开的，尽管两者之间会有频繁的沟通往来。GME 办公室的一个核心作用就是协调不同的 GME 项目，进行质量控制和阶段性总结，制定政策，确定受训者的工资和福利，确保受训者和培训项目按计划进行。不同科室间存在着不同的培训项目，并且相互交织成网。例如，内科学有它自己的二级学科培训项目，内科临床科室也同时有相应的专科培训项目，每一个项目都有项目负责人和各自的培训体系。

毕业后医学教育是一个庞大复杂的体系，通常需要一名副院长或相当于副院长级别的高年资医师负责。UME 中提到的许多职能，在 GME 中同样需要。例如，大多数培训项目的认证要求有一个明确的课程，受训者能够全身心地接受教师高质量的培训，要求有教住院医生如何教学的课程，要求有专注于 GME 课程的优质师资队伍。显然，如果 UME 和 GME 办公室能够联手协同工作，将会达到事半功倍的效果。

GME 基金

GME 培训项目是由医院出资"赞助"的，其资金也由医院提供。在学术医疗中心，医学院通常是 GME 的协作中心，医院会拨款给医学院。许多医院没有附属的医学院，也会资助住院医生培训项目。通常情况下会由一名高年资的医生负责这一资助项目，这些人热爱教学，并且愿意为 GME 领导工作奉献自己的时间。

联邦政府每年会为医院提供数十亿美元的资助，用于支持 GME，以增加在 Medicaid 和 Medicare 医疗保险系统中提供医疗服务的医生人数。Medicare 提供直接的医学教育资金，用于支付住院医生的薪水和福利，而间接的医学教育资金则用于补偿医院为此而产生的额外支出，例如在教学医院患者的住院日延长等。

流向特定医院的资金是由医院财务机构负责管理的（详见主要财务部门部分），而不是由住院医生培训项目负责人或者院长办公室负责。但是一所医院二级学科或者专科究竟能够承担多少个培训岗位，资金只是其中的一个决定因素。

继续医学教育

继续医学教育（continuing medical education，CME）在早先已经简要讨论过（更多内容参见《临床教学方法》一书的第 6 章）。我想说的是，CME 办公室有对内和对外双重功能。对内，它让医生有终生学习的机会。这种学习可以表现为各种形式，比如例会、讨论会、模拟中心（simulation center）等。许多 CME 教学活动与医学生和住院医生的活动重叠，因此 CME 不能与 UME 和 GME 脱节。对外，CME 办公室通常负责批准教师和院校以外的医生进行教学活动，形式可以是个人讲座或者一系列的会议。这些活动可为教师和医生提供继续健康教育学分，保证他们在州内的行医资格以及在院校内的权利和身份。

多样性（diversity）

多样性是学术性机构和卫生系统中的一项重要的倡议，值得特别关注。少数种族医生的比例与少数种族在总人口中的比例严重失调（见《医学院的导师制》第6章），教师队伍中少数种族所占的比例就更少了。有数据显示，少数种族患者更愿意由少数种族医生诊治（10，11）。因此，多样性的话题不仅仅是有关社会公正性的哲学问题，对于邻国和友邦人民的健康也具有重要意义。正如前面提到的，从事医学职业的少数种族学生人数不足是一个严峻的问题。因此，在本章最初提到的在中学阶段开始的早期医学教育中，应该对少数种族学生给予特殊的关注，吸引他们从事医学事业。近期为了增加医生队伍多样性开展的活动也是为了实现这一目的的另一举措（www.aspir-ingdocs.org）。不管策略如何，增加少数种族医生的数量需要在医疗机构内有组织地进行资金投入，并且需要强调医生多样性与医疗服务改善期望值紧密相关。

倡议/"活动"

在学术医学机构的校历中，一些特殊活动，比如安排好的庆祝活动或某些不可预见的活动，贯穿始终。这些活动包括医学生白大衣宣誓仪式、毕业典礼、学生会领导竞选就职、学生兴趣小组等。这些活动可以既定的方式进行，也可以以协作的方式进行。如果是后者，学生更会容易感受到学校对此的重视程度。由此可见，一个很小的投入可以带来丰厚的回报。

❖ 各个部门的关键职位

除了医学院重要的负责人外，在医院和各个部门也有相应的职位。接下来会对关键的教育和机构领导职位进行描述。详细情况将在本书的第四章讨论。

系/科主任：正如负责教育的高级院长必须对院长负责，这种情况在其他学系同样适用。系主任必须重视学系的教育工作。这一点对于以教育为工作重点的职位和部门尤为关键。

教学副主任：该职位和负责医学院教育的高级院长作用相似。担任该职位的人通常具有丰富的教学和领导经验，例如曾担任过项目主任或见习项目主任。该人与医学院相关教育部门联系紧密，负责全科的教学工作。项目主任、见习项目主任以及其他相关的主任都需要向他/她汇报教学工作。

见习项目主任：见习项目主任负责所有医学生在临床科室的轮转学习。见习阶段主要是在医学生第三年进行，一般持续半年到一年的时间。额外的临床轮转（例如准实习期）或者学生选修的专科轮转，也可能由项目主任安排，在某些院校则由负责第四年课程的主任安排。

项目主任：项目主任负责 GME 工作，和见习项目主任起着相似作用。GME 课程可以是三年的内科学培训，也可以是两到四年的专科培训。

见习项目行政人员：每个见习项目都需要一个有责任心的全职人员进行管理工作，对项目进行统筹安排和评估。

住院医生项目行政人员：与见习项目行政人员相似，统揽住院医生轮转计划的行政需求。

❖ 医院中的关键职位

医院首席执行官（CEO）：和医学院院长一样，医院的 CEO 担负众多责任，其中之一就是医学教育。医院（门诊和住院部）提供丰富的医学教育场所。如果没有这些教学场所，医学院将无法完成教学培训工作，而如果没有医学院，医院光有医生也无法正常运转，所以医院和医学院是相互依赖、密不可分的。如果一个医院的 CEO 不能很好地支持教学，他的态度会影响整个机构的人员，最终会影响机构内的学术氛围，使得教学活动很难进行。因此，医院的 CEO 是非常关键的人物，作为医学院的合伙人，要对医学教育有见地，知识渊博，还要有责任心。一些医疗系统设有执行总裁，他听取医学院院长和医院 CEO 的报告（例如，负责医疗事务的副总裁）。在这种组织构架中，副总裁可以最终裁决有关教育的决定。而没有执行总裁的机构，医学院院长和医院 CEO 之间合作的质量取决于两个人各自的工作，因为他们都必须把完成教学任务作为自己的首要工作。

指定机构的官方人员：认证机构，例如负责毕业后医学教育认证的住院医师评估委员会，会指派人员担任此职务，负责相关文件能够与制度一致。（该人也可能是医学院负责 GME 的副院长）

人事总监（chief of staff）：该人负责医生员工的政策制定工作。他/她对于医学教育的承诺会对在该系统执业的医生的遴选工作以及他们是否会致力于医学教育产生深远影响。

财务部主任（chief financial officer，CFO）：因为大多数住院医生的津贴是由医院或联邦医疗系统基金提供资助，这些资金在进入医院后由 CFO 负责管理。因此，CFO 需要管理好医疗系统的基金，这对于医学教育是重要的支持。

❖ 领导，管理和认证

国家专业组织

各个组织负责监管医学教育的不同部分，并对其进行认证；相似的是，许多专业机构也在医学教育的不同领域参与相应的工作（表 3-1）。

表 3-1　美国全国医学教育机构及名词一览表 *

缩写	全称	描述	网址
组织			
AAIM	内科学术联盟	囊括 APM、APDIM、ASP、CDIM 和 AIM（对这五个组织的解释见下文）五大组织作为学术性内科联盟统一体	www.im.org

续 表

缩写	全称	描述	网址
AAMC	美国医学院协会	该组织代表全美和加拿大医学院和教学医院	www.aamc.org
ABIM	美国内科学委员会	针对内科医生个人的认证组织	www.abim.org
ABMS	美国医学专科委员会	对 24 个委员会进行专科认证的协调组织	www.abms.org
ACCME	医学继续教育认证委员会	该组织对医学继续教育项目进行认证	www.accme.org
ACE	临床教育联盟	针对全部美国国内专科为基础的课程和见实习医生主任的组织进行协调工作	www. allianceforclinicaleducation.org
ACGME	毕业后医学教育认证委员会	对住院医师培训计划进行认证的组织	www.acgme.org
ACP	美国医师协会	代表内科学的组织	www.acponline.org
AIM	内科学管理人	内科学系管理人员的专业组织	www. im. org/About/Alliance-Sites/AIM/
APDIM	内科学项目主任协会	内科学住院医师项目主任专业组织	www. im. org/About/Alliance-Sites/APDIM
APM	医学教授协会	针对内科学系主任的专业性组织	www. im. org/About/Alliance-Sites/APM
ASP	专科教授协会	内科学亚专科主任的专业组织	www. im. org/About/Alliance-Sites/ASP
CDIM	内科学见习项目主任协会	内科学见习和其他在校项目的主任间的专业性组织	www. im. org/About/Alliance-Sites/CDIM

续　表

缩写	全称	描述	网址
ECFMG	外国医学毕业生教育委员会	国际医学毕业生（IMGs）来到美国时对其执照考试进行监管；鉴于很多内科住院医是IMG，该组织对内科学的GME十分重要	www.ecfmg.org
LCME	医学教育联络委员会	该组织认证医学院	www.lcme.org
SACME	医学继续教育学术协会	对医学继续教育感兴趣和参与的个人而设立的专业性协会	www.sacme.org
SGIM	普通内科学协会	普通内科医生的专业组织	www.sgim.org
其他			
GME	毕业后医学教育		
MCAT	医学院入学考试		
NRMP	全国住院医匹配项目		www.nrmp.org
RRC	住院医师评估委员会		www.acgme.org/acWebsite/navPages/nav_180.asp
UME	本科生医学教育		

＊表中未给出的定义见正文。

美国医学院协会

美国医学院协会（Association of American Medical Colleges，AAMC）是一个庞大的机构，包括了美国 131 所承认医学学位的医学院校和 17 所认证的加拿大医学院。该协会的职责广泛，包括提出对医学院及其附属医院重要的倡议。AAMC 有针对院长、主席和教育领导的相关领导课程，并且为不同人员相互交流了解提供场所，例如，有商业倾向的人、对教师培训感兴趣的人、负责信息技术的人以及教育者等。AAMC 没有直接进行认证的职责。它管理医学院入学考试（Medical College Admission Test，MCAT）和全国住院医生匹配项目（National Resident Matching Program，NRMP）。

医学教育联络委员会

医学教育联络委员会（Liaison Committee on Medical Education，LCME）是面向全美和加拿大医学院的认证机构。它由 AAMC 和美国医学会提供资金支持，其成员也来自这两个组织。它设定了认证标准，用以确定一个机构或者项目是否满足其功用、结构和性能标准。新成立的医学院都必须获得 LCME 的批准。现有的医学院至少每隔七年也要经过 LCME 的评估。这些评估要求非常详细，需要医学院每个月进行全面的自我评估，接受 LCME 为期一周的检查，呈递书面报告，由 LCME 作出认证决定。认证决定分为去除认证、观察试用期和通过认证（为期七年）。通常情况下，LCME 在作出最终裁定前会给医学院质询的机会。

鉴于内科学见习制度和其他内科学的轮转通常是医学生教育的关键组分，参与 UME 的教师和员工，尤其是见习项目主任，对于医学院能否通过 LCME 评估认证起着至关重要的作用。

毕业后医学教育认证委员会

住院医生培训项目和专科培训项目，统称为 GME，均由毕业后医学教育认证委员会（Accreditation Council for Graduate Medical Education，ACGME）进行认证。认证周期最长为五年。机构内的每个毕业后培训项目必须进行认证。住院医师评估委员会针对每个培训规章，协同学术协会共同制定不同的规章和预期。这些委员会的成员由美国医学协会医学教育委员会以及相关的医学专业委员会和组织进行任命。因此，委员会为内科学设定标准（通常寻找项目的投入），进行实地考察，并向 ACGME 进行报告，最终做出认证决定。

医学继续教育认证委员会

医学继续教育由医学继续教育认证委员会（Accreditation Council

for Continuing Medical Education，ACCME）进行认证。和其他前述的机构一样，ACCME 同样进行周期性的实地评估，并确定认证标准。项目的认证周期最长为六年。

全国内科学组织

美国内科学委员会

美国内科学委员会（American Board of Internal Medicine，ABIM）是一个非营利性的独立评估机构，它对内科学及内科专科医师进行认证（约占美国三分之一医师人数）。内科学是 24 个获准的美国医学专科委员会中的一个，该委员会与其他组织一起共同发展和使用内科医师评估和认证的标准。

美国内科医师协会

美国内科医师协会（American College of Physicians，ACP）是全国性的内科医师专业组织，是美国规模最大的医学专科组织和第二大医师团体。其成员共约 129,000 名，包括内科医师、内科专科医师、医学生、住院医师和专科培训医师。通过培养临床实践不断追求卓越的精神和职业素养，ACP 旨在促进医疗质量，提高医疗效率。

内科学术性联盟

内科学术性联盟（Alliance for Academic Internal Medicine，AAIM）是由下述的五个学术性专业组织联合组成，下文会分别对五个组织进行介绍。通过这些组织，AAIM 分别代表了系主任、主席；见习、住院医、专科培训主任；专科主任；学术性和商务管理者；还有在内科学系及专科的其他教师和员工，因为所有人都属于"学术性"内科（相对于临床实践的内科）。联盟将这五个组织联合在一起，共同发出声明，并与 ACP 和 ABIM 保持合作关系。

内科学见习主任协会

内科学见习主任协会（Clerkship Directors in Internal Medicine，CDIM）是全国性组织，是负责医学生的内科学教学工作的领导的联合会。每一所医学院有一名委员和其他成员。CDIM 每年召集成员开会，各抒己见，畅谈教学创新和研究，参加讲座和研讨会。CDIM 成员深刻体会到该组织对其职业生涯发展的重要性。参与安排见习轮转工作的主要行政人员也会同其主任一起参加每年的例会。

内科学项目主任协会

就像见习主任有其专业组织一样，住院医生项目主任也有他们的组织。内科项目主任协会（Association of Program Directors in Internal Medicine，APDIM）整体代表内科学培训项目。这是一个充满活力的组织，其成员相互学习。它有活跃的领导培训项目，被认为是代表内科学乃至其他学科培训重要内容和标准的权威声音。该组织还会与住院医师评估委员会定期探讨，修订内科学的相关评估标准。

专科教授协会

专科教授协会（Association of Specialty Professors，ASP）是一个专科主任的组织，他们通常也是专科培训项目负责人。成员中还包括不是专科主任的专科培训项目负责人。与 APDIM 类似，ASP 也会招募致力于专科培训的人参与其中。

内科学管理人

内科学管理人（Administrators of Internal Medicine，AIM）是一个全国性组织，成员们负责每所医学院医学部门的行政管理工作。

医学教授协会

医学教授协会（Association of Professors of Medicine，APM）是由美国和加拿大的医学院和附属医院的主任和领导们组成的内科学组织。APM 的成员为内科学的领导，为内科学学术工作指明方向，包括教学、研究和医疗。大多数医学部门的教育领导对教学主任或副主任负责。目前，APM 会议包括医学主任主席协会（Association of Chairs and Chiefs of Medicine，ACCM）的成员和负责教学医院内科学系学术工作的内科医生（不论他们是否是医学院的主任）。

❖ 结语

在纷繁复杂、高标准严要求的医学教育领域，内科学往往在其中起着核心作用。其中，高级领导者们（院长、主任和医院 CEO）为其指明方向、提供资源和激励机制，而教育管理人（副院长、副主任以及课程、见习和项目主任）负责管理、支持和提供灵感。正是这些个体及其所在部门的努力，能够让部门、医学院和医院顺畅运转，为学生、受训者和临床执业者提供其需要的学习经历和体验。最后，还有全国性的组织，通过教育和监控，通过网络和论坛，发表研究与新理念，服务于公众、学术机构以及专业学科。

　　本章是为那些已经或者正在准备从事医学教育的人而写的。希望能够帮助他们理解医学教育的各个组分和各司其职的参与者，帮助他们胜任他们目前的角色，思考他们未来希望承担的工作，了解将与他们打交道的人。本章会让他们对成为教育者，承担教育未来医学接班人的工作感到自信和兴奋。

（李　超译　黄晓明校）

参 考 文 献

1. **Fincher RM, Sykes-Brown W, Allen-Noble R.** Health science learning academy: a successful "pipeline" educational program for high school students. Acad Med. 2002; 77:737-8.
2. **Albanese MA, Snow MH, Skochelak SE, Huggett KN, Farrell PM.** Assessing personal qualities in medical school admissions. Acad Med. 2003;78:313-21.
3. **Mann K, Gordon J, MacLeod A.** Reflection and reflective practice in health professions education: a systematic review. Adv Health Sci Educ Theory Pract. 2009;14:595-621.
4. **Skeff KM, Stratos GA, eds.** Methods for Teaching Medicine. Philadelphia: ACP Pr; 2010.
5. **Alguire PC, DeWitt DE, Pinsky LE, Ferenchick GS.** Teaching in Your Office: A Guide to Instructing Medical Students and Residents. 2nd ed. Philadelphia: ACP Pr; 2008.
6. **Wiese J, ed.** Teaching in the Hospital. Philadelphia: ACP Pr; 2010.
7. **Ende J, ed.** Theory and Practice of Teaching Medicine. Philadelphia: ACP Pr; 2010.
8. **Salsberg E, Rockey PH, Rivers KL, Brotherton SE, Jackson GR.** US residency training before and after the 1997 Balanced Budget Act. JAMA. 2008;300:1174-80.
9. **Humphrey H, ed.** Mentoring in Academic Medicine. Philadelphia: ACP Pr; 2010.
10. **Cooper-Patrick L, Gallo JJ, Gonzales JJ, Vu HT, Powe NR, Nelson C, et al.** Race, gender, and partnership in the patient-physician relationship. JAMA. 1999;282:583-9.
11. **Hausmann LR, Ibrahim SA, Mehrotra A, Nsa W, Bratzler DW, Mor MK, et al.** Racial and ethnic disparities in pneumonia treatment and mortality. Med Care. 2009;47:1009-17.
12. **Meyers FJ, Weinberger SE, Fitzgibbons JP, Glassroth J, Duffy FD, Clayton CP; Alliance for Academic Internal Medicine Education Redesign Task Force.** Redesigning residency training in internal medicine: the consensus report of the Alliance for Academic Internal Medicine Education Redesign Task Force. Acad Med. 2007;82:1211-9.

第 **4** 章

理解教育体系：对每个教师的要求及期望

Barbara Schuster，MD，MACP

Louis Pangaro，MD，MACP

要点

- 在教师培训的金字塔中，每个层次的教学和项目各司其职，有其各自的期望和需求。
- 本院校教师和临时教师必须需要了解他们的学生的需求是什么，需要具备基本的教学技能，如如何营造学习氛围、设定沟通目标和给出反馈等。
- 骨干教师负责专科培训医生、住院医生以及医学生的大部分教学工作。他们必须具备更优秀的教学技能，并且要对受训者进行连续性的评估。
- 课程、见习和住院医生培训项目主任是学术性项目主任，需要接受培训并花一定的时间来管理一个项目，保证针对教师和教学的评估的一致性。他们需要与上下级进行密切的沟通。
- 学术性领导（主任、院长和 CEO）必须了解每个层次的教学需求，并且为其提供激励机制、时间、培训、支持和资源。

对医学生和住院医生的教学为履行《希波克拉底誓言》的医生提供了教育年轻一代的机会。教学是成为一名医生的基本职责，不管他是不是一名医学院校的教师。每个医生都能以不同的方式参与到教学活动当中，比如为第一年医学生做一个讲座、在办公室担任督导工作，或者负责内科学见习项目。

　　本章并不针对所有的教师，而是针对那些在教学项目中担任要职的人。所以，本章重点介绍教师队伍的组织结构，解释不同"层次"的教和学的职责，根据不同的职责形成特定的预期。本章还会详细介绍应该给予什么样的支持来帮助教育者完成他们的教学目标。我们不能够对教师求全责备，但必须给予他们足够的支持。能够提供这种支持的通常来自在医学教育和管理体系中职位较高的人。简而言之，本章不仅会阐述对教育者的期望，还会从他们的自身利益出发，阐述他们自身的期望。相对于"临床教学丛书"的其他章节描述的是应用于临床教学的具体技巧，本章则比较和对比了不同教育者的职责和需求的不同（表4-1）。希望本章对于教育领导和主任有所裨益（见本书的第3章），并且有助于机构为创建高效的师资队伍和教学项目制定计划。

表 4-1　对不同级别教育职位的要求 *

技能	本院教师	临时教师	教师骨干	学术性主任	机构领导
教学知识					
学习目标和目的	×	×	××××	××××	××
教师角色期待	×××	×××	××××	××××	×××
教学方法	×	×	×××	××××	×
评估方法和工具	×	×	××	××××	×
认证标准	×	×	××	××××	×××
法律规范	×	×	×××	××××	××××
教育文献			××	×××	×
成人学习和终身学习	×	×	××××	××××	×××
导师制	×	×	×××	××××	×××

续　表

技能	本院教师	临时教师	教师骨干	学术性主任	机构领导
教学技能					
营造学习氛围	×××	×××	××××	××××	××
指导	××	××	×××	×××	××
小组学习	××	××	×××	×××	××
讲座	×	×	××	×××	×
给学生反馈	××	×	××××	××××	×××
给教师反馈	×	×	××	××××	×××
评估学习者	×	×	××××	××××	×
"床旁"观察技能	××	××	××××	××××	×
评估方法和工具	×	×	××	××××	×
评估建设	×	×	××	××××	××
课程发展/评估	×	×	××	××××	×
教师培训	×	×	××	××××	××
医学教育资金	×	×	××	×××	××××

＊×的数目表示本书作者对其重要性的判断

❖ 教育者的金字塔结构

　　金字塔结构（图 4-1）可以用来描述医学教育系统中各个教育者的不同作用和数量。随着在金字塔中地位的升高，教育者的职责随之增加，监管的权利也更大。处于金字塔最下面的教师人数最多，他们是整个体系的根基，因此需要最大程度地为他们提供职业发展机会。之所以称为根基而不是底层，是因为他们才是支持整个教育体系的主体。处于根基的教师包括本院校教师和临时教师，"根基"这个理念的提出，让我们更多地关注所有教师的需求而不是他们职位的高低和作用大小。

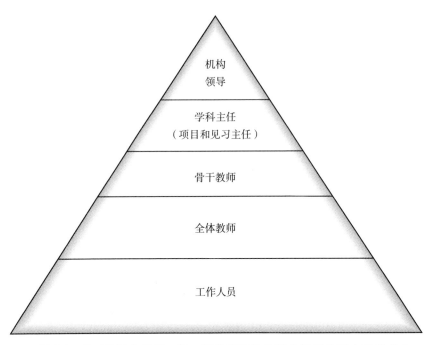

图 4-1 员工发展金字塔。每一层的宽度代表所在级别员工人数的多少。机构领导（主任、院长、医院 CEO）具有提供资源的特定职责

随着教育者在金字塔中的地位上升，每个岗位的人数则随之减少。一般来说，每个学系或者临床科室拥有数量不多的骨干教师，担负着繁重的医学生和毕业后医学教育的重任。他们大都是初级保健医疗的专科医生，但也不全是。占据更高一层的是学术性管理人，包括课程、见习和项目主任，他们负责宏观管理课程的主要部分。当然，他们也亲自进行教学工作，但是主要精力还是在支持和指导处于系统"根基"的广大教师的工作。为下属提供指导和相应的资源是作为上级的责任。最后，处于金字塔顶尖的是机构的领导，他们现在只是偶尔亲自进行教学，主要职责是为系统的其他人提供支持和鼓励。

金字塔的根基：本院教师和临时教师

进入学术教育领域

许多医生会记得从他们医学院第四年时，就开始向他们的师弟师妹们进行教学，而更追溯至医学院第一年，他们其实就已经开始学习如何通过回答患者问题的方式去对患者进行宣教。随后的住院医生阶

段，教学是预期目标之一，他们要学会如何进行正式和非正式的教学和指导，通过自身的行为传递职业的使命感和责任感。完成了住院医生和专科医生的培训，医生也不应该仅仅成为患者健康的管理者，更应该成为一名健康教育者。

医院的工作人员（包括住院医生和专科培训医生）人数众多，他们是绝大多数医学生的良师益友。目前对医学生进行课程目标内的教学培训已经成为医学院认证标准之一，医学教育联盟委员会（LCME）明确规定："各教学项目的目标必须在制定后被所有的医学生以及直接负责他们教学的教师、住院医生以及其他工作人员了解。"毕业后医学教育认证委员会（ACGME）要求内科住院医生要进行针对医学生教学和评估的培训。

在专科培训过程中，专科培训医生也通常会在会诊时对医学生和住院医生进行教学。实际上，专科培训医生是向正式教师职位的过渡，尽管他们通常将主要精力放在临床和科研上，但进行基本的教学技能培训不容忽视。

临时教师

一个刚刚完成培训的医生，不管是自己执业还是成为医学院校教师，都应该思考关于教学的事情，因为这是医学的传统。由于肩负着其他职责，比如医疗、行政管理或者研究，有些医生只是偶尔与医学生打交道。尽管每人每年可能只有几个小时的教学时间，但这些教师的教学时间加在一起，也承担了医学生相当一部分的教学工作。

这些医生参与教学的机会包括在诊室指导第一年和第二年的医学生（见"临床教学丛书"之《门诊教学》）。一些医生还会承担三年级医学生的门诊教学工作，每周或每两周半天，这是内科见习项目的重要补充。其他临时教师也会就自己擅长的领域进行讲座或者指导医学生小组讨论课，例如戒烟或者防止家庭暴力。专科医生还可能应邀针对某个主题开设正式讲座，或者结合自己的临床经验参与病例讨论。除了上述情况，所有医生，如果他/她能够确保每年能有几周的时间负责病房或者专科的教学工作，也被认为是临时教师。大多数临时教师都是无偿进行教学工作的，这也是在以实际行动履行着《希波克拉底誓言》中传递医学知识的职责。医学教育对他们的辛勤劳动无私奉献充满感激之情。

骨干教师

在任何一所医疗机构，通常会有一小组教师负责大部分的教学工作。他们是"骨干教师"。内科的住院医师评估委员会（RRC）要求根据教学项目的大小，配备特定人数的骨干教师。每一名骨干教师每周必需有 10~15 个小时的时间用于住院医生教学。骨干教师还可能负责某个专科教学，在住院医生门诊担任督导老师，或者担任病房主治医生。那些在门诊承担医学生日常教学的医生或者专科医生，也会成为骨干教师。相比临时教师不确定的教学津贴，骨干教师通常会有教学相关的薪金，保证他们的"教学时间"。

学术性主任

"学术性主任"（或者"学术性管理人"）这个名词用于那些主要负责医学院特定课程和毕业后教学项目的人。他们包括住院医生和专科医生的培训项目主任、核心临床见习轮转的项目主任、其他医学生独立或整合课程的主任（如"临床医学入门"课程）、负责医学生课程的总协调人等。每一个医学院的每一个上述项目都会有专人负责，尽管如此，附属医院可能还需要"现场"项目主任助理，因此，教师中学术主任的可供人选数可能扩增。医学院或者医院的学术主任职位通常需要足够的专业支持和精力投入，为此会得到一部分全职教师的津贴。但如果一个高收入的专科医生选择接受一个学术性主任的职位，他的薪金通常会比将精力全部投入临床医疗工作的情况低。ACGME 和 LCME 并没有明确规定项目主任或者见习项目主任合适的经济支持，不同医学院的课程主任的收入差别就更加明显。

除了组织、实施和评估课程，以及评估学生的行政性职责，学术性主任还会承担相当多的不同场合的教学工作。他们通常是优秀的教师，在教学领域取得成功后才接受这个职位，在继续努力投身教育工作的同时，分出精力到行政管理工作上。大多数学术性主任也会继续在他们的专科或者亚专科内进行临床工作，并在个人的兴趣范畴内开展科研工作。

对于学术性负责人我们除了和对骨干教师相同的要求外，又有哪些期待呢？从表 4-1 中可以看到，这一组人不仅需要自己有能力（做事迅速有效），而且还能够提高他人的工作能力。他们不仅给予学生反馈，还能够对教师作出反馈。他们所具备的评估方法也不仅仅限于在患者床旁的直接观察。除了能通过询问的方式评估学习者的知识储备能力外，他们还必须了解和熟练应用多项选择考试及其他更为复杂的评估方式（具体信息见本书第八章）。他们必须熟悉教育心理测量学以及考试等方法的适用范围，包括实施的成本和困难。

机构领导

作为金字塔尖上的机构领导，他们给学生讲课的时间不多，更多的时间花在了如何在部门、医学院或者医院系统中统筹安排好资源和资金，以及为教学和高质量的医疗服务创造良好的环境。机构领导包括系主任、院长、负责医疗的副院长以及首席执行官（CEO），他们主要负责教育工作，当然也包括医疗和科研工作。他们所需要具备的视角和教育技能与其他教育者有所不同。资深领导或许已经在科研、管理或者商务方面有所专长，但他们中的大多数都曾做过骨干教师，他们对于教育的理解和认识，是学术性医疗中心能够长久不衰的关键所在。

❖ 所有教师

对所有教师的基本要求

正如在"临床教学丛书"其他书籍中所描述的那样，所有教师都必须具备广博的临床专业知识储备，并且充满自信，这是教师的最基本要求。当然优秀的教师并不是那些能够对教科书或者最新文献倒背如流的人，而是那些能够为学生示范和解释应该如何搜集及整合临床信息、进行诊断与鉴别诊断、与患者合作制定诊治计划的人。作为一个专业精湛的临床医生，传授技能和知识是一门艺术，代表了一个教育者的能力。当然，我们不能想当然地认为，教师的教学能力会随他的专业知识的增长而提高。有经验的教育者必须也要进行教学目的和目标的学习，提高对自身教学能力、教学方法、评估技巧以及认证标准的要求。他在教育金字塔中所处的位置，将决定他所需要具备的教育知识储备的多少。

项目目标和目的的相关知识

所有教师都需要清楚医学生及与之一起轮转工作的住院医生的具体要求。认证机构强调的是机构（主要是通过学术性主任）的所有教师熟悉教学目标和要求。住院医生，尤其"必须熟悉医学生课程和见习轮转的教学目标，履行自己在教学和评估中的职责和任务"。关于如何让教师熟悉教学项目的目标和目的，相关策略将在稍后讨论。这里需要说明的一点是对医学生和住院医生要求的连续性，这样才能确保医疗机构运行有章可循，让培训者体会到教育的公平性。

在私人诊所的环境里，执业医生需要对培训者的着装、患者交流以及规章流程等要求做出明确规定（相关例子详见《门诊教学》[3] 一书的索引 A）。将学生安排到私人诊所学习的医疗机构要允许并支持执业医生制定和学生轮转及课程目标相一致的诊所标准。医疗机构还应该帮助执业医生向学生清楚传达教学要求和目标，告知他们诊所的相关标准得到了医疗机构的支持。学会如何清晰地传递信息有助于学习和反馈。设定标准，并将其告知学习者，这可以让双方在一个相互可接受的环境下不断发展和实践，这种环境比如执业医生的诊所，或者称学术细化的执业地。在进行教学优化配置过程中，非常重要的一点是教育所有工作人员保证医学生和住院医生绩效标准的一致性。

设定具体的学习目标

成年学习者愿意学习学有所用的知识。因此，除了牢记一般性的能力要求外，所有的教师还需要灵活应变，能够鼓励学生提出问题。当遇到一个没有准备的感兴趣的话题时，特别是当这个问题很复杂，教师要安排时间帮助学生找到答案并汇报他们学到的内容。

支持性的学习氛围

让学习者发现和认识自己需要提高的不足之处，创造这样一个学习环境的能力比任何其他教学技巧都重要（更多如何创造学习氛围的信息请见《临床教学的理论与实践》[4] 第 3 章和《临床教学方法》[5] 的第 1 章）。这种能力排在斯坦福教师培训项目（7）七大教学能力之首。有人认为，没有什么比对学生和住院医生的人文关爱更为重要的教学技巧了，因为学习者感受到的关爱能推己及人。

教学方法

　　所有教师都需要适应互动式的讨论形式，这种学习形式能够提高学习者的主动性，让学习者不只是单纯地听讲座或重复和汇报在患者身上的发现。主动学习的方法有助于让学习者走向独立。互动式的教学并不只是在讲课的同时给予足够的倾听，教师需要不断练习，主动适应这种教学方法。

　　对于那些偶尔进行既定形式教学的人，比如讲座或者小组学习（见《临床教学方法》［5］的第 3 章和第 4 章），应该熟练掌握这种教学环境下的教学方法。比如，在小组学习时，需要鼓励所有学习者参与，注意倾听与宣讲并重；在讲座时，教师应该声音洪亮，避免信息量过多。

直接观察、评估和反馈

　　学习者需要通过反馈进行自我提高，反馈不仅仅有助于技能的提高，反馈也有助于提高阅读效率以及自我反思的能力。所有教师应该理解和践行直接观察和反馈的方法（见《临床教学方法》［5］第 3章）。所有教师至少应该充分认识到评判学习者行为（针对观察到的学习者的所作所为）的重要性，避免带有偏见和对人不对事的评价。教师在给学生建议时，需要注意具体而明确，特别是对那些似乎不能迅速抓住学习要点的学生。

　　许多教师并不善于使用项目要求进行准确评分，许多教师不愿意给学生低分。但是，所有教师都应该如实向见习或者住院医生培训项目主任报告他们的如实所见（不管是亲自汇报还是以评估报告的形式）。当培训者的表现差强人意时，教师应对学生或住院医生给出明确的反馈，尽管这可能需要更多的个人努力，耗费更多的系统资源。

　　对于学生来说，评估和分数清晰地反映了医疗机构和教职员工的价值。其透明性和一致性对于保证公平十分重要，在某种程度上，评估过程代表了专业性。

发现困难学生

医学院和住院医生轮转阶段会让学习者颇感压力，学习者有时候可能会倍受打击。不管教师是否都善于处理这种情况，所有教师都应该能够发现困难学生的预警信号，比如经常缺席、心情抑郁、消极应付、满嘴酒气等，一旦发现这些信号教师需要知道如何将这些问题上报到合适的机构（详见《医院教学》[6]的第6章）。

对领导者的要求

新入职的教师和临时教师是学术性管理人和部门领导人的一大挑战。他们对于医学生教学缺乏经验，也不熟悉医疗机构的教学目标和目的。他们所负责教学的学习者的需求可能不十分重要，工作的挑战性也不如骨干教师。除了对教学缺乏经验和不熟悉教学目标外，这些处于金字塔根基的教师还可能没有时间参加教师培训学习。此外，这些临时教师通常没有机会迅速将学生的反馈反映到实际教学工作中，这在一定程度上削弱了反馈对其工作能力改进的益处。如果他们感兴趣，他们可能有机会参加有关特殊教学技巧的培训课程，例如直接床旁观察和反馈、使用"标准化学生"进行培训（这些学生在一个下午的时间可以提供各种情景）（详见《临床教学的理论与实践》[4]第4章）。这意味着他们需要给予特殊的关注，以确保他们能够充分认识到学习者需要达到怎样的要求。

教学的时间

教学和医疗时间的冲突阻碍了一些教师进行教学，同时也会妨碍其他人进行以学习者为中心的教学。学术性主任有责任准确量化特定教学职责的时间要求（例如规定每半天的门诊单元针对一个学生的教学至少要达到半小时），并且确保系主任、医务处主任或者CEO对教师的努力给予足够支持。

关注教学目标

在前面已经提到，认证机构要求医学院校的所有教师都熟悉学习者的目标和要求。最低限度，教学目标可以通过文件或者电子邮件的方式传达。当然最理想的方式是教师与课程、见习轮转和住院医生培训项目主任直接交流沟通，通过学校或学系层面制定的要求框架进行持续培训，而不是仅仅通过入院教育来实现。最好还能有老师之间面对面的讨论，讨论学生的相关问题，这样教学目标能被强化，评估能更准确且不偏倚，并能进行有计划的反馈（9）。

简化目标和目的

临床医生和住院医生的医疗工作和其他事务都十分繁忙，教学过程中过于详细而复杂的教学目标会让他们不堪重负。科恩（Kern）等人认为（10），临床医生不需要完全掌握针对培训者教学目标的所有细节（详见第6章）。学术性管理人和主任应当防止教学目标和目的无限制地增加。有些教学术语对于临床教师来说不好理解，这时教育机构必须投入更多的精力和时间，对教师进行充分解释，确保教师真正理解教学目的和目标，并能正确地给学习者打分。

认可

要认可教师的努力和贡献，这在医学院校内与教师任命相关。对于通过资格认证的医生，如果他们从事教学工作，他们的职位应该是讲师或助理医师（assistant physician）［如果他们是临时教师前面通常会带有"临床的（clinical）"前缀］。在一些医疗机构，从事教学的住院医生也会有相应的职位，例如"助教（teaching fellow）"。院长办公室和系主任们负责制定职务任命的政策，学术性主任则要确保政策公平一致地执行。

大多数机构为表现突出的教师设有奖励，不同的教学场所（例如病房主治医师、门诊主治医师、社区指导医师等）有相应的奖项。主任办公室或项目、见习主任通常负责推选候选人，并最终确定获奖者。获奖者除了在公开场合进行表彰外，还可能获得一点经济上的奖励。

反馈

大多数培训项目都会要求培训者在轮转结束后对项目本身以及他们的教师填写评估表格或作出评论。针对教师的相关表格应该和教师本人分享，当然我们也建议项目或者见习主任在当事人看到这些表格前提前审阅，也许可以写些感谢教师的评论，针对来自学习者的"负面"评论也可以询问教师是否愿意讨论。

在考试结束后，让教师看到他们教过的学生和住院医生取得的成绩，这会令他们倍感欣慰。我们建议要以反馈和质控的形式向教师提供这些信息，这将有助于教师对受教育者知识和能力储备的自我观察进行反思。

❖ 骨干教师

对于骨干教师，除了对所有教师的要求外，对他们我们又有什么额外的期待呢？例如对于观察学生问诊和体格检查技能之类的常规工作，这一部分教师应该是专家，能准确观察精确反馈。不仅如此，他们还应该具有高效率。他们了解特定阶段的学生哪些知识和技能是难点，这样就能够节约时间，突出重点。

在住院医生培训项目和医学生见习轮转体系中，规定了骨干教师的重要职责，他们必须满足上文介绍的基层教师的所有条件，还需要对基层教师给予支持。

对骨干教师的要求

目标和目的

骨干教师需要对课程和评估的术语了然于胸，这样才能高效准确地和学生和住院医生进行沟通。在毕业后医学教育阶段（住院医生培训阶段），最重要的内容是对 ACGME 要求的六大能力①的充分理解，这些是培训结束时评估结果的指标，具体包括：医学知识、人际沟通能力、职业精神素养、患者照护、医疗体系下的执业和临床工作中的学习与改进。此外，许多医学生见习项目使用汇报者-解释者-管理者-教育者（RIME）框架评估学生②（11），骨干教师要熟练运用这个框架对医学生（或住院医生）针对具体患者的行为表现进行描述。

---

①毕业后医学教育认证理事会（ACGME）是美国负责毕业后医学培训计划认证的最高权力机构，它要求住院医生培训后达到 6 项核心职业能力：患者照护（patient care）、医学知识（medical knowledge）、人际沟通能力（interpersonal&communication skills）、职业精神素养（professionalism）、临床工作中的学习与改进（practice-based learning and improvement）、在医疗体系下的执业（system-based practice）。

②RIME 框架具体见本丛书之《医院教学》。

养成理解和自我学习的习惯

骨干教师需要在教学方法上多加训练，例如如何在课堂或小组学习环境向学生解释问题。他们还需要通过自我学习、反思和自我剖析养成独立思考的习惯。在某些程度上，对于上述习惯他们应该成为学生的榜样。

骨干教师应灵活应对不同类型学生的不同需求。不管他们是否精通教学理论和专业术语，他们不能一成不变地处理问题。骨干教师需要能应对各种形式的教学活动，如一对一的教学和小组教学等（详见《临床教学方法》[5]）。在针对同一组学生的教学中，他们需要掌握一定的技巧，比如每天、每周甚至每月的学习活动安排要有计划性。最后，他们还需要有团队建设技巧，帮助学生在医疗团队中养成和护士及其他成员合作的习惯（见《医院教学》[6]第3章）。

评估和评价；评分与反馈

分数是学习很重要的动力之一，因此作为与学生和住院医生频繁接触的人，在观察学生行为和解读过程中要注意保持一致性。骨干教师需要善于区分可接受的和不合格的行为；可接受的和优异的表现。他们不仅要能够发现那些特别优秀或者特别差劲的学生，还要善于帮助处于各种水平的学生，帮助他们"通过"或"高分通过"考核。总而言之，骨干教师应该有更多的作为。项目主任和见习主任往往依靠骨干教师替他们考察和进行教学干预。他们应该和主任一样对项目或见习评估体系了然于胸，能给出相同一致的反馈。

骨干教师要有能力确定一个学生或住院医生是否取得了令人满意的进步。例如，一个实习生是一个合格的汇报者，但并没有进步，没有成为更高层次的解释者和管理者，对于骨干教师，不管他们是否有时间或能力发现学生停滞不前的原因（是认知、情感还是社会因素），至少他们应该能够发现这个问题。

咨询与导师

其实所有教师都有责任向学生反馈他们处理患者的情况，但其中部分教师被指派为学生和住院医生的专业选择提供建议，比如需要轮转哪些科室、如果进行职业规划等。骨干教师至少在一年内有许多与学生密切的接触的时间，因此会有很多机会给医学生和住院医生提供建议。有些深受医学生和住院医生信任的教师会成为导师（详见"临床教学丛书"之《医学院的导师制》［12］）。这种更为持久稳定的关系可以因某个科研项目而存在，也可能因某个专科医师培训项目而持续一年甚至更长时间。

对领导者的要求

领导者除了需要为普通教师和住院医生相同的支持外，还需要为骨干教师付出更多。

教学时间

内科学 RRC 规定项目副主任每周需要有 20 个小时的教学时间。内科学副教授和内科学见习项目主任要求 25%的工作时间用于见习轮转管理，25%的工作时间用于教学，从时间上对见习项目主任提出了要求（13）。

教师培训

为了让骨干教师达到预期要求，他们需要进行更多教师培训。在某种程度上，教师培训是一种能最大程度消除教师表现差异的方法。骨干教师值得在教学技能方面多花时间和精力投入，这样才能在各种情况下，尤其是在关键场合，表现得符合项目主任或见习主任的身份。内科学系（或是医学院）应该为所有骨干教师提供资源参加正式的教学技能培训项目，学系和系主任要保证他们的学习时间。骨干教师尤其需要一些特殊专业技能的培训，比如评估、建议、导师制等，他们需要时间与学生在一起，在职业上不断进步。

学术进步

骨干教师的学术生涯最可能是作为临床教育者。为他们的职业发展和进步做好规划是系主任的关注点，可以由学术性管理人直接安排执行。应该鼓励他们承担讲座或系列讲座、参与地区教学会议和文献汇报会、参加科研项目等。鼓励他们参加有关教学研讨会和教学科研为主题的专业会议，例如普通内科学协会、内科学见习主任和美国医学院协会举办的各种会议。上述职业发展规划将在第五章进一步讨论。

❖ 学术性主任

课程、见习和住院医生培训项目主任在医学教育体系中起着关键的领导作用。在金字塔体系中他们起着承上启下的重要作用，履行上级赋予的领导权利，对下属（包括骨干教师在内的所有教师）提供指导、支持和资源。换句话说，他们必须身兼整个学系的管理者和教育者两种职能。

在临床教育联盟（要求医学生临床轮转的学科的全国性协调委员会）的指导下，对于见习主任的要求已经明确并达成共识。内科学RRC也详细阐述了住院医生培训项目主任的作用和职责。学术性主任必须清楚项目认证的要求和所负责项目受培者的认证和执照的规章制度。

对学术性主任的要求

对所有教师和骨干教师的要求处于金字塔这一级别的人当然也需要具备。特别注意的是，学术性主任必须善于向受训者清晰表达教学目标，善于直接评估学生的学习进展并给出反馈。以下部分是除此以外需要重点强调的要求。

对受训者的评估

课程、见习轮转和住院医生培训项目主任必须善于观察医学生和住院医生，评估他们的学习进展情况，帮助他们提高。换句话说，他们不仅仅是汇报观察到的学生的一举一动，还必须能够去分析、解读所观察到的现象，并且设法对不足之处加以改进。他们也需要对教师进行观察、评估并给出反馈。

在第 8 章中会更加详细阐述具体评估方法，学术性主任要掌握这些方法，用以正确描述学生和住院医生逐渐走向独立的过程，评测上述六大 ACGME 能力水平。他们要善于观察和评价学生和住院医生，善于做出精细评分，例如是"通过"还是"高分通过"，或者是 6 分到 8 分中的哪一级别（美国内科委员会评估表格）。

尽管他们不必是设计个体评估工具的专家（例如编写多项选择考

题的专家或者编写标准化病人病历的专家），但他们需要能够与这些专家很好地沟通，来了解这些工具的可靠性和正确性；工具需要的资源和成本；在见习和住院医生培训项目中何时、如何对学生的技能和能力进行抽样调查。更重要的是，他们要能够制定一个全面的评估计划，来支持学生当前的学习，培养学生在今后独立学习和自我纠正错误的能力。

在学生见习结束或者住院医年度考核时，学术性主任需要能够高效地核对来自各个教师对学生知识和技能的具体考核结果并汇总评价（至少每年一次）。

学术性主任需要清楚符合 ACGME 和 LCME 标准的资源有哪些，需要能够发现每个住院医生和医学生的进步和取得的成绩，这一点非常重要。作为承上作用的一部分，他们还应该向主任汇报教师在教学时间和资金方面的要求，如果必要的话，要向医院的 CEO 报告，这也是实施多模式评估的要求之一。

最后，学术性管理人应该对涉及学生和住院医生分数的规章制度烂熟于胸，尤其是当医学生考试不及格或者住院医考核未通过时。

课程发展和评估

学术性主任要能够从整体上设计（见第 6 章）和评估（第 7 章）课程，在课程中引入新的内容。他们要善于发现医学实践过程中的变化，能够及时有效地应用"需求评估"来适应这种变化。他们必须能够与部门内外的利益相关者协同工作，来明确并实现这种变化。

见习和住院医生项目主任每年要为众多的"产品"负责，例如轮转计划、系列讲座、教学训练以及展示、系列考试等。利用这些产品来评估主任的工作业绩是合理的，比如努力按计划完成可评定为成功；通过科研和发展不断改善工作则为杰出。

领袖特质

学术性管理者应该得到培训者和上级领导的信任。学生认为他们是公平和一致的象征，上级领导认为他们有决断力，不抱怨。见习主任和项目主任要能够与上级领导进行沟通协商，处理受训者之间的矛盾，甚至学系和医院之间的矛盾。在此层面上，学术性主任要有能力赢得骨干教师的尊重，代表他们的利益。

对上级领导的要求

我们该为这个教育体系中的核心人群做些什么呢？对于课程、见习轮转和项目主任以及教学副主任，学系主任要确保他们都能得到充足的资源，接受必要的培训，来完成他们各自的职能。除了为骨干教师给予支持外，学术性主任也需要得到学系主任或副主任的特别指导（详见《医学院的导师制》引言和第 13 章）。

学术进步和发展

对于系主任来说，明确学术性主任的晋升途径很重要，一般是临床医师-教育者的途径，这通常是非终身制的（见第 5 章）。应该保证他们有个人学术发展（写文章和进行教学研究）时间，支持他们参加专业会议，会议上的教学改革和研究报告能帮助他们提高教学和科研能力（见第 9 章）。

在条件允许的情况下，应当鼓励学术性主任在教学和科研方法上进行更高层次的培训，例如攻读学位（公共卫生硕士学位或医学教育硕士学位）。至少他们应该得到资助参加与教学职能相关的课程，例如针对新任项目主任的课程（内科项目主任协会举办）和针对新任见习主任的课程（内科见习主任协会举办），或者是一些脱产课程，例如哈佛梅西学院举办的针对临床医生-教育者或教学领导的课程（www.harvardmacy.org）。

行政管理支持

见习和住院医生项目主任需要得到行政人员的鼎力支持，行政人员的数量需要与培训人数、评估学生的教师人数、项目地点和轮转数目以及评估过程的重要程度（也就是说，这个评估过程是否具有"高风险"）呈比例。

❖ 机构领导：院长、校长和 CEO

对于处在教育金字塔顶尖的领导的要求，与全职教师或者全职的教学项目管理人是截然不同的。之所以在这一章中介绍他们，是因为任何希望了解医学教育这个庞大体系的人，也需要充分理解金字塔顶尖上人的职能，这在很大程度上决定着学系或者机构的重大决策的制定，尤其是为决策提供证据和资源。

许多院长和校长都是从基层的教师做起，逐步晋升，因此他们很清楚管理医学生和住院医生意味着什么。另一方面，由于很多认证制度发生了不小的变化，许多院长和校长可能并不熟悉现今用六项能力来评估住院医生的方法，也不了解 LCME 对于医学生见习轮转诊治患者的种类和数量提出了更高的要求。因为他们通常只是资源的提供者，位于接受教学过程和质量的信息和报告，对于他们的要求和对他们的支持将在这里一并讨论。

目的、目标和对受训者个体的评估

校长办公室的职能之一就是综合各个部门，在每个课程结束时详细说明每个医学生或住院医生的表现。一般情况下，有专人，（或者是负责医学生教育或住院医生教育的校长助理），来代表校长行使这项职能，负责教学的副主任或者见习主任则代表系主任行使这项职能（详细讨论见第 2 章）。

院长、校长和 CEO 本人并不需要非常熟悉教育理论或术语，比如使用标准化病人的客观结构化临床考试（OSCE），如何评价它的信度（测量的稳定性）。但另一方面，他们确实需要清楚这些活动进行时，需要哪些资源来满足标准的信度和效度。学术性主任要做的是解释需要哪些资源，而机构领导需要做的则是从谏如流。

机构领导在评估受训者方面有非常引人注目的作用，因为他们决定着何时暂停住院医生的工作或者开除住院医生。见习主任和项目主任应该有能力快速总结如何向学生和教师传递教学目的和目标，如何在评估过程中保持标准的前后一致。一旦确保这个过程既不会专制也不会反复无常，系主任、校长和 CEO 应该选择支持他们的学术性主任，而不是随意地践踏和更改他们的决定。

课程、教师和教学时间

机构领导需要理解从医学生到住院医生到继续医学教育等不同阶段的医学教育是一个连续的整体，每一阶段都需要为下一阶段打好基础。他们需要认识到医生发展的每一阶段都需要保证有专门的时间用于教育和培训。最高级别的领导，如医院院长、校长或 CEO，他们能有权进行资源和时间的分配，保护教学时间和资金，保证教学任务的顺利完成。在临床教学中，教学通常是以小组讨论或一对一的方式进行；相对于大型讲座，这种教学形式的效率并不高，因此学术性主任会证明这种教学形式的合理性，起码要量化这些特定教学任务的时间成本（例如，小组教学指导、一对一门诊指导、物理诊断学教学等）。更加细致的测量方法，例如教育价值单元（类似与临床相对价值单元）并没有在大多数医学院常规使用，但是作为院校领导应该与见习和项目主任协同工作，确定教学成本，即每年需要多少教学时间和多少教师。

除了保证教学时间，还需要保证教师有时间学习如何进行教学，这是不同教师、不同科室以及不同教学医院之间保持教学一致性的关键。对于学术性主任，向机构领导说明保持课程和评估标准的恒定非常有必要，这不仅是出于法律的原因，也是为了保证公平性。

当有新的教学方式出现时，例如使用标准化病人或者教学助教进行物理诊断学教学，课程主任应能够细化培训的直接花费，例如，付给标准化病人的报酬；如果采用改革方案能抵消多少教师工作时间等。

双向导师

系主任们是课程、见习和项目主任的导师，这一点毋庸置疑。他们要鼓励下属，为他们规划学术晋升道路，为他们提供完成教学任务所需的资源。但是谁来当主任们的导师，告诉他们有关教学实践、教学要求及教学理论的进展和信息呢？

主任们会参加所在的全国性组织的年会。比如内科教授协会每年例会一次，教育通常是其主要议题。此外，内科教授协会还会与内科项目主任协会、内科见习主任协会联手，给主任们学习教学研究和进展的机会。美国医师协会的全国性和区域性会议是以教学为特点的会议。新任主任们会参加为其量身定制的课程，例如每年由美国医学院协会和哈佛公共卫生学院组织的课程。这些课程会持续数天，涉猎内容广泛，教育议题通常包括其中。

领导力

教师和学术性主任不会要求校长、主任或者 CEO 是教育理论或教学评估方面的专家，但他们需要领导为医学院或医院的教学任务提供明确的支持，包括口头上的和经济上的（见本书第 3 章），他们能够帮助机构领导人完成这一职能。提供每年一次的课程完成情况和教学实际时间的简短述职报告，会增加领导的信任度。大多数领导都曾经是管理人，更看重具体数据。对于见习和项目主任来说，向领导提供具体数据，特别是有关毕业生结果的数据（例如成功通过美国医学执照考试或者认证考试的比例）或某个改革课程的结果（例如提高了患者安全），这能让他们得到满意的评价。

有时候晋升委员会的观点会被有外部资金支持的科研型医生所左右，这与同样需要晋升的临床教育者之间存在矛盾。负责医学事务的主任或者大学副院长（或者选择谁成为晋升、职位任命委员会成员的人）有机会发表有关机构重视教学工作的声明。机构对教学的支持程度常常决定了一个教师的去留。重新招聘和培训一个新教师非常耗时，如果需要额外进行教师定向和发展，还会有一笔不小的花费。领导需要意识这个问题，见实习和项目主任则要努力从质和量两方面丰富临床医师–教育者的教学相关的可信性数据，这样才将有所裨益。

❖ **结论**

本章概述了在机构内担负不同教育职能教师在能力、技能方面等要求。正如金字塔模式所揭示的，在每一级别中只有少数教师能够升级。或许在到达金字塔最高等级的过程中，花在教学上的时间会呈现下降趋势，但教学的责任和重担却在逐渐增加。对于那些经常参与教学等教师，对他们的要求就更高，因此也应给予更多等培训和资源上的投入。所有的教师，包括行政人员，都需要与学生共事的基本技能。骨干教师则要为院校付出更多，他们需要更多的技能，对他们投入也相应增多。课程、见实习和项目主任都是学术性主任，掌控着教学任务的大权。而机构领导人（主席、主任和 CEO）将会提供资源，更重要的是为完成教学任务具有先见之明。像主任、骨干教师以及普通教师一样，领导人也需要清楚需要如何准备才能让教学任务圆满完成。最后要强调的一点，这是团队努力的结果，每一成员都参与其中发挥着重要的作用。

（李　超译　黄晓明校）

参 考 文 献

1. **Liaison Committee on Medical Education.** Functions and structure of a medical school. Accessed at www.lcme.org/standard.htm#current.
2. **Accreditation Council for Graduate Medical Education.** ACGME program requirements for residents education and internal medicine. Accessed at www.acgme.org/acWebsite/ downloads/RRC_progReq/140_internal_medicine_07012009.pdf.
3. **Alguire PC, DeWitt DE, Pinsky LE, Ferenchick GS.** Teaching in Your Office: A Guide to Instructing Medical Students and Residents. 2nd ed. Philadelphia: ACP Pr; 2008.
4. **Ende J, ed.** Theory and Practice of Teaching Medicine. Philadelphia: ACP Pr; 2010.
5. **Skeff KM, Stratos GA, eds.** Methods for Teaching Medicine. Philadelphia: ACP Pr; 2010.
6. **Wiese J, ed.** Teaching in the Hospital. Philadelphia: ACP Pr; 2010.
7. **Skeff KM, Stratos GA, Berman J, Bergen MR.** Improving clinical teaching. Evaluation of a national dissemination program. Arch Intern Med. 1992;152:1156-61.
8. **Holmboe E.** Direct observation by faculty. In: Holmboe ES, Hawkins RE. Practical Guide to the Evaluation of Clinical Competence. Philadelphia; Mosby Elsevier; 2008:119-29.
9. **Pangaro LN.** Evaluation forms and formal rating scales. In: Holmboe ES, Hawkins RE. Practical Guide to the Evaluation of Clinical Competence. Philadelphia: Mosby Elsevier; 2008:24-41.
10. **Kern DE, Thomas PA, Hughes MT, eds.** Curriculum Development for Medical Education: A Six-Step Approach. 2nd ed. Baltimore: Johns Hopkins Univ Pr; 2009.
11. **Pangaro L.** A new vocabulary and other innovations for improving descriptive in-training evaluations. Acad Med. 1999;74:1203-7.
12. **Humphrey H, ed.** Mentoring in Academic Medicine. Philadelphia: ACP Pr; 2010.
13. **Pangaro LN.** Expectations of and for the medicine clerkship director. Am J Med. 1998; 105:363-5.
14. **Pangaro L, Bachicha J, Brodkey A, Chumley-Jones H, Fincher RM, Gelb D, et al; Alliance for Clinical Education.** Expectations of and for clerkship directors: a collaborative statement from the Alliance for Clinical Education. Teach Learn Med. 2003; 15:217-22.

第 5 章

发展学术医学事业

Teresa A. Coleman, MD, FACP

Peter F. Buckley, MD

Ruth-Marie E. Fincher, MD, MACP

要点

- 良好的职业发展与教职员工个人及其所在的机构的利益均息息相关。对于医学院来说，教师的职业发展能减少人员流失的损失，"培养"未来成功的教学领导者，是使其利益最大化的关键。
- 作为领导需要尽早帮助年轻教师做出事业规划，理解每一步晋升"途径"的要求。
- 导师们需要鼓励未来的领导者去接受他们的事业目标所需要的教学工作，帮助他们学会掌控自己的时间。
- 职业发展规划以及正规的领导能力培训项目非常有帮助。
- 职业生涯中的挫折也是一笔财富，让人对职业有更深的理解，获得重新规划事业道路的机会。

在学术领域经营一份事业就像在大海中行船，绝非易事，它需要深入理解学术界的文化和"规则"。目的性强、自我导向的专业发展是取得学术成功的关键。很多医学院校都有一系列有效的措施去完善和支持教职员工的职业发展。当然更重要的是，每一个教职人员是自己事业的领导，为自己的职业发展负责任。成功地经营一份事业，需要将自己个人的事业目标与自身理想以及科室和学校的期望和需求结合起来。不能很好地将两者结合，很可能会难以达到单位或自己的预期，停滞不前，对工作环境感到不满，甚至最终导致离职。无论是自己辞职还是被单位辞退，对于个人和机构来说，都是一种损失。

❖ 两个故事

我们来设想这样两位年轻教师，我们会在本章中反复提到她们。她们都是普通内科医生，都到了晋升副教授的年资，并且都是非常优秀的老师。她们还有其他很多共同之处，比如都学习了"职业发展规划-101"课程、参加过为期一天的"从这里启程"培训项目、在科室里她们都很受欢迎、同为受人尊重的临床医生和老师。现在，让我们再来看一下她们的不同之处。

"面面俱到"医生忙忙碌碌地做好自己的每一个工作，但她不善于发现每件事情之间的联系，不善于积累。她在教学评估时得到了极高的赞誉（被称为"天生"的老师），也获得了一些相应的奖项，但是在学术方面（比如发表文章）的成绩却近乎空白。在她所工作的医院以外，她默默无闻，只有给她转诊过病人的医生知道她是一位出色的临床医生。由于没有在任何一个领域取得特别的学术成就，她做了6年的助理教授仍然没有晋升。最终，她失意地离开了医学院。

"直达目标"医生就相对积极得多。她采取了"职业发展规划-101"课程所提供的建议，阅读了决定职称晋升的学术委员会所提供的指南，为自己做了职业规划。为了让自己成为更出色的老师，她参加了学校的教师培训研讨会。她很早就开始对自己有所定位，有倾向性地选择一些与教学有关的工作任务，尽量不让其他过多的临床任务影响自己的计划，并且她注意记录自己取得的每一个成果。她遵循"一举两得"（two-fer）的哲学，在内科临床工作中尽可能多地发表文章和会议发言（比如遇到一个罕见的临床问题，她会在学生病例巡诊中做教学，同时写成病例报道）。当前任医学生见习项目负责人离开医学院时，她很快申请到了这个职位，并且特别留意询问了前任离职的原因和经验教训。做了三年见习项目负责人后，她又被委任为医学生教学负责人，并且工作非常出色。现在她又成为了负责课程的副院长的人选。另一家医学院校也打算"挖墙脚"请她去做相同的职位，并承诺更高的薪酬，不过为了她的学生，她拒绝了后者。

"面面俱到"医生和"直达目标"医生的故事和结局，有相似之处，也有许多不同，但无论哪一种情况都不是入职时主任和新员工们座谈时一起设想的那种"双赢"局面。"面面俱到"是一名优秀的老师和临床医生，但是她工作缺乏重点，没有明确的事业目标。她满足了科室的需求，但那不是她自己的。于是，她挫败离职。"直达目标"医生有一个明确的愿景，并逐步实践它，取得了很大的成就和工作满足感。但她现在需要权衡竞争单位提供的机会和在原单位承担更大职责的诱惑。如果她离开了，她所在的科室将会蒙受巨大的损失，更不用说招募新人及培养一个可以替代她的人所需的花费了。而且不论她做出什么样的决定，家庭问题也会提高决定的风险。

总结要点： 良好的职业发展与教职员工个人及其所在的机构的利益均息息相关。对于医学院来说，教师的职业发展能减少人员流失的损失，"培养"未来成功的教学领导者，是使其利益最大化的关键。而对于每一个教职员来说也是如此，因为专业的提升能获得巨大的个人及事业成就感，也让他们对所在的医学院校履行长期承诺。

所有的教职员工，在没有计划、建议、指导及正规培训的情况下，也可以发展自己的事业，但是这样所得的结果可能会与原本想象的轨迹相去甚远。在本章中我们会指出影响职业发展的因素和过程，为未来的医学教育领导者提供一些关于职业发展的指导，列举能在学术成长的方方面面提供帮助的相关资源。本章重点关注的是与教学晋升渠道相关的职业发展问题。

❖ **了解晋升：越早越好**

学术晋升并不是顺升。年轻教师应该在进入医学院校的第一天起就开始为晋升做计划。足够的年资是一个因素，但可能是最不重要的一个，仅仅代表你已经到了可以晋升的时候。你必需了解在特定的晋升"渠道"上每一步对你的要求。

晋升和任职委员会会以对教职员工的基本预期为根据，来评价他们的表现。通常，职位分为终身职位与非终身职位两种类型。临床医生越来越多地被聘为非终身职位，而研究者（PhD 或 MD，临床型科研工作者）则为终身聘任。前者通常为临床-教育工作者或者教学型临床医生，后者则为有基金项目的研究者。但不同医学院之间聘用制度会有很大区别，所以了解本地对教职员工的预期和要求非常重要。在很多机构中，终身教职（科研人员或临床-研究者）和非终身教职（临床-教育工作者或教学型临床医生）有各自的晋升途径。终身教职需要来自单位以外含管理费用的资金支持。大多数医学院临床-教育工作者途径是 MD 最常走的晋升渠道，适用于临床工作繁忙、经常与学生接触、主要进行临床教学的医生。比如那些投入大量时间（通常超过 50%）在教学和其他教育活动上的教师、课程及见习项目负责人、教学主任等其他教学管理者等。机构的晋升和任职委员会指南明确了每一种晋升渠道的具体要求。大多数的医学院对于两者都有学术工作的要求，比如科研、同行评议以及发表文章等。

对于每一种晋升渠道，指南通常会要求以下材料证明：①晋升所需的工作年限；②在科研、教学和机构内服务的要求及专业造诣。在你从助教、副教授、教授的晋升过程中，这种要求会不断提高。

比如在笔者所在的医学院，对于一个准备晋升副教授的临床-教学工作者来说，会要求在本单位至少四年助理教授的工作经验，还要符合几下几点：

- 投入 50% 到 80% 的时间到临床活动中
- 有担任学生导师或指导学生的工作证明
- 教学工作优秀的证明，比如出色的教学评估成绩或相关奖项
- 有同行评议的研究或其他学术文章发表，至少有 1~2 篇以第一作者身份发表的文章，以及 1~2 篇合著的同行评议著作或者公开发表的教学资料
- 在部门、科室或者医学院任行政领导
- 在地区享有盛誉，比如发表演讲、参加学术组织、在学术会议上发言等

若要获得教授的职称，除了上述要求外，还需要在学术教育团体中有更多的投入，享有国内国外的声誉，在国家级学术组织中取得领导地位，并且在教学文献中做出突出贡献。

年轻教师往往忙于完成自己的工作，而不愿意主动与领导探讨自己的职业发展。然而，即便是对年资最低的教师来说，尽早在自己的职业

发展中采取主动是十分必要的，这样可以避免不必要的时间浪费。你应该主动与你的系主任或者科室主任交流你的事业发展目标、期望的机会、未来有用或重要的社会关系、可以得到评价的教学机会、希望参加的委员会等。最低要求：所有的教职员工，特别是那些处于事业发展初期阶段的教师，至少需要了解晋升要求以及需要完成的文件。

❖ 选择适合自己的事业"轨迹"

虽然可能困难重重，但是为自己的未来进行规划是至关重要的，应该尽早确立明确的职业发展目标，慎重考虑近 5 年和 10 年的目标，设想实现目标的可能途径。这个做起来可能比听起来还要困难。找一个已经实现了你的愿望的前辈作为榜样，让他帮助你一起确定实现目标所需的具体步骤。联系这个人，约个时间谈一谈她或他的职业道路。你可能会惊讶地发现，当他们是助理教授的时候可能都还没有计划好自己的事业，但当机会降临时他们能把握机会。换句话说，他们并不仅仅简单地完成那些被要求的工作和任务，而是有意识地积极计划，为将来的目标创造了机会。

为了避免成为"面面俱到"医生，你可以采取以下步骤：

- 写下你在 5 年和 10 年内想做的事情。你是否想成为一个课程或见习项目负责人？住院医生项目负责人？系主任？科主任？教学副主任？甚至是院长？
- 找一个与你理想的事业轨迹相符的前辈（不一定局限在自己单位内部找），联系他/她，谈谈他/她事业发展的过程。
- 多读文献，不限于与你的临床专业相关的文献，也可以是医学教育方面的（如果你致力成为一名教育工作者），或者是职业发展、领导力方面的文献（如果你希望担当领导的角色）。
- 争取一些专业活动的机会，可以帮助你实现目标。

❖ 记录进步：简历和教学档案

随时记录、建档至关重要，但事实上常常被忽视。一个教师的目标和所取得的每一个成绩，都应该在简历（CV）和档案中记录下来。

把简历成为"活文件"

细心建立简历，实时更新，发挥其记录成就、指导未来职业发展的作用。在准备晋升资料时，大部分医学院都有对简历有固定的格式要求。简历的架构和布局应该清晰，易于理解（框 5-1），事件按日期先后顺序呈现（推荐把最近发生的事放在最前面）。一份格式混乱的简历给人的感觉是申请人没有条理，不注意细节。

框 5-1 CV 中的关键元素

➢ 姓名
➢ 学术头衔（职称）
➢ 行政头衔（职务）
➢ 办公室地址
➢ 联系方式
➢ 教育背景
- 毕业学校
- 在校时间
- 获得学位
- 医师资格认证：证书编号和日期
➢ 学术成就（按时间顺序）
- 学术任命
- 行政职责/任命（比如编辑委员会、专业学科协会等）
- 委员会任职：所在医学院校主要委员会；国家委员会（时间）
- 研究和培训基金
- 获奖情况/荣誉
- 科研及专业团体
- 社区活动
➢ 会议发言
- 国家级、地区级会议
➢ 著作发表
- 摘要
- 同行评审期刊
- 书和章节
- 其他非引用期刊

让简历在事业发展中助你一臂之力。若想实现理想的目标（比如成为见习项目负责人），想清楚你的简历应该是怎样的。一个可行的办法是在简历上留一些"空白格"，想好这里应该填写什么，然后再有针对性地去实现它。简历应该重点突出，在你特别感兴趣的领域，浓墨重彩地展现你的成果。举例说，如果你的目标是成为一个见习项目负责人，就应该在简历中提供以下几个方面的力证：丰富的教学经验、参加教学相关委员会、擅长教学（比如在教学评估中取得高评价、赢得教学奖项等）、指导学生和住院医生等。还需要记录下出席过的教学相关会议，展示在教育教学方面所作的学术工作。

"面面俱到"医生的简历中列举了许多医院各个委员会分配给她的任务，但工作零散而缺乏联系。她只发表了一篇文章，还只是一篇病例报道的第二作者，但她拥有许多与教学相关的荣誉称号。她很晚才意识到，她应该更早地和科室主任讨论自己感兴趣的领域，应该把花费在各种委员会零散工作的时间更多地放到该领域的学术工作中去。她最终没有得到晋升，其中缘由就是她并不熟悉晋升和任命相关的指南，也不清楚学术晋升的每一步的要求是什么。

相比之下，"直达目标"医生的简历结构清晰，精心组织。她在许多彼此相关的机构委员会中任职。她与医院、地区及国家级专业组织中的同事合作，完成和发表了许多文章。她是很多国家级专业学会的成员，并且即将在其中一个学会中担任主席。

注意及时更新你的简历。及时的更新只需花费很少的时间，而如果将其拖到一年后，更新的过程也许会让人抓狂。在更新你的简历的时候，注意在那些还没有完善的领域寻找机会。仔细"设计"你的简历会帮助你做好准备，把握机会。比如说，有愿望担任更重要的行政职位、成为见习项目负责人、甚至是改变职业方向等，设计简历时问问你自己，"这份简历像见习项目或住院医生项目负责人或教学副主任的简历么？"（框 5-2）。

随着你事业的发展，一些在早期看起来看重要的内容会变得不那么重要了。在简历中可以考虑合并甚至删掉一些项目。比如说，有一天你可能会删掉所有地区会议上的发言，只留下国家级或国际会议上的发言；或者只保留过去 5 年内的文章摘要等。虽然你也想要有一份"丰富的简历"，但是留下太多冗余的而没有那么重要的内容（比如你

框 5-2　建立并维护你的简历

➢ 遵循学校要求的格式。

➢ 及时更新。

➢ 记住，简历的外表也很重要。（例如，确保没有错别字、著作和文章列表格式统一等）。

➢ 让简历指导行动，为职业发展的下一步做好准备。

重复讲授的课程、地区会议的发言、地区委员会任职等）反而会埋没那些重要的成就。

建立并维护教学档案，即使没有硬性要求

为什么要建立教学档案？

　　档案越来越多地被用于医学院校的晋升材料中。在 1990 年，只有 5 所院校在晋升材料中应用履历，而到了 2003 年，这一数字已经增加到了 76 所（1）。档案是一个有效记录自己所取得的教学相关成绩的方式，对于指导事业发展有所帮助。

什么是教学档案？

　　教学档案记录和收集在教学领域所取得的成就和信息。它包含多个信息资源，记录教学工作的数量、质量以及影响力。教学相关的成绩包括以下 5 个方面：教学（数量/质量）、课程发展（数量/质量）、咨询和导师活动（数量/质量）、教育领导和管理（数量/质量）以及学生表现的评估（数量/质量）（2）。这份文件应该重点着眼于工作的数量、质量以及所取得的学术成果。常见的教学档案包括以下几个元素：

- 阐述准备这份档案的目的
- 在教学工作中投入的时间比例
- 对教育理念的思考
- 分门别类记录教学成绩

　　根据上述最后一点，所有的档案都应该分门别类。你给不同级别的学生授课要分类记录，比如医学生、研究生、住院医生/进行专科培训的医生、同事、教职员工等，每一个类别，分别记录教学成绩（质量/数量）、参与学术团体的证据（参与了与之相关的学术活动）等。

档案包含的内容?

教学档案的篇幅以能清楚描绘你所做的工作领域、质量和数量为宜。对字数和页数并没有一个明确的限制，但是不宜过于冗长，把重要的信息准确完整地表达出来就可以了。一般来说，至多5至7页（框5-3）。

框5-3　教学档案的主要内容

➢ 直接教学工作（数量）

➢ 学生表现评估（质量）

➢ 导师或咨询工作（质与量）

➢ 课程改革（学术方法）

➢ 教育行政管理工作/领导力

可以把一些支持及说明性的文件作为附件附在教学档案后面。一个没有附件的教学档案必须要站得住脚。在评审阶段，晋升及任职委员会被大量的信息所淹没，所教学档案要尽量精简，不要把所有讲过的课、做过的演讲名称都统统详尽地列在单子上。值得注意的是，档案的格式在各个机构间是有区别的，每个机构都会更喜欢自己熟悉的格式。框5-4举例说明了5个方面的示范记录格式。

框5-4　教学评估和教学成果展示

➢ **数量**

- 用文字或表格方式记录教学情况：人物、内容、时间、地点、次数等。

➢ **质量**

- 学生情况总结或同行评议情况（如果有的话）
- 对比数据，可以对比教学前后的数据或和你讲授同一课程的老师对比
- 受邀去科室外或校外所做的讲座
- 重复被邀请给同一个小组做演讲或讲课
- 教学奖励（包括相应的评选条件）

续 框

> 教学学术任务（学术方法及成果）

- 学术方法是指先从相关领域的文献及指南中获取信息；然后利用这些信息去提高教学能力；评估教学结果（比如学生的学习情况）；然后再根据结果对教学进行改进；课程改革等等。
- 学术成果指的是建立于学术方法上，并对指南和教育文献产生贡献的成果。它可以是经过同行评议公开发表的文章，以供他人学习和借鉴。

　　知道档案包括的内容后，下一个问题是什么是"学术工作"？所有教师都在努力地以一种学术的态度和方式来进行教学活动，借鉴他人的工作来提升自己教学工作的目标，这里的教学工作包括教学、课程发展与改革以及很多其他活动。对于特别热爱教学的教师还应该努力获得与教学相关的学术成就。像其他所有的学术工作一样，学术成果应该以一种可以让所有人分享的形式呈现或发表（框 5-5）。

框 5-5　学术成果的三个"P"

教学产出（Product）

同行评议（Peer review）（评估质量）

著作发表（Public）（以供他人学习和借鉴）

教学学术工作可以通过多种渠道来与同行分享讨论：

- 发表文章：以下期刊常发表教学相关文章，如《学术医学》（Academic Medicine）、《医学教育》（Medical Education）、《医学教师》（Medical Teacher）、《卫生行业评价》（Evaluation and the Health Professions）、《医学中的教与学》（Teaching and Learning in Medicine）、《普通内科杂志》（Journal of General Internal Medicine）、《美国医学会杂志》（Journal of the American Medical Association）。

- 同行评议数据库，比如 MedEdPORTAL、"健康教育文库"（Health Education Assets Library HEAL）、"多媒体教育资源"（Multimedia Educational Resourse for Learning and Online Teaching，MERLOT）、"家庭医学数据库"（Family Medicine Digital Library，FMDL）等。

- 同行评议会议发言，比如教育相关的美国医学院校协会（Association of American Medical College's Group on Educational Affairs）

医学院对教师的标准要求，比如教学数量、质量、教学学术任务等，都应该与学校所能提供给教师的"基础设施"相符，这些"基础设施"包括完善持续的教师培训计划、提供足够的教育资源和期刊、同伴评议机制、有针对性的个性化咨询和支持等（2）。充分利用医学院的下述资源：

- 医学教育者学会
- 师资培训办公室及相应资源
- 校内外的教育专家
- 基金申请培训和帮助
- 课程发展改革委员会

◆ 建立声誉

大多数医学院需要教师提供证明自己声誉的文件作为晋升材料之一，副教授或教授需要在业内有一定的知名度（框 5-6）。首先从自己所在的医学院做起，成为本校优秀的、拥有很高评价的教育工作者。然后通过各种教学活动逐步扩大自己的影响。要善于表达自己的兴趣，并充分利用机会，参与科室、医学院的教学活动并加入教学委员会，发展自己的事业。当然也必须承认，在这个过程中你很容易陷入一些耗费时间但和自己的事业发展不相关的事情中去。诚然，对领导说"不"很难，但也要尽量避免过多的奉献，在有顾虑的时候就不要轻易答应。

框 5-6　建立"声誉"

- 审视你的简历，判断自己是否拥有足够的知名度。为自己设定目标。
- 表达你的意愿。告诉科室主任你希望参加的会议（比如美国医学院校协会举办的女性医学事业发展研讨会及教育问题地区研讨会等）。
- 在会议上介绍自己，寻找导师或合作伙伴。
- 首次参加会议的主要目的是学习，第二次就可以尝试着参与到某个项目或者委员会中去。

再回到那两个教师的故事中：

"面面俱到"医生似乎特别热衷于志愿活动。即便她仅仅是一个助理教授，各种委员会的工作就占据了简历的数页篇幅。这些委员会的工作涵盖很多方面，并不能从中看出一个清晰的事业方向。这些工作还可能阻碍了她把更多的时间花在学术工作上。

"直达目标"医生就并不把委员会工作作为重点。她仅仅参加了一些和教学相关、和自己的事业目标相吻合的委员会，避免去做一些不相干的事情。在校内，她是优秀的老师，有相当的知名度。她还受邀在一些地区会议上发言，并因表现突出而被邀请去更多的地方做演讲。她出席教学领导者论坛，让大家认识自己，并与他人合作发表了很多文章。如今，她还在几个美国医学院校协会（Association of American Medical College，AAMC）组织中任职，比如研究生医学教育委员会（Graduate Medical Education，GME）。

一个希望在教育领域发挥领导力的临床-教育工作者可以试图寻找以下机会：

- 给第 1、2 年的医学生上课，如教学临床技能、指导小组讨论、提供咨询、成为导师等。
- 在科室内给学生和科室员工讲课或讨论。
- 在其他科室受邀发言。
- 参加大查房，比如讲一些教学相关的话题。
- 寻找"一举两得"的方法，把讲课内容转化成研讨会、摘要或文章。
- 受邀在地区及国家级会议上发言。
- 出席地区及全国的教育会议或者参加专科会议的"教学板块"。
- 与教学人员建立合作关系，完善你的教学项目，并参与教育相关的学术工作。

参见框 5-6 提供的建立声誉的小建议。

❖ 把握机会

一旦你认识到自己在教育上有特别强烈的兴趣，就要开始着手做与教育相关的项目。比如，和正在做你感兴趣的工作的教师（比如见习项目或住院医生项目负责人）合作。阅读文献，学习国内相似的项目，从而了解国内最新进展和最先进水平。很快，你就会在同事中突显出来，对项目不仅能提出新鲜的观点，还可能提出指导性意见和建议。再次强调，要做领头羊。比如为一个课程或项目提出改进建议，设计一个评估方式，评估改进后或者说干预后的结果。通过这些工作，你不仅用学术的方法为项目改进提供科学依据，同时获得的数据又至少可以在当地发表。然后寻找志同道合的同事，把你的项目推广到其他科室或院校。在非教育相关的会议上，可以通过参与其中的教学版块（比如普通内科学会或美国医师学会的年会中会有教育议题单元）建立自己的人脉，认识更多志同道合者。努力在会议中向众人展示你的成果，发展你的合作者，为你的医学教育领导者之路做铺垫。好老师通常会在当地知名，而出色的教育家则会成为国内知名的革新者。要有战略眼光，"面面俱到"医生就缺乏这种思考。表 5-1 列举了一些对年轻教师有用的临床及教育资源。

表 5-1　临床/教育相关协会及资源

组织	网址
美国内科医师协会（American College of Physicians）	www.acponline.org
哈佛梅西学院（Harvard Macy Institute）	www.harvardmacy.org/programs/overview.aspx
美国医学院校协会（Association of American Medical Colleges）	www.aamc.org
精神科医学生教育负责人协会（Association of Directors for Medical Student Education in Psychiatry）	www.admsep.org
妇产科教授协会（Association of Professors of Gynecology and Obstetrics）	www.apgo.org/home

续 表

组织	网址
内科项目负责人协会（Association of Program Directors in Internal Medicine）	www.im.org/About/AllianceSites/APDIM
外科教育协会（Association for Surgical Education）	www.surgicaleducaiton.com
内科见习负责人（Clerkship Directors in Internal Medicine）	www.im.org/cdim
神经科见习负责人联盟（Consortium of Neurology Clerkship Directors）	www.aan.com/go/education/clerkship/consortium
儿科医学生教育协会（Council on Medical Student Education in Pediatrics）	www.comsep.org
教育事务核心组（Central Group on Educational Affairs）	www. aamc. org/members/gea/regions/cgea/start.htm http://shaw.medlib.iupui.edu/cgea/cgea.html
教育事务东北部小组（Northeast Group on Educational Affairs）	www. aamc. org/members/gea/regions/negea/start.htm
教育事务南部小组（Southern Group on Educational Affairs）	www. aamc. org/members/gea/regions/sgea/start.htm www.mededu.miami.edu/SGEA
教育事务西部小组（Western Group on Educational Affairs）	www. aamc. org/members/gea/regions/wgea/start.htm
家庭医学教师协会（Society of Teachers of Family Medcine）	www.stfm.org
学术医学领导者协会（Society for Executive Leadership in Academic Medicine）	www.selaminternational.org
学术医学领导者（Executive Leadership in Academic Medicine）	www.drexelmed.edu/Home/Other Programs/Executive Leadershipin Academic Medicine. aspx

❖ 教师流失及其负面影响

教师为什么会辞职

对于一个成功的医学教学中心来说，师资是其最宝贵的资源。但是最近的数据显示有 42% 的医学院教师正在考虑辞职，而且他们不仅要离开所在的学校，更要离开医学教育领域（3）。让他们做出重大职业改变的常见原因有：难以平衡生活与工作的关系、在临床及教学工作中缺乏认同感、缺少教师培训项目（3，4）、上级教师的指导不足等（3）。

医学院里的教师流失至少会带来两个负面影响：对于教师个人来说这是一个无奈的选择，对于机构来说寻找替代者会产生相当的花费。在一个学术机构中，替换一名老师需要的费用大约为 125,000 美元到 250,000 美元（5，6）。教师的流失和很多因素有关，其中一个就是前文提到的难以把握工作与生活间的平衡。比克尔（Bickel）（7）在文章中写到：

最让人无奈的就是因为任职和晋升政策而强迫做出的选择了，特别是在住院医生培训的最初 10 年中，大部分女医生和部分男医生有了自己的子女时，他们所面临的晋升和家庭之间的选择。大多数女医生在 50 岁到 60 岁之间是最能出成果的，但这与晋升政策所预期的事业轨迹明显不符，这也导致她们不再努力去争取更高的职称和地位。

这种失衡导致了女性在学术医学领域难以取得领导地位。在美国国内，医学院校只有 14% 的终身聘任员工、12% 的教授为女性，而科室主任中女性只占 8%（7）。

工作与生活的不平衡、在临床工作及教学中缺乏被认同感、缺少上级的指导，这些是教师专业成就感不足的主要原因。教师培训项目会对这些方面有所侧重，对教师进行有针对性的指导。

平衡

当事业和家庭责任之间出现矛盾时，年轻教师除了短期的离职外，还有一些可供选择的方法，比如选择兼职的岗位、不走终身聘任晋升渠道、停薪留职、按比例保留年限等，不同的医学院可供的选择各不相同（8）。即使你的学校没有这些可供的选择，你还可以设计一个适合自己的计划和科室主任或系主任商量。这种沟通往往在领导预期之内，最坏的情况不过是被拒绝而已。

关于如何平衡工作与生活的关系的研究开始 90 年代中期。一个成功处理家庭与事业的关系的杰出内科女医生提出事业规划的重要性，强调"把握主动"（9）：

- 建立个人目标和事业目标，设计达到目标的路线。可以站在镜子前问自己：我是谁？我想成为什么样的人？我想当科主任吗？我想在全国享有声誉吗？我想为人父母吗？我想做全职工作还是兼职工作？我想做科研吗？我想住在郊区还是市区？这些问题并没有一个标准答案，这都是个人的选择。

- 一旦建立了自己的目标，就和那些和你有共同目标的人一起努力，比如你的伴侣、同事和导师。要达到家庭和事业的平衡，重要的是找到值得依赖并有能力帮助你的人支持你，比如秘书、技术人员、保姆等，让他们分担你的部分责任。

- 努力争取地理位置上的便利，也就是说，尽量让你的各项活动距离近一些。分清生活中的轻重缓急，不要为了事业追求而牺牲了你的个人生活，这样的决定往往会令人后悔。

- 每天早起 1 到 2 个小时。早晨的时间头脑清醒，让你在到达工作岗位前有时间完成一些工作，在早上获得更大的成就感。可以利用早晨的时间做一些重要的项目。

- 照顾好你自己。身体垮了，会增加整个家庭的压力。保持良好的幽默感，在工作或生活中遇到的最令人沮丧和烦恼的事情，如果换一种方式表达，也许会成为一件趣事。

教师培训项目

概述：

越来越多的学术机构建立了正式的导师制度，并提供相应的资源，以帮助年轻教师的事业发展（见"临床教学丛书"之《医学院的导师制》（10））。教师培训的定义为：

- 一个有规划的项目，帮助学校和教师更好地适应学术角色。内容包括教学、科研、管理、写作/学术成果、职业管理等，提供以下方面的指导：①专业性，包括个人的学术成果；②指导性；③领导力；④条理性（比如时间管理）（11）。
- 教师培训活动包括以下 6 种类型：①组织策略；②专科培训；③完整的地区级项目；④讨论会和研讨会；⑤医学继续教育；⑥针对个人的活动（12）。
- 针对新教师的培训包括：教师的角色和责任；大学的价值观、规范和对职员的期望；在临床及科研领域的长期指导和培训。

尽管这些定义显示了不同项目在概念基础上的区别，实际上一个项目通常会包涵一项以上的内容。项目的主题、内容以及资源上各不相同，但所有的项目主旨都是帮助教师有一个良好规划、切实执行的职业发展道路。这些项目可以关注教育、科研、管理和领导力培训等等。

教师培训项目的成果

教师培训项目的成果很难评价，目前看来大部分项目是成功的。常用评估项目的方式是根据柯式（Kirkpatrick）四层次理论（14）：

- 层次 1：参与者对项目的反应（比如满意程度）
- 层次 2：项目学习效果评估——学习者在知识、态度和技能层面上的改变
- 层次 3：行为改变——学习者将学到的技能应用到工作中去
- 层次 4：对组织构架的影响（比如更好的医疗服务、更高的员工留用率）

Kirkpatrick 认为每一个层次的评估都是有价值的，不过他鼓励评估者努力追求更高层次的评估。下面举一些成功的教师培训项目的例子。

美国威斯康星（Wisconsin）大学开展了一个针对基层医生的教师培训项目，形式为周末进行的讨论会，为期 1 年，共计 5 次，主要向基层教师传授一些在医学教育领域相对较新的内容，如循证医学、教学技能、高科技手段、医患沟通、医疗质量提升和宣传等。项目参与者认为此项目提高了他们的教学及临床技能，获得了多学科合作和指导的机会，同时得到了自我成长，提升了自信心（15）。

2000 年范德堡（Vanderbilt）医学院自筹资金成立了范德堡医生-研究人员发展基金项目，为医学研究人员的事业发展提供集中监管和经济支持。2002 年范德堡医学院又利用美国国立卫生研究院（NIH）基金成立范德堡临床研究学术项目，该项目同样采用了集中监管模式。2000 至 2006 年，通过比较进入这两个项目的临床科学家和也得到 NIH 基金支持但没有参与此项目的科学家，结果发现，75%参加范德堡医生-研究人员发展项目的成员和 60%范德堡临床研究学术项目成员在更年轻的时候就取得了个人事业上的荣誉和奖励。不仅如此，相较于国家平均水平，他们当中获得 NIH K 基金（NIH K awards）的比例提高了 2.6 倍，所获基金金额也有所增加（16）。

　　据一项 2000 年的调查显示，76 家被调研的医学院校中只有 20%（16）设立了教师职业发展办公室，而没有任何一家医学院拥有全面系统的教师培训系统（17）。根据坎特（Kanter）的理论（18），给员工职场赋权（workplace empowerment）需要具备若干条件，如机会、信息、支持、资源和关系等等，而赋权会提高员工的工作留用率、工作满意度以及工作中的表现。这个理论曾应用于护理教师的培训，结果证实了赋权与工作满意度、留用率及工作表现间的正向关系（19，20）。

　　职业发展和培训项目一般包括导师指导、职业规划、表现反馈、建立同事网络、建立教师与院校的联系等内容，能有效提高教职员工满意度、工作效率、对工作单位的忠诚度以及工作留用率。即使全额资助几百人的项目，所需的花费也远小于因为教职员工流失而产生的损失。但是遗憾的是，在很多医学院校中，教职员工职业发展和培训项目还没有被充分认识与完善（3）（框 5-7）。

框 5-7　师资培训和职业发展

➢ 寻找你所在的医学院校的师资培训机会并充分利用。

➢ 参加教师职业发展中心举办的研讨会。

➢ 有机会努力成为医学教育者研究会成员。

➢ 在你所在医学院或其他院校寻找导师，你可以拥有不同的导师，从不同方面指导你的事业发展。

➢ 要有主动性：不要等待别人来问你的意愿，主动说出你的兴趣。

建立一个成功的导师关系

为什么要寻找导师的指导?

《医学院的导师制》（*Mentoring in Academic Medicine*）一书（10）具体探讨了导师制的重要性，尤其是对于年轻教师而言。最近的若干研究都指出了导师项目对于教师在学术职业发展中的益处。其中一项研究发现，参与合作式的同伴导师项目的教师更愿意留在学术机构工作（3）。近期另一个以临床研究者为对象的研究发现展开正式的导师项目后，教师的流失明显下降（21）。然而，明尼苏达大学医学院的一项关于教师工作活力的研究发现：仅有52%的教师认为他们在自己的科室拥有一个可以支持自己的团队，只有不到一半的人表示每周会和同事讨论教学或科研问题（4）。导师制被认为对于个人发展、职业指导、职业方向选择，以及科研成果，包括发表文章及基金申请等都会产生重要影响。但一项关于导师项目的荟萃分析显示，不到50%的医学生拥有自己的导师，而这个比例在教师中则不到20%。虽然还没有强有力的证据，但导师制被公认为是学术医学领域非常重要的一部分，要获得循证基础上的实用性建议还需要更多目的明确、方法严密、多学科合作的研究（22）。

如何寻找导师?

虽然寻找一个好的导师看起来像是凭直觉的，但对于那些想在学术事业上有所建树的年轻人来说，其实并不简单。导师需要有足够的资历，有自己的事业，这样才可能对年轻的同事有所帮助。导师和学生应该有共同的兴趣，而且对于指导的目标有共同的愿景。导师和学生还不能离得太远，这样不容易建立良好的关系。但这些也不是绝对的，地处不同的学校也并不意味着不能发展良好的关系。出色的学者也不一定是出色的导师，学者中有些人可能过于繁忙，有些人则对此没有兴趣，有些甚至缺乏人际沟通方面的技能。当然，这并不是一个单向的过程，学生的态度和渴望也非常关键，比如说，学生要有热情、工作努力、善于提问、不要爽约等，这样才能维系一个成功的师生关系。

大部分时候，在同科室或同学校的其他科室可以找到理想的导师，但有时也需要去机构外寻找。机构外的导师往往能提供不同的观点，特别是对于职业发展的"大蓝图"起到重要作用。此外，他们也会同时接纳其他科室或其他医学院的年轻同事，这样也会触生相关的学术机会。这些"外面"的导师、合作者和同事都可能是你未来成为医学教育领导者的关键因素。

❖ 学术医学领域中的领导机会

正如本书第1章所述，领导力不是与生俱来的。在学术上，领导力和学术上的发展多来自于取得的学术成就，而非行政经验。比如说，一个科室主任能取得今天的职位，更有可能是因为他的专业学术能力而并非行政管理上的成功。这也就意味着在一个人的事业早期建立良好的学术声誉非常重要。体现一个科室主任领导才能的特征包括：有鼓动性；对冲突管理、谈判、经济及学术组织都有所了解；同时是一名导师和教育工作者；有领导团队的愿望；具有良好的沟通能力；可以接受自身角色定位的模糊性；拥有高瞻远瞩的眼光等（23）。

如果你希望成为一个领导者，要努力寻找实现事业下一个目标的机会。年轻时就可以在教育领域寻找事业发展途径，首先要成为一个好的老师，建立自己的学术声誉，并逐渐积累管理和领导经验。要从做好第一个领导者角色开始，比如担任委员会主席、负责一个课程或者开展一个小的项目或课程。然后，在你在机构中寻找培训领导能力、组织能力的机会，比如参加诸如如何主持会议或辩论的研讨会。

当你去参加地区或全国会议时，注意寻找那些可以帮助你建立人际关系网或可以给你指导的人。住院医生项目负责人的经验和原则会对同样想成为见习项目负责人或课程负责人的人非常有帮助。如果你希望成为或已经担当了见习项目负责人，要多参与你所在学科的见习项目负责人组织，比如内科见习项目负责人团体（Clerkship Directors in Internal Medicine），并争取参加 AAMC 的全国或地区会议。教育事务小组（Group on Educational Affairs）是一个能提供演讲、讨论以及与专家会面机会的组织。美国内科医师协会（American college of Physicians）的全国会议及分会能展示你所取得的医学生及住院医生教学方面的成果。一旦你了解了整个组织的结构，就要参与到一个适合自己的委员会工作中去，让大家看到你的兴趣和热情。有计划地参与会议，第一次可以是单纯地去学习，以后就尽量带着项目去参加。要寻找机会参加培训，也不能低估长期的导师关系的重要性，要学会在"尝试与失败"中学习。你在地区或全国范围所建立的那些联系会让你有机会得到参加正式领导力培训项目的机会。表格 5-2 列举了成为领导者的发展路线示范。

在初步掌握了一些领导技能后，就要去外界寻找与你的兴趣方向所契合的机会。有很多可以利用的项目，比如下列正规培训机会：

- 住院医生项目负责人全国培训机构（National Institute for Program Director Development，NIPDD），始于 1994 年，是一个针对家庭医生教学的为期 9 月的培训项目，可以为未来的项目负责人提供指导、教学以及成长经验，培训他们的知识、技能和态度，从而让他们在住院医生培训项目上更有效地发挥领导作用。知识方面主要侧重于认证的过程、受训人的资格要求、机构 GME 和非 GME 政策、全国 GME 指南以及用于针对受训者的辅助资源（24）。

- 哈佛梅西培训机构（Harvard Macy），由 Josiah Macy Jr. 基金会支持成立，旨在通过专业的培训方式来提高医疗领域的教学水平。这个项目的主要目标是帮助参与者建立必要的策略和技能，这些素养都是领导机构改革及促进创新所需要的。这个项目结合了教学、课程、评估、领导力以及信息技术等多个主题（25，26）。

- Robert Wood Johnson 临床学者计划（Robert Wood Johnson Clinical Scholars Program），培训年轻医生成为卫生服务研究与政策方向的学术带头人（27）。从 1972 年起将近 1000 个毕业生中的 75% 在项目结束后都从事了学术方面的工作。

- 学术医学行政领导（Executive Leadership in Academic Medicine，ELAM）是一个为期一年的项目，旨在帮助女性建立应对如今医疗环境所需的专业和个人技能，特别是应对那些在领导地位女性所面临的独特挑战。近期的一个研究，将

ELAM 受训者与 AAME 的成员做对比，ELAM 项目取得了成功。

- 美国内科医师协会（American College of Physicians）在 2008 年建立了协会下的"领导力发展和培养（Leadership Enhancement and Development）"项目。这个项目的主要培训对象是那些处于事业早期的内科医生，它有一系列的活动为参与者提供成为优秀领导所必须的技能、资源以及经验。

❖ 失败后的补救

很少有人从事业失败这一角度看问题，也很少有人提及。然而认识到错误和失败是非常重要的。人们会经历工作中的各种不和谐，职业中的各种关系也可能远不如预期。比如，你的老板和你水火不容、导师和学生的关系不融洽；你工作的地方停业了，你面临从头开始；你所在科室遇到了经济危机，你需要花更多的时间在临床上，暂时不能考虑事业目标。其实有愿望寻找一个新的事业方向不一定是一件坏事或代表失败。在一个既定轨迹上成功了几年后，你可能会想要学些新的技能。想想"面面俱到"医生，她同时做了太多的工作，以至于没有办法坚持其中的任何一件而取得成功。而"直达目标"医生可能会想到追求新的挑战。不管是什么原因，意外总会发生，你必须要对此有所准备。

一旦发现自己处于难以前行的处境时，不要过分沮丧，而是应该认真思考目前的情况，找准自己的定位，找到失败的原因，并在将来尽可能地避免它们。与机构以外或机构内高年资的同事和导师多聊聊会有所帮助，通常来说，他们会比你自己更能对你的情况进行一个客观分析。避免在愤怒或犹豫的情况下做出决定。如果你的决定有可能是离开你目前所在的单位，这个决定要下得十分谨慎，必须经过深思熟虑。你的另外一种选择是不离开这个单位，而是寻找不同的职业发展道路。把两种选择的优点和缺点都罗列出来，并且与你的导师和同事们进行交流。一个事业中的"危机"不一定就真是一个"危机"，相反地，它可以成为自我反省和重新整理的机会。你今天所做的决定，10 年后回头来看，可能是就在教学事业上成功的转折点。

表5-2　成功成为医学教育领导者的步骤示例

目标职位	进行活动 第一年	进行活动 2~3年内	成果	合作机会	预期成果
ICM 负责人（通常为第 1 年或第 2 年课程）	参与教学并学习教学技能（比如讲座，小组讨论带教老师等）	志愿参与 ICM 课程改革，改进评估方式；参与 CDIM 或 AAMC	MedEdPORTAL 同行评议；工作被医学院或其他科室采纳	在全国会议上寻找合作机会（比如，GEA, CDIM）	
见习项目负责人	成为 ICM 负责人或在 ICM 或标准化病人项目中发挥关键角色；努力参与 CDIM 会议	进行课程研究；在见习项目中发挥重要作用；志愿参与更多地活动	与见习项目相关的同行评议成果；获得见习项目日助理负责人的职位	在会议上寻找合作，特别是 CDIM；成为委员会成员	
住院医生项目负责人	成为住院医师项目委员会成员；成为"最活跃"的成员；学习 RRC 标准	积极参与 APDIM；在 ACGME 中表现活跃；努力达到 ACGME 所要求的工作能力目标	项目取得成功（在 PRC 认证中）；ABIM 高通过率		成为全国委员会主席
教学副主任	表达在教学管理工作中的兴趣；努力在科室中成为重要的教学领导者	成为科室或学校的教学委员会主席；成为教学工作的核心人物	参与教学方面的学术工作，可以是 ICM，见习或者住院医师培训方面的；争取每 1 年有个 2 个同行评议成果	利用全国会议寻找合作者及导师；寻找教学基金支持	

续 表

目标职位	进行活动	预期成果
课程副主任	表达在教学管理工作中的兴趣（比如，参与课程委员会）；努力成为校级重要的教学领导者 在课程设置以及其他校级教学委员会中发挥关键作用；努力成为主席；在其他科室和院校中寻找合作者；在 GEA 中积极表现；在学校成为教学工作核心人物，表达对特定职位的兴趣	规律参与地区级或国家级 GEA 项目；成为学校教学改革的"原动力" 利用全国会议寻找合作者及导师；寻找教学基金支持

AAMC=美国学院协会；ABIM：美国内科协会；ACGME：研究生医学教育认证委员会；APDIM：内科项目负责人协会；CDIM：内科见习负责人协会；GEA：教育事务工作组；ICM：临床医学导论课程；PRC：住院医师审查委员会。

❖ 结论

　　事业的成功总能给人带来巨大的满足感，特别是医学教育领域。因为教育工作者对教学充满热爱，并且具有教学天赋。对于一个有志在教学领域成为领导者的人来说，好好规划他或她的事业非常重要。提倡用一种深思熟虑的，逐渐进步的方式来追求事业发展，避免成为"面面俱到"医生，努力学习"直达目标"医生。要保持事业和家庭的平衡，广泛听取建议，积极把握机会。可以借鉴框 5-8 中列举的教育事业发展的实用技巧。

框 5-8　教育事业发展的技巧

1. 如果你想在教育领域有所成就，首先成为一名出色的老师。

2. 尽早确定事业目标，根据你对事业的期望选择合适的职业轨迹，"正确"的轨迹即是你取得成功的道路。

3. 了解晋升的要求：仔细阅读你的职工手册以及任职及晋升委员会指南，咨询专业人员相关问题，以确保你的理解是正确的。

4. 在你的单位中，找到已达到你的事业期望的人。考虑这些人是否可以与你建立正式的或非正式的导师关系？

5. 充分利用机会。接受一些与你的事业目标相吻合的职位、岗位及演讲机会。

6. 记录你的进步。规律更新你的简历及履历。可以利用日历来回忆一些特定的时间和日期。

7. 学会掌控你的时间。有研究表明，工作与事业间的平衡更多地取决于个人利用时间的方式，而不是实际工作本身。

8. 尽早参与学术工作。选择一些你感兴趣的项目，并坚持做下去。

9. 充分利用你所在机构关于事业选择、教学及教学技能培训的机会。也争取参加一些单位外的类似项目。

10. 有勇气与科室主任讨论你的事业发展目标。在事业规划上采取主动，不要只做那些被要求做的。

11. 找到一个"你的"组织并且积极参加活动。[比如内科见习负责人协会（Clerkship Directors in Internal Medicine）；美国医学院协会（Association of American Medical Colleges）；美国医学考试委员会（National Board of Medical Examiners）]

12. 在"你的"组织中建立人际关系网络，以支持将来的合作。

续 框

| 13. 继续以一个学习者的身份接受教育,从而成为一个更好的教育工作者。 |
| 14. 寻找你的导师,从他们身上学习,更重要的是,把握他们所提供的机会。 |
| 把你所学到的,转化成你可以提供给他人的机会,包括你的学生及其他 |
| 希望可以发展他们事业的教职员工。 |

(张新蕾译 黄晓明校)

参 考 文 献

1. **Simpson D, Hafler J, Brown D, Wilkerson L.** Documentation systems for educators seeking academic promotion in U.S. medical schools. Acad Med. 2004;79:783-90.

2. **Simpson D, Fincher RM, Hafler JP, Irby DM, Richards BF, Rosenfeld GC, et al.** Advancing educators and education by defining the components and evidence associated with educational scholarship. Med Educ. 2007;41:1002-9.

3. **Lowenstein SR, Fernandez G, Crane LA.** Medical school faculty discontent: prevalence and predictors of intent to leave academic careers. BMC Med Educ. 2007;7:37.

4. **Bland CJ, Seaquist E, Pacala JT, Center B, Finstad D.** One school's strategy to assess and improve the vitality of its faculty. Acad Med. 2002;77:368-76.

5. **Pololi LH, Knight SM, Dennis K, Frankel RM.** Helping medical school faculty realize their dreams: an innovative, collaborative mentoring program. Acad Med. 2002;77:377-84.

6. **Waldman JD, Kelly F, Arora S, Smith HL.** The shocking cost of turnover in health care. Health Care Manage Rev. 2004;29:2-7.

7. **Bickel J, Wara D, Atkinson BF, Cohen LS, Dunn M, Hostler S, et al; Association of American Medical Colleges Project Implementation Committee.** Increasing women's leadership in academic medicine: report of the AAMC Project Implementation Committee. Acad Med. 2002;77:1043-61.

8. **Fox G, Schwartz A, Hart KM.** Work-family balance and academic advancement in medical schools. Acad Psychiatry. 2006;30:227-34.

9. **Carnes M.** Balancing family and career: advice from the trenches. Ann Intern Med. 1996;125:618-20.

10. **Humphrey H, ed.** Mentoring in Academic Medicine. Philadelphia: ACP Pr; 2010.

11. **Bland CJ, Schmitz CC, Stritter FT, Henry RC, Alusie JJ.** Successful Faculty in Academic Medicine: Essential Skills and How to Acquire Them. New York: Springer; 1990.

12. **Ullian JA, Stritter FT.** Types of faculty development programs. Fam Med. 1997;29:237-41.

13. **Wilkerson L, Irby DM.** Strategies for improving teaching practices: a comprehensive approach to faculty development. Acad Med. 1998;73:387-96.

14. **Kirkpatrick DL.** Evaluating Training Programs. San Francisco: Berrett-Koehler; 1994.

15. **Gjerde CL, Hla KM, Kokotailo PK, Anderson B.** Long-term outcomes of a primary care faculty development program at the University of Wisconsin. Fam Med. 2008;40:579-84.

16. **Brown AM, Morrow JD, Limbird LE, Byrne DW, Gabbe SG, Balser JR, et al.** Centralized oversight of physician-scientist faculty development at Vanderbilt: early outcomes. Acad Med. 2008;83:969-75.

17. **Morahan PS, Gold JS, Bickel J.** Status of faculty affairs and faculty development offices

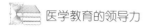
in U.S. medical schools. Acad Med. 2002;77:398-401.

18. **Kanter RM.** Men and Women of the Corporation. New York: Basic Books; 1993.

19. **Roche JP, Lamoureux E, Teehan T.** A partnership between nursing education and practice: using an empowerment model to retain new nurses. J Nurs Adm. 2004;34:26-32.

20. **Sarmiento TP, Laschinger HK, Iwasiw C.** *Nurse educators' workplace empowerment, burnout, and job satisfaction: testing Kanter's theory. J Adv Nurs. 2004;46:134-43.

21. **Reynolds CF 3rd, Pilkonis PA, Kupfer DJ, Dunn L, Pincus HA.** Training future generations of mental health researchers: devising strategies for tough times. Acad Psychiatry. 2007;31:152-9.

22. **Sambunjak D, Straus SE, Marusic A.** Mentoring in academic medicine: a systematic review. JAMA. 2006;296:1103-15.

23. **Buckley PF.** Reflections on leadership as chair of a department of psychiatry. Acad Psychiatry. 2006;30:309-14.

24. **Boulware DW.** The subspecialty fellowship training program director: essentials and expectations. Am J Med. 2002;112:686-8.

25. **Steinert Y, Mann K, Centeno A, Dolmans D, Spencer J, Gelula M, et al.** A systematic review of faculty development initiatives designed to improve teaching effectiveness in medical education: BEME Guide No. 8. Med Teach. 2006;28:497-526.

26. **Armstrong EG, Doyle J, Bennett NL.** Transformative professional development of physicians as educators: assessment of a model. Acad Med. 2003;78:702-8.

27. **Kalet AL, Fletcher KE, Ferdman DJ, Bickell NA.** Defining, navigating, and negotiating success: the experiences of mid-career Robert Wood Johnson Clinical Scholar women. J Gen Intern Med. 2006;21:920-5.

28. **Dannels SA, Yamagata H, McDade SA, Chuang YC, Gleason KA, McLaughlin JM, et al.** Evaluating a leadership program: a comparative, longitudinal study to assess the impact of the Executive Leadership in Academic Medicine (ELAM) Program for Women. Acad Med. 2008;83:488-95.

第 6 章

关于课程设计，领导者们需要知道什么？

David E. Kern, MD, MPH, FACP

Patricia A. Thomas, MD, FACP

要点

- 开发课程的系统方法需要缜密的计划。
- 在课程开发之前，需要首先建立成功结局的定义以及记录成果的方法。
- 本章介绍的阶梯式课程设计方法首先需要明确设计项目的需求，以及该需求如何能够符合认证机构的要求。
- 教学方法应该适应课程的学习目标。
- 评估是课程设计中的关键步骤，包含了多项任务。
- 合作者和导师是课程中的关键环节，需要一定的资源和多方支持。
- 课程设计可以进行推广和发表，以获得学术上的成功和专业上的满足。

医疗学术机构被社会普遍认可，应该通过研究在公共卫生、医学教育和医学知识的发展中提供领导力。医学教育的领导力需要开发和维护教育项目以满足患者、医疗人员和社会的需求。在美国，各级医学本科、研究生和继续教育认证机构已经意识到了这种责任，它们需要目标目的明确，且有缜密的教育及评估体系的正规课程，另外还有不断增加的其他方面的需求，比如如何评估和记录被培训者在重要专业能力上取得的成绩。

为了满足公众的信任，那些有志成为医疗学术中心教育领导者的人员需要培养开发课程的能力。正如本书第 4 章所述，有时领导者（例如医学院校的院长或系主任）的专业特长并不是医学教育，但是他们需要督导教育负责人（例如实习项目或住院医生项目的负责人），所以他们至少需要了解基本的课程设计知识，这样才能明智地选择教育领导者，并为其提供正确的支持和建议。

❖ 课程设计

课程的定义

课程可以被定义为一种预先设计好的教学经历。该定义是一非常宽泛的范围，从某一特定主题的一两节课到整一学年的课程，从临床轮转或见习项目到整个培养方案。我们需要了解一些指导专业教育课程设计方法的一些潜在假设（框 6-1）。

框 6-1　专业教育课程设计中的潜在假设

- 教育项目应该包含目的或目标，无论这一目标是否清晰阐述。
- 医学教育者有专业和伦理的责任让学习目标满足学习者、患者和社会的需求。
- 医学教育者对课程的干预结果负有责任。
- 一个有逻辑、系统的课程开发方法是获取成功的前提。

课程设计的六步法

以下将讨论的课程设计方法由 Taba（5）、Tyler（6）、Yura 和 Torres（7）、Sheet 及同事（8）、McGaghie 及同事（9）以及 Golden（10）等人提出，他们提倡将课程与医疗需求相结合，随后 Kern 及同事对其进行了更深入的阐述，总结为六步法（图 6-1）。

第一步：确立问题和一般需求评估

绝大部分的医学课程都强调医疗需求或其他相关问题。课程设计

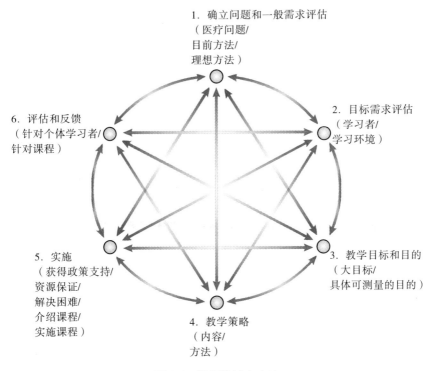

图 6-1　课程设计六步法

摘自 Kern、Thomas、Hughes 等人编著的"医学教育课程设计六步法"，第二版，Johns Hopkins 出版社，2009

的第一步是明确问题，并批判性分析问题。它需要明确问题的受众（患者、社会、医疗专业人员、被培训者），同时了解这些问题是如何影响其受众的。分析问题则涉及对多方影响的分析，如临床结局、生活质量、医疗质量、医疗和其他资源的提供及使用、医疗和非医疗支出、患者和医务人员的满意度、工作量和生产力、社会功能等。

　　为了更彻底地明确问题，需对现有问题中的患者、医务人员、医疗教育体系与社会等各方面进行分析，了解目前解决医疗需求或问题的方法。随后再确定一个各方解决需求的最理想的方法。对现有方法与理想方法进行比较的过程即是*一般需求评估*。

　　为了充分确立问题及进行一般需求评估，通常需要通过复习文献来搜集相关信息。同时也需要搜索其他可获取的电子资源，例如教育类信息中心的报告、指南、专家与政府组织的要求等（12）。当针对某一问题可获取的信息有限时，课程设计者可能希望搜集原始数据。

确立问题及进行需求评估，为明确课程目的和目标奠定了坚实的基础，而目的和目标也会帮助设计者关注课程的教学策略和评估。它还保证了课程能够真正满足学习者、患者和社会的需求。它能证明课程的普遍适用，促进已获成功的课程顺利推广，这也是帮助课程设计者获得课程资助的强有力依据（见第五步：实施）。

第二步：目标需求评估

由于不同学习者的需求和其所在医学院或医疗机构的学习环境之间存在差别，故需要对*目标需求*进行评估。

目标学习者的相关信息包括之前的培训和经历；计划内的培训和经历；已具备的知识、态度和技能；目前实践中的表现或行为；自身察觉到的缺陷与学习需求；学习者的偏好等。

目标学习环境的相关信息包括现有的相关课程；非正式或隐性课程的特点（13）；特定的支持和强化因素及困难；资源；课程过程中的利益相关者；学校的行政管理；学校管理、政策和程序相关因素。

和第一步一样，目标需求评估也需要获取相关信息。最常采用的方法包括列出现有培训计划的详细清单；与利益相关人群进行非正式讨论，其中包括与课程相关的学生、教师、其他相关课程负责人、其他教学管理人员等；正式访谈；焦点小组；问卷；对学习者、学习环境及现有课程的观察；总结现有的或新的考试结果；审核；战略规划会议等。

对目标需求进行恰当的评估是对第一步的提炼与升华，通过确定目标学习者和其他利益相关人群的需求及偏好，评估环境（包括隐性和非正式课程），从而可能影响到行为或绩效结果。它让个人的教学干预能够与其需求相匹配，能提高效率，减少重复性，更重要的是它为利益相关人群建立了桥梁。在进行目标需求评估时，设计者为了获得课程的成功，需要发掘潜在或可能的资源，这有助于明确课程的广度和范围，同时也为第五步（实施）形成策略框架。

通过充分地明确问题、一般需求评估和目标需求评估，课程设计者为其课程建立了强有力的依据，保证了课程能够满足真实社会的需求，进而也为优化教学目标与教学和评估策略奠定了基础。此外，明确问题及评估需求也让设计者更了解目标学习者和学校的需求，并有可能获取更多潜在的资源和学校的支持。这一过程也为课程的普及和推广提供了平台。如果课程设计者有意图发表自己的工作，他们此时已经拥有了文章中简介和讨论部分的资料，他们将成为其学校乃至更广范围中这一领域的专家。以下举例介绍前两步是如何实现的。

举例： 课程设计者针对内科住院医生肌肉骨骼系统疾病的轮转课程进行了如下讨论（14）。

问题确立和一般需求评估： 肌肉骨骼系统疾病是一类常见疾病，是导致残疾的主要原因，占全科就诊原因的 10%～15%。患者希望其疾病能得到快速的评估与处理。虽然 90% 的非手术类骨科疾病都可以在全科诊所进行处理，但目前全科医生针对肌肉骨骼系统的检查以及操作的相关培训是欠缺的。如果增加对全科医生肌肉骨骼系统的培训，他们对于独立处理此类疾病的信心将增高，转诊的比例也会下降。毕业后医学教育认证委员会（ACGME）、联邦委员会针对内科住院医师课程小组、毕业后医学教育委员会等机构推荐对医生进行常见肌肉骨骼疾病的培训，包括体格检查、诊断与处理（比如在需要时进行关节腔穿刺和注射）。ACGME 还强调，对于肌肉骨骼疾病以及运动损伤的教育"应该在有代表性的环境下进行，这样能让毕业生得到最终实践的机会"。

目标需求评估： 在现有的访谈、焦点小组讨论、专门设计的问卷调查中，住院医生认为内科培训中肌肉骨骼疾病方面的知识是缺乏的。他们分析缺乏的主要原因包括缺少集中针对肌肉骨骼疾病门诊的经历和没有具有丰富相关操作经验的医生的指导。在风湿病门诊和骨科诊所的训练经历不能提供合适的病例。大家对于肌肉骨骼疾病的培训课程很感兴趣，尤其是含有门诊实践和多种常见肌肉骨骼疾病病例的课程。

课程设计者凭借以上信息可获得多方面的支持，从而：①建立由住院医生和相关疾病专长的指导老师主导的肌肉骨骼疾病门诊，其他全科医生为门诊转诊需要诊断和（关节腔）注射的患者。②培养相关指导老师以应对此类疾病的带教。该课程计划还将辅以病例讨论和教学大纲，主要针对背部、肩部、和膝盖疼痛等常见肌肉骨骼系统症状。

第3步：教学目标和目的

目标（goal）和目的（objective）是指为了到达终点努力的方向。在课程开发中，目标通常是一个宽泛的结局，为课程提供方向但无法进行评估。相反，目的则是特异的、可评估的。目标可包括许多特异且可评估的目的。

> 举例：为内科住院医生设计的妇科课程的教学目标为提高内科住院医生针对全科诊所常见妇科疾病或症状的诊断、处理和转诊的知识、态度和技能。该课程特异且可评估的教学目的为在妇科课程结束时，每个内科住院医能够根据检查表的要求成功完成至少一次巴氏细胞学涂片和宫颈培养。

教学目的很重要，因为它能帮助优化和指导课程内容，同时指出哪种学习方法是最合适的，还能指导和实现评估，协助学习者、教师和利益相关者清楚地进行沟通。当然教学目的也是很多教学团体所要求的，例如医学教育联络委员会、ACGME、医学继续教育鉴定委员会。

教学目的可以进一步分为学习者目的、过程目的、患者和或医疗结局目的。学习者目的包括认知目的、情感目的和运动心理目的。认知目的又进一步分为低级认知目的或称为知识目的，如事实知识；和高级认知目的，包括分析和解决问题的能力。情感目的包括态度、价值观、角色期望，通常也被称为态度目的。运动心理目的包括技能或能力目的（完成某项任务的能力），以及行为或表现目的（将技能运用到实践中）。过程目的涉及课程的实施——例如"每个住院医生在医疗诊所每年完成一次督导下的盆腔检查和巴氏细胞学检查"。患者或医疗结局目的是指课程干预的影响已经超过了学习和过程目的所界定的范围，例如影响患者的结局或学生的职业选择。结局目的并不是常规用法，因为学习者的认知、情感和运动心理目的通常被称为结局（知识、态度或技能结局）。为了避免混淆，最好在描述结局目的时运用准确的语言说明特定类型的结局，例如职业或健康结局目的。

描述目的时要求使用特异的可测量的术语，做到语义清晰无歧义。每个目的应该包括五大元素：谁来做、何时做、做什么、怎么做、做多好。现将该原则应用到之前的例子中，让大家看看目标描述是如何满足这一原则的：

举例：在妇科课程结束时（何时），每个内科住院医生（谁）能够根据检查表的合适技术要求（多好）成功完成（将做）至少一次（多少）巴氏细胞学涂片和宫颈培养（什么）。

描述目的时，具体内容通常用名词描述，如本例中的合适技术即指巴氏细胞学检查和宫颈培养。教学方法通常用动词描述，本例中动词表达了技术或能力目的，使用正确方法获得巴氏细胞学检查和宫颈培养的能力。但描述目的时推荐使用不含有多种解释的动词，例如"列出"、"定义"、"描述"就比"知道"要好，"高度评价"比"欣赏"好，"证明"比"知道怎么做"好，"运用到实践中"比"内化"要好。

目的的另一个重要作用就是用于沟通，所以课程目的描述要清晰准确不带歧义，针对不同的读者需要有不同的版本。例如评估者相对于学习者需要更细化的课程目的解读，而对于项目负责人或资金资助机构而言，则不需要非常具体的课程目的解释。在形成明晰的目的时，为了获得明确性与可读性之间的平衡，重要的一步是让没有参加课程设计的人也能够完全读懂课程目的并给出反馈。

另一个挑战是课程目的是有限的。通常在有限的资源情况可实现的教学目的也是有限的。即使资源无限，庞大的教学目的列表也会让学习者和教师无所适从。因此前期明确问题和需求评估能让我们优化教学内容，更有效分配可用资源。另一个减少教学目的数量的方法是写出课程的最高级别目的（例如行为目的），而不是写所有可实现的目的（例如具体的知识、态度和技能目的）。对于复杂的课程，目的可能有很多，此时可以将一些目的组合在一起作为主要目的，将另外一些作为次要目的。

同时也应该注意大部分的教育经历通常不仅包括可预期的目的，例如在临床轮转中，许多学习收获来自不同患者所带来的不可预期的经历。在很多情况下，最有用的学习收获往往来自于学习者的需求，而这些需求是学习者与其指导老师所希望获得的。所以在这种情况下，课程设计者希望能够保留一些空间去激发学习，此时制定过程目的会有所帮助。

> 举例：在住院医生培训项目中大的目标是培养住院医生成为自我主导的学习者。明确可评估的过程目的是每周住院医生能在自己照料的患者身上发现问题，通过花费时间寻找资源学习，在第二天的查房中简要汇报问题和获得的问题答案。

总的来说，目标为课程提供了整体方向，而合适的课程目的与经历让课程可以被评估。在课程开发中重要且最困难的任务是制定出清晰明确且可以评估的目的，以反映目标的内容，优化课程内容让目标成为现实。

第4步：教学策略

教学策略涉及内容和方法，它们均由课程目的决定，而目的的产生又基于明确问题和需求评估。策略是一种教学干预手段，是实现课程目的的方法。如前面章节所描述的，课程学习者的目的阐述中名词确定了课程的内容，而动词则确定了教学的方法。

正如本丛书之《临床教学方法》一书的第2章中所描述的，选取的教学方法应与课程学习者的目的相一致。例如，为了实现低级的认知目标，可以采用的学习方法包括讲座、阅读、网络互动学习模块、含反馈或答案讨论的测验等；对于高级的认知目的，例如临床决策，学习方法的选择需要涉及知识的应用和整合，例如病例讨论、基于问题的学习或团队学习等。情感学习通常需要联合多种方法，例如知识的暴露、经历（例如学习引导录像）、虽然有违自己的意愿但是学会尊重他人观点，明确态度；个人和团体通过教学辅助技术增进教学环境的安全性，以实现反思和共享想法；成功的经历强化了所需的态度；榜样在行为和态度方面的作用。还要注意为了获得技能或能力目的（完成任务的能力），需要多种学习方法，而不仅局限于行为或表现目的上（将技能运用到实践中）。监督下的实践与反馈也可以通过模拟教学、临床经历监督、技能的音频或视频回放等教学方法实现。这些方法使学习者将其技术运用到了实践中，另一方面也强化了现实表现，放大优点，去除缺点。

*举例：*在前面的例子中，技能目的描述为"在妇科课程结束时（何时），每个内科住院医生（谁）能够根据检查表的合适技术要求（多好）成功完成（将做）至少一次（多少）巴氏细胞学涂片和宫颈培养（什么）"。恰当的教学方法包括通过讲座/演示的方法介绍正确的交流和操作技术所需的知识；使用泌尿生殖系统教具练习；在住院医生门诊观察与反馈盆腔检查，使用检查表教学。

行为目的的描述为："所有的第三年内科住院医生需要根据操作指南提供宫颈癌和性传播疾病的筛查"。针对这一目的适合的教学方法为针对指南的课程或阅读；讨论内科医生在宫颈癌和性传播疾病筛查中的角色；如上所述进行技能演练；预防保健指南的诊所提示；宫颈癌和性传播疾病的筛查套装以及经过培训的诊所工作人员；检查监督并反馈住院医生接诊的患者中合格完成巴氏细胞学检查和培养的数目、接受检查的患者数量、检查地点等。

以上两个目的在教学目的中的地位都非常高。第一个为能力目的，其中包含了知识目的。第二个为行为目的，包含了知识、态度（角色期待）和技能目的。

正如前面例子中所阐述的，实现教学目标需要采用多种教学方法。不同的教学方法有助于维持学习者兴趣，促进学习，这一点在周期较长的课程中显得尤为重要。如上所述，课程为了获得高级别或复杂的目的，可分为多个模块，采用多种教学方法。最终能让学习者养成自己的学习方法，也称为学习模式。理想课程采用的方法应该是对于所有个体都适用的，但是很少有课程能做到这样的普遍性，通常都需要学习者有适应的时间。而使用不同的教学方法有助于克服不同学习模式所带来的问题。

在为医学学习者开发学习方法时，课程设计者需要了解关于学习的相关原则和问题，尤其是关于成人学习（见本丛书之《临床教学的理论和实践》一书第一章）。成人学习者通常是以目的为导向的，有动机地主动学习，为完成某些任务或解决相关问题。他们往往会对自己的学习负责，且能对自己的学习进行指导和评估（自我学习），尤其是获取所需资源以后。他们带着大量不同的经历和文化来到教育机构参加学习，这让他们对现实以及学习方法有自己的理解，这些是促进学习的契机。将之前的经历或新的经历融入新的的课程中是体验式学习的关键。由于学习者的学习起点不同，所以课程的学习方法尽可能采取以学生为中心的方法：与学生需要完成的任务和待解决的问题相联系；考虑认知、情感、技能/行为等各方面的收获；基于学习者的经验；根据学习者的偏好进行调整；为自主学习提供资源与动力。

转化学习是职业训练中很重要的环节，通常发生在学习者发生有意义的转变时。它往往与学习者的某些经历有关，这些经历让学习者对其信仰及价值观产生质疑，也让他们考虑不同的观点。发生这种蜕变并不容易，需要有经验的帮助以及安全且支持的教学环境的推动。记住这一原则能够帮助课程设计者将教学目的和严谨创新的教学策略相结合，以创造有意义的、深远且持久的学习。

第 5 步：实施

在课程开发中，实施是重要但不被重视的一步。它让好的方案最终得到实现。它并不一定发生在第 4 步之后第 6 步之前，与其他步骤是种连续互动的关系。

通过回顾医学院成功的课程改革可以发现一个特点，即领导者应该时刻有改革意识并支持改革。下面根据内容、课程和过程对这一特点进行介绍。从内容方面考虑，应该将课程改革与学校的使命和理论体系、学院既往成功的改革历史、所获得的政策支持相匹配。从课程方面考虑，成功的课程改革的前提是需求明确，并能够形成共识。要注意平衡改革的范围，要足够有意义值得努力，但又不能过于庞大超出能力范围。关注过程是成功课程改革的另一个特点，它包括了很多方面，如创造合作氛围、招募有广泛代表性的参与者、有效沟通、人力资源开发、奖励机制、有计划的项目评估、有效的领导力行为等，这些都是本书所关注的。

在我们的模式中（11）课程的实施需要遵循许多原则。它涉及确定需求和课程的地位（由第 1 步和第 2 步实现）、从决策者中获取政策支持、确保资源的同时调整课程使其与已有资源相匹配、开发管理机制来支持课程、预计和重视困难、考虑如何介绍推广课程。

在学校中，为了让课程获得政策支持，需要明确决策者是谁，这样才能让他们尽早（第二步）参与和支持课程开发和实施，并贯穿始终。另外要确保外部的资金支持，或帮助学校符合外部的要求，例如授权标准，这样也能让课程同时获得学校内部的支持。

资源包括人员、时间、设施和资金。人员包括课程的负责人、教师、其他相关教职人员、评估者、统计人员和所需的病例涉及的标准化病人或真实患者。预留和保障这些人员引导、协调、管理、教授和评估课程的时间。学习者不但需要时间去参与设计好的学习活动，还要有时间阅读和反馈、自学，以及应用所学的知识。正如第 2 步目标需求评估中所述，课程设计者需要了解学习者的计划，了解他们参与课程的困难。例如研究生课程需要符合规定工作小时限制要求。课程的时间通常需要同学校的领导者协商。

设施包括场地和设备。例如患者家访课程所需的医药箱、妇产科课程需要的盆腔检查器具和检查室、腹腔镜手术模拟课程需要的场地和相应设备、客观结构化临床考试（OSCEs）的考试设施等。课程设计者要关注实施课程所需要的资金花费。以上提到的每一项资源都需要资金保障。有时候课程的实施是对现有资源的再利用，但是即使在这种情况下也需要评估这样做会失去什么（即课程有什么潜在的支出）。当需要其他资金时，需要制作一个合理的预算。如果能获得外部资金，这能巩固课程的内部政策支持、提高教学干预的质量、增强相关评估与研究的质量、为课程设计者的学术履历增加亮色。

当无法获得正式的资金时，就需要使用非正式的渠道获取局部的资源，例如帮助完成项目的质量控制人员；协助课程评估的统计专家；与课程评估相关的现成的总结评估、专业资格考试、在职培训考试等；现有审查或 OSCEs 中可获得的评估方法。也可以从外部渠道中发现课程资源或已通过验证的评估工具，这样可以节省课程开发的支出。

课程不会自己运转起来。为了完成任务需要管理架构来明确领导者和决策者的角色，明确责任分工。需要建立与开通与决策者的沟通渠道，与决策者讨论课程的意义、目标、目的和课程变动。需要准备和分发课程的计划和评估的材料。需要维护课程网站。需要搜集评估数据，并将其整理、分析和报告。所有这些都应该有条不紊地进行。

　　在开始一门新课程或改变旧课程之前，需要对可能存在的困难有所估计。困难可能来自于资金、其他资源或人员。例如资源供不应求；没有支持的态度；工作问题或角色的安全、信任、地盘、政治势力等问题。课程设计有时需要整合多个专业。

> 　　*举例*：作为约翰·霍普金斯医学院课程主要改革的一部分，学校组织了一支多学科团队，团队得到了院长办公室的支持，在见习项目负责人需求评估的基础上打造了两门全新课程。①为期4周的"病房过渡"课程，该课程旨在使学生掌握大部分见实习所需的操作技能，让他们承担更专业的角色成为团队的成员，让他们从疾病或器官系统的思维过渡到基于临床问题的思维。②为期1~2周的重要见实习科室的准备课程，主要进行见实习相关知识和技能的培训，提高学生理解和运用多学科方法管理病人的能力，进一步提高在"病房过渡"课程中开始的职业技能培训。为了开发这些课程学校在纵向课程改革的大背景下组建了一支多学科团队，该团队构建了一种结构化的机制，来引入未参加本科室教师培训的其他科室教师。

　　一旦课程设计过程进展顺利，课程设计者需要开始思考运用怎样的方式来推荐这个课程。在正式介绍课程之前，一定要找一些友好的听众，将新课程中最关键的部分展示给他们，这一点很重要。关键的部分包括特殊的教学方法和评估工具。试讲能够使课程设计者获得批评反馈并因此做出重要调整，从而增加成功实施的概率。试讲可将一个复杂的课程分成不同阶段，或将完整课程根据目标学习者分成不同部分，这样能让教师在接触新课程时更加专注。当新课程可能改变学校文化或者需要决策者改变态度时，不要全盘托出，应逐步介绍课程，或者面向一组感兴趣的学习者介绍，这样可能减少反对的阻力，增加可接受性。和试讲一样，将课程分成几个阶段能够在课程完全实施前获得多次的经验、反馈、评价和改进过程。有时候所有学习者急需整个课程，或者课程的范围有限，在这种情况下则推荐直接完整地实施整个课程。在这种情况下，课程的第一个周期可看成"试验周期"。试验周期获得的教学结果和过程相关的评价数据将有助于进一步实施后续的课程。

第 6 步：评估和反馈

评估是课程设计中很重要的环节（见第 7 章）。它将使课程设计者明确课程的目标和目的是否实现；让他们能够评估学习者的收获；为课程的继续和维持获得支持；记录课程设计者的成就。它也为学习者和课程的后续提高提供了信息。它还能够满足外部的需求，如来自认证机构的要求。它也是展示经验和发表文章的基础。

如框 6-2 中总结的，课程评估包含了许多项任务。

框 6-2　课程评估的 8 个任务

- 明确使用者和需求
- 阐明评估问题和优先原则
- 评估设计的选择
- 评估方法与工具的选择
- 伦理问题
- 搜集数据
- 分析数据
- 报告结果

明确使用者和需求。 在设计课程评估方案时，明确评估的使用者和他们的需求会很有帮助。使用者通常是学习者、教师、课程设计者，有时还会包括项目负责人、管理领导者以及提供资金和资源的外部团体、鉴定机构和其他教育者，尤其在课程为创新课程时所包含的使用者会更多。需求包括可反馈给学习者和课程设计者，帮助他们提高学习者和课程的表现的信息（形成性评估）；还包括学习者能力的证书、课程成功的证明、教学策略的有效性（总结性评估）；资源分布的合理性；外部需求的满意程度；用于推广的数据；以及课程设计者学术成就证据等。

阐明评估问题和优先原则。 由于资源是有限的，为实现评估而转化为教学目标的需求需要首先考虑优先级别。每个目标都可以转化为评估问题。一些评估问题需要与课程教学目的的实现与否相关，这能

为评估个体学习者提供信息，让评估更有效。对于形成性评估目的，大多数课程设计者在评估中还会包括一些与课程某些特定内容或教师的效果相关的问题，多为开放性问题，定性反映课程的优势和需要改善的地方。评估问题的描述反过来也会指导评估设计和方法。

评估设计的选择。一旦明确了评估问题和优先原则，课程设计者就需要考虑该使用哪种评估设计最合适回答评估问题，且在现有资源下最具可行性。在教学评估中采用的评估设计通常包括课程后测验、课程前和课程后测验，以及对照（随机或非随机）的方法。尽管长期的评估设计更有效，但是大多数的评估设计还都是短期的。评估设计的选择不仅影响到评估的内部真实性（指评估在特定背景下某一特定干预对特定人群的影响程度），还会影响外部真实性（指对其他人群和背景普适的程度）。多中心的课程评估比单中心更有普适性，但是如果多中心评估的内部真实性不佳，则不可能得到良好的外部真实性。更先进的评估设计，如随机对照研究，能获得更好的内部真实性，并更好地控制偏倚（例如去除了其他干预和选择偏倚），但同时也耗费了更多的资源。

评估方法与工具的选择。常用的个体评估方法（见本书第八章）和项目评估方法（见本书第 7 章）有：评价表格、自我评价表格、论文、书面或计算机交互测试、口测、问卷调查、个体访谈、团体访谈或讨论、直接观察（例如 OSCEs）、表现审核等。要选择那些具有良好准确性（可靠性和效度）、信度和重要性的评估方法。大体上讲，患者和医疗结局是最重要的，然后依次为行为和表现、技能/能力、知识和态度、满意度和感受。更倾向使用客观测量而非主观评价。课程评估如果采用更高级别的测量方法，则该课程更容易被推广和发表。和评估设计类似，如果希望采取更可信更可靠更满意的评估工具，往往需要更多的资源。有效性和可靠性已经被验证过的评估工具可以直接使用。最重要的是评估工具所评估的内容是否与项目或学习目的以及评估问题相一致，而非是否采用了更加高端的评估工具。对于形成性项目评估来说，问卷、访谈、非正式观察和讨论已经足以对后续课程的提高有帮助。

很明显，课程评估容易受到挑战。以下例子将说明在课程评估的设计中如何获得一致性，如何在有限的资源下取得平衡。

举例： 课程设计者希望能够对一门旨在提高新住院医生交接班能力的课程进行严格评估。设计者在三个评估问题中取舍："通过培训，住院医生的交班能力是否有提高？""经过培训的住院医生的交班能力是否好于未经培训的住院医生？""经过培训的住院医生培训后交班能力的提高要好于同期未经过培训的住院医生？"对于第一个问题，最适合的评估设计是课程前后考试对比（每个住院医生观察两次）；第二个问题则应采用随机对照的课程后考试设计（每个住院医观察一次）；第三个可采用随机对照课程前后考试设计（每个住院医观察两次）。课程设计者选择采取第二种方案，因为该设计虽然与第一个设计相比时间安排上会麻烦一些，但方法学上更合理，且在观察时所需的资源比较少，设计者认为他们不具备第三种设计所需的资源。设计者开始希望采用检查表观察交接班作为测量方法，但是导师指出他们要评估的问题是评估住院医生在临床实践中的行为，而不是是否能完成一个好的交接班的能力。导师还指出根据需要观察的数量来看需要占用很多资源。最终他们决定对每个住院医生的电子交接班记录样本进行回顾分析，采用评分表格，这样可以评估内部及组间的可靠性和内容的准确性，从而评估实际工作中的行为。他们发现如果使用对此项目感兴趣的医学生进行评估，那么即使将所要评估的电子交接班记录的数量增加一倍，也不会增加太多工作负担。

实际操作中，在即刻评估的基础上，他们又增加了一次距首次评估 2 个月后的再次评估，以评价成绩的持续性。最终他们的评估设计为随机对照课程后考试设计。他们向学校审查委员会提出在评估结束以后会给对照组的住院医生也提供相同的培训。在形成性评估中还加入了一些其他问题："住院医生如何评价这门课程及其内容？""课程的强度有多大？""还能做哪些改进？"这些问题只能通过项目后的问卷调查实现。

课程评估中还有一些其他重要的部分需要考虑，包括：
伦理问题。 大部分问题都涉及保密性和评估的使用，尤其是当可

行性分析发现评估方法的可靠性和准确性有限时，评估人应当知道该方法的局限性。谁来使用这些评估内容？被评估者是否应该被告知评估使用者和使用的信息？评估将被存放在何处？用什么方法来确保保密性？另一个伦理（或政治）问题是，在对照评估设计中向对照组隐瞒课程。这种情况下可交错对照组的课程干预，如让对照组在评估设计后期或完成评估后加入到课程中。另一种情况是，课程设计者也可以设立历史对照。还有些伦理问题涉及资源的分配。例如，将课程资源分配到对教师的学术成就很重要的评估环节，这样会转移学习者和其他教师所需的资源，这在伦理上就是一个问题。

当课程预期是需要推广时，评估就变成了教学研究。虽然美国联邦有关研究条例规定，如果研究涉及的仅是正常教学实践或仅记录学习者的信息，则将这类教学研究项目归类到免受条例管理的那一类。但一些学校的审查委员会对于哪些研究能够免受条例管理，哪些需要对学习者有其他安全保障的要求有自己的理解。因此，课程设计者需要在评估设计阶段即搜集数据之前咨询他们学校的审查委员会。

搜集数据。测量工具需要能够及时分类和搜集数据，并能安全储存。重要评估数据收集失败或是应答率较低都会严重影响评估效果。应答率是可以提高的，当数据搜集是发生在学生和教师的常规活动中，则降低了随访的需求。有时评估方法也可同时作为教学方法，如反思和反馈。当流程中不同人会使用或管理测量工具时，最明智的方法是让专人负责搜集数据。

分析数据。搜集完数据后，需要对其进行分析。一般来说数据分析需要在确定评估问题和开发测量工具的同时进行，并根据评估可获得的资源进行调整。例如，如果想研究哪种教学干预更有效，最好先进行统计功效分析确定是否有足够的受试者（样本量）以达到希望的统计学意义。评估问题的特性可以至少部分决定需要采用何种统计学方法。例如"在课程结束时有多少比例的学习者能够改善或获得技能X"，这样的问题仅需要描述性统计。"课程是否让学习者在技能X上有统计学意义的提高"或"相较于对照组培训是否能使学习者提高"，这样的问题则需要更加复杂的统计学方法。当问题需要更加复杂统计分析，比如达到一定的统计效能或控制除课程干预以外其他影响结局的变量时，或者说课程设计者不具有一定的统计专业水平时，可以选

择与统计学家合作或者采用更简单的评估问题。最后，在解读统计分析时，课程设计者需要能够区分教学上有意义和统计学上有意义的改变，还要能够评估改变的大小，也就是效应量。

报告结果。 评估结果只有整理成报告以满足使用者的需求才会有意义。报告的时机至关重要。形成性评估结果的及时反馈将有利于学习者提高。让教师和课程设计者及时收到评估结果将能帮助他们更好地准备下一个周期的课程。及时报告评估结果可能会影响到某些重要的决定，如来年学习资源的分配。报告的形式需要符合使用者的需求，包括内容、语言和篇幅。如学习者、教师和课程设计者需要评估报告的细节，尤其是关于自身的表现；而管理者、院长或系主任则更需要执行性的总结，能够提供课程的背景信息，根据他们的需求整理评估信息。可以通过使用表格、图片和图形让结果报告更简洁有说服力。在评估计划中应该包括准备报告需要的时间和资源。

各步骤之间的交互和统一

尽管以上 6 步是按顺序叙述的，但是实际上课程设计是一个动态交互的过程。过程中两个甚至更多的步骤有时是同时进行的，某一步骤的进展会影响到其他步骤。这就是为什么图 6-1 中画的是一个圆圈，而在每个步骤之间使用的是双向箭头。例如，第 5 步中资源的有限性也需要在课程目标（第 3 步）、教学策略（第 4 步）和评估（第 6 步）等步骤中考虑。思考评估（第 6 步）时需要重新考虑教学目标。评估可设计为目标学习者提供信息，这与第 2 步需求评估相关。第 3、4 步和第 6 步间的双向箭头也很重要，因为课程设计者需要保证课程的目标、教学策略、评估问题、评估设计和评估方法之间的一致性。

❖ 课程循环：保持、加强和转化

课程是可持续发展的，至少我们希望它们如此。即使课程在开始时很成功，如果它们停滞不前，也会逐渐消退至死亡。对课程的一个循环进行评估将给下一个循环提供信息后续的循环不仅要对评估结果做出反馈，还应该去改变知识、资源（包括教师）、目标学习者，以及学校和社会的价值观和需求。

为了能够有效地支撑一个课程并实现改变，必须首先了解课程，认识到课程的复杂性。不仅要了解课程本身，还要了解学习者、教师、其他支撑教职人员，以及课程的管理和评估过程、课程出现的背景等。项目评估（第7章）在很多方面提供了主观或有代表性的客观的反馈。推动非正式的信息交换（例如内部和外部审核、观察课程内容、与学习者、教师和支持人员的个人讨论或小组会议等）可以增进个人对课程的理解。这也为维持和继续开发课程建立了人际关系网。目前越来越多的课程开始使用电子课程维护系统，这一系统通过提供一致的信息，不仅有利于理解和管理以教学对象为中心的单个课程，还能帮助管理类似整个医学院的课程这样复杂的教学项目。

大部分课程需要在课程中期和课程结束或年终有所改变。变革可能由多方因素所推动，如非正式的反馈、评估结果、认证标准、学习者、教师、学校或社会需求、可获到的资源改变等。微小的可操作调整对于课程的平稳运行也十分必须，这些变革通常发生在课程的协调者或负责管理课程的核心组层面。更复杂的改革需求，最好挑选一支项目团队，让他们对改革做进一步深入分析，并制定周详的计划。实施主要课程改革之前，最好能保证广泛且有代表性的支持，全面改革之前进行预试验也会有所帮助。

课程的维持需要课程团队的努力，不仅包括教师还包括其他教职员工，他们需要激励、促进和支持。具体方法包括实时沟通课程改革和评估结果、让教师参与到改革中来、师资培训和团队建设、教学成果的肯定和庆祝。

一个教育领导者不仅需要寻找方法来维持课程的优秀性，也要寻找相关的活动来加强或完善课程。正如之前所提到的，课程中最重要的资源是教师，通过符合课程需求教师培训能让他们获益，尤其是当课程要引入教师不熟悉的新的教学方法时，例如以团队为基础的学习（team-based learning）。学校、地区或全国性的项目也可以举办各种特殊内容的师资培训，如时间管理、教学方法、课程开发、管理或教学研究技能等，这些都会让教师的课程受益。

课程所处的环境或资源发生改变时，课程将遇到新的机会和挑战。例如临床实践的活动常常会影响临床课程。

例如： 相关机构开发的妇女健康项目为正在上妇产科学和妇女健康课程的内科住院医提供了提高临床培训的机会，该项目可以提供课程涉及的许多方面的老师督导下的培训，如计划生育、乳腺癌和宫颈癌的筛查、骨质疏松的预防等。

例如： 质量改进团队是医院部医生服务的一部分，它为医学生、住院医生、专科医生提供了基于系统的临床实践与多学科团队合作的培训机会。

新的校内或校外资源也将有利于课程的开发。

例如： 追踪住院医生的临床实践的数据库为实践的评估与反馈创造了机会，还能在适当的时候提供教学干预。

例如： 护理、临床、公共卫生学院联合创建志愿者协调办公室，这将有助于这些学院的学生开发社区服务和跨学科课程。

网络合作和相关的学术活动也能够强化课程。在学术会议上和其他院校的同事建立合作关系，例如展示自己的成果或加入共同兴趣团体，这能更清晰理解课程，为发展提高寻找新思路，多中心的课程或研究也能直接或间接地加强课程。涉及课程某个方面的学术活动，如需求分析和评估，则有助于课程与其相关部分质量的提高。教师在课程某一方面的研究能够加深他们在某领域的理解深度，最终让学习者获益。学术活动既可以起到激励课程教师的作用，还能为学习者提供机会参加有导师指导的项目。

例如： 例如普通内科学会的医学咨询兴趣组为教师提供机会，让不同院校的教师能够每年见一次面，网络讨论问题，更新医学知识，分享课程和教学方法，从事合作写作和研究。

例如： 美国医疗交流协会为教师组织关于问诊技巧和医学实践的社会心理问题的课程、会议和兴趣团体等，让教师获得提高的机会，分享课程和教学方法，开展课程相关的合作和研究。

除上述提到的内容、资源和环境相关的课程转化外，另一个特别重要的是教师的转化，尤其是教职员工的领导力转化。教师的兴趣和责任可随时间改变，教师也随之改变。因此可互换角色的团队对于发展和维持课程很重要，对于在整个教学项目中处于关键位置的课程需要发展不止一名教师作为课程领导者。

❖ 培养课程开发系统能力

那些希望成为教学领导者的人应该注重课程开发能力的提高。那些非教学职业途径的但肩负着监督教学领导责任的领导者需要理解和执行准则，这样才能更明智地选择、支持、建议他们的教学领导者。和培养研究能力一样，培养课程开发系统能力的最好方法是参加导师制项目。通常只有在医学院校内才能获得导师，在课程开发时，纵向项目和培训班可以替代本地的导师制或作为补充。教育学位项目往往会涉及课程开发步骤的培训。当然也有很多课程开发的书籍会更详细系统地讨论上述课程开发步骤。

❖ 课程开发用于学术：事半功倍

以上讨论的课程设计方法包含了大部分学术研究要素：清晰的目标和目的、充分的准备、适当的方法、有意义的结果和批判性的反思。剩下的要素就是有效的推广，它能为课程设计者带来更多"事半功倍"的机会（见本书第5章）。

在开始课程设计阶段就需要思考课程的推广。课程设计者要考虑推广的对象，课程的哪些部分可以被推广（例如需求评估、新的教学策略、评估结果等）。为课程争取外部资金是一项挑战，但是如果推广是目标，那么课程设计者就需要去探索外部资源，例如来自学系或学校的资金、私人基金会、专业团体或联邦机构等。如果推广是计划内的工作，应当尽早咨询相关的学校审查委员会。课程资料传播过程中还要考虑知识产权问题。在设计过程中了解同行评议的标准也会有所帮助。

推广的途径很多，如在地方、区域内、国内、国际的专业会议做展示；电子资源或纸质出版资源等，也可以通过教育信息中心，如美国医学会的 MedEDPORTAL（见《临床教学的理论和实践》一书第5章）。课程推广委员会普遍认为在同行审议的电子媒体中发表工作是对于项目成功的一项评估（见本书的第 5 章）。当目标是发表文章时，课程设计者需要关注教学杂志和本领域有可能发表的教学文章。最后，确定合作伙伴不仅有助于课程开发，还有助于整个推广过程，合作伙伴能带来不同的视角和技能，加强批判性反思，分担工作量。对于年轻教师来说，如果之前没有课程设计的经验，推广课程相关工作并获得外部资金，确定导师会对他们非常有帮助。

推广课程的相关工作往往会增加课程设计者的工作量，最好的方法是建立学术工作记录，这对未来的学术提高有帮助。另外关注课程开发的学术层面也能带来其他更多产出，如有回报的合作关系、让他人获益、增加职业满意度等。如前所述，系统的课程开发方法为成功的推广奠定了坚实的基础。

（盛　峰译　黄晓明校）

参 考 文 献

1. **Liaison Committee on Medical Education.** Functions and structure of a medical school. 2008. Accessed at www.lcme.org.
2. **Accreditation Council for Graduate Medical Education.** Common program requirements. 2009. Accessed at www.acgme.org/acWebsite/dutyHours/dh_dutyhoursCommon PR07012007.pdf.
3. **Accreditation Council for Continuing Medical Education.** Accreditation requirements. 2009. Accessed at www.accme.org/index.cfm/fa/home.popular/popular_id/a38e8127-34a6-4062-86a3-382b9d34e74e.cfm.
4. **Accreditation Council for Graduate Medical Education.** Outcomes project. 2009. Accessed at www.acgme.org/Outcome.
5. **Taba H.** Curriculum Development Theory and Practice. New York: Harcourt, Brace & World; 1962.
6. **Tyler R.** Basic Principles of Curriculum and Instruction. Chicago: Univ of Chicago Pr; 1969.
7. **Yura H, Torres GE.** Faculty Curriculum Development: Curriculum Design by Nursing Faculty. New York: National League for Nursing; 1986.
8. **Sheets KJ, Anderson WA, Alguire PC.** Curriculum development and evaluation in medical education. J Gen Intern Med. 1992;7:538-43.
9. **McGaghie WC, Miller GE, Sajid AW, Telder TV.** Competency Based Curriculum Development in Medical Education: An Introduction. Geneva: World Health Organization; 1978.
10. **Golden AS.** A model for curriculum development linking curriculum with health needs. In: Golden AS, Carlson DG, Hogan JL, eds. The Art of Teaching Primary Care. New York: Springer; 1982:9-25.
11. **Kern DE, Thomas PA, Hughes MT, eds.** Curriculum Development in Medical Education: A Six-Step Approach. 2nd ed. Baltimore: Johns Hopkins Univ Pr; 2009:244.

12. **Thomas PA, Kern DE.** Curricular, faculty development and funding resources. In: Kern DE, Thomas PA, Hughes MT, eds. Curriculum Development in Medical Education: A Six-Step Approach. Baltimore: Johns Hopkins Univ Pr; 2009:231-44.

13. **Hundert EM, Hafferty F, Christakis D.** Characteristics of the informal curriculum and trainees' ethical choices. Acad Med. 1996;71:624-42.

14. **Houston TK, Connors RL, Cutler N, Nidiry MA.** A primary care musculoskeletal clinic for residents: success and sustainability. J Gen Intern Med. 2004;19:524-9.

15. **Skeff KM, Stratos GA, eds.** Methods for Teaching Medicine. Philadelphia: ACP Pr; 2010.

16. **Distlehorst LH, Dawson E, Robbs RS, Barrows HS.** Problem-based learning outcomes: the glass half-full. Acad Med. 2005;80:294-9.

17. **Mamede S, Schmidt HG, Norman GR.** Innovations in problem-based learning: what can we learn from recent studies? Adv Health Sci Educ Theory Pract. 2006;11:403-22.

18. **Dolmans DH, De Grave W, Wolfhagen IH, van der Vleuten CP.** Problem-based learning: future challenges for educational practice and research. Med Educ. 2005;39:732-41.

19. **Michaelsen L, Knight AB, Fink LD.** Team-Based Learning: A Transformative Use of Small Groups in College Teaching. Sterling, VA: Stylus; 2004.

20. **Dick W, Carey L, Carey JO.** The Systematic Design of Instruction. 6th ed. Boston: Pearson, Allyn & Bacon; 2005:205-6, 210-1.

21. **Bentley TJ.** Facilitation: Providing Opportunities for Learning. Berkshire, England: McGraw-Hill; 1994:25-60.

22. **Brookfield SD.** Understanding and Facilitating Adult Learning. San Francisco: Jossey-Bass; 1987:123-6.

23. **Rogers CR.** Significant learning in therapy and education. In: Rogers CR, ed. On Becoming a Person: A Therapist's View of Psychotherapy. Boston: Houghton Mifflin; 1961:279-296.

24. **Price GE.** Diagnosing learning styles. In: Smith RM: Helping Adults Learn How to Learn. San Francisco: Jossey-Bass; 1983:49-55.

25. **Brookfield S.** Adult Learning: An Overview. International Encyclopedia of Education. Oxford: Pergamon Pr; 1995.

26. **Knowles M.** Andragogy in Action. San Francisco: Jossey-Bass; 1984.

27. **Mezirow J.** Transformative Dimensions of Adult Learning. San Francisco: Jossey-Bass; 1991.

28. **Schon D.** Educating the Reflective Practitioner. San Francisco: Jossey-Bass; 1990.

29. **Cross KP.** Adults as Learners: Increasing Participation and Facilitating Learning. San Francisco: Jossey-Bass; 1981.

30. **Ende J, ed.** Theory and Practice of Teaching Medicine. Philadelphia: ACP Pr; 2010.

31. **Bland CJ, Starnaman S, Wersal L, Moorehead-Rosenberg L, Zonia S, Henry R.** Curricular change in medical schools: how to succeed. Acad Med. 2000;75:575-94.

32. **Newble D.** Techniques for measuring clinical competence: objective structured clinical examinations. Med Educ. 2004;38:199-203.

33. **Reed DA, Cook DA, Beckman TJ, Levine RB, Kern DE, Wright SM.** Association between funding and quality of published medical education research. JAMA. 2007;298:1002-9.

34. **Lipsett PA, Kern DE.** Evaluation and feedback. In: Kern DE, Thomas PA, Hughes MT, eds. Curriculum Development in Medical Education: A Six-Step Approach. Baltimore: Johns Hopkins Univ Pr; 2009:100-144.

35. **Society of General Internal Medicine.** Interest groups. Accessed at www.sgim.org/index.cfm?pageId=380.

36. **American Academy on Communication in Healthcare.** Accessed at

www.aachonline.org.

37. **Glassick CE.** Boyer's expanded definitions of scholarship, the standards for assessing scholarship, and the elusiveness of the scholarship of teaching. Acad Med. 2000;75:877-80.

38. **Simpson D, Fincher RM, Hafler JP, Irby DM, Richards BF, Rosenfeld GC, Viggiano TR.** Advancing Educators and Education: Defining the Components and Evidence of Educational Scholarship. Washington, DC: Association of American Medical Colleges; 2007:9.

39. **Kern DE, Bass EB.** Dissemination. In: Kern DE, Thomas PA, Hughes MT, eds. Curriculum Development in Medical Education: A Six-Step Approach. Baltimore: Johns Hopkins Univ Pr; 2009:161-79.

40. **MedEdPORTAL.** Accessed at http://services.aamc.org/30/mededportal.

第 7 章

教学项目评估

Steven J. Durning，MD，FACP

Col Paul A. Hemmer，USAF，MC，MD，MPH，FACP

要点

- 教学项目评估不仅仅是对每一位学生评价的总和。

- 评估框架需要收集"项目前，项目过程中，项目后"的信息，全面了解项目实际过程和项目产出与投入之间的关系。

- 教学项目评估不仅需要显示课程总体教学效果，也应该提高对教学计划优缺点、相关教学人员的需求，以及教学资源的合理使用等方面的理解和认识。

- 在科室内部，教学项目评估主要由课程负责人、见实习项目负责人和住院医生项目负责人承担，但评估过程也需要得到科室和学校的支持。

- 除了总结性项目评估，教学负责人还应该实施形成性评估系统，比如过程中随时评价并用"黄牌"或"红牌"预警。

- 教学负责人主要负责对教学项目评估结果的分析工作，提倡成立教学委员会帮助合理划分各方面的职责、督促评估工作的进行。

对于每一个参与本科和毕业后医学教育的人来说，评估每个学生的学习情况并不陌生，这是所有教师需要掌握的重要技能。然而教学项目评估则主要是教育领导者（比如课程、实习、项目负责人）的责任。项目评估的定义在不断发生变化。毕业后医学教育委员会（ACGME）将其定义为"系统收集和分析教学项目的设计、实施及成果方面的信息以监督及提高项目质量及教学效果"（1）。所以，教学项目评估不仅仅是对每一位学生评价的总和，它通过批判性地检查新的或现行教学项目的各个方面，帮助理解项目是如何运转的，判断项目是否"成功"，哪些因素与它的成功或失败有关。从根本上来说，项目评估对于学术管理者来说是一个基于实践的学习和提高的任务。

关于项目评估已经有一些优秀且全面的参考文献（2-9）。本章总结了一些实用的原则，还列举了成功和失败的例子，帮助理解项目评估的基本结构和必要元素。本章介绍的方法适用于教学项目的整体评估（比如对医学院的评估；对住院医生培训项目的评估等）、某个项目组成部分的评估（比如医学院课程或见实习的评估；住院医生培训计划中某一年的评估等）、甚至是项目中的某个元素的评估（比如一个新的系列讲座的评估；课程中某个必修部分的评估等）。

❖ 为什么要进行教学项目评估？

从某种意义上说，这个问题的答案是显而易见的：项目需要评估。在毕业后医学教育层面，ACGME 注重项目结果，这就要求教学负责人必须了解什么样的项目能卓有成效（10，11），他们需要会分析从项目中获取的信息，也要会使用外部测量方法评价项目成果，比如如何证明培训与医疗照护之间的关系。在本科生医学教育的层面，医学教育协调委员会（LCME）也对教学项目评估有所规定（12）。其指导意见第 46 条规定，医学院必须收集和应用体现教学结局指标的数据，比如国家规范的完成情况，证明教学项目是否达到预期目标。

除了关注教学结果（3，13），教学项目评估还有利于了解教学项目的优势和缺点。这些信息对于项目的制定者、实施者和获益者都意义重大，并且证明了项目实施所占用资源的合理性。其次，当发生预期之外的教学结局时，需要对整个项目认真审查才能了解发生意外的原因。最后公众也要求我们严格检查我们的教学项目，保证教学质量和考核制度，确保只有符合要求的受训者才能进入下一阶段的培训。

❖ 关键概念和区别

了解教学项目评估中涉及的关键概念的定义对于评估的计划、实施和改进都是大有裨益的。"考核（measurements）"是使用定性和定量的方法衡量个体学员或单个教学项目的表现。"评价（assessment）"是指用来检测某个方面的特定的考核方法。"评估（evaluation）"包括考核（评价）的分析和针对项目得到的各种结果的解释。

❖ 基本要求和较高要求

制定教学目标和评价要分清楚什么是基本要求（必须收集信息），什么是较高要求（可以收集信息）。有的时候这两者的区别很明显，比如认证机构明确的基本要求。在最初精确定义各种考核手段（基本要求还是较高要求）能够确保整个评估的可操作性，并且帮助获得评估所需的额外资源。保障资源对于评估顺利开展的意义不容小觑，比如在见实习结束或住院医师当月轮转结束时，评估的参与度不仅取决于最后收集了多少份问卷，更需要有足够的时间（比如培训教师如何使用评估表格、应该在什么时间完成表格）、资金（比如使用纸质表格或用网上评估系统）和人力的投入（比如相关管理人员的参与）等。

我们认为，与一线教师和教学相关人员（比如学员、科主任和管理人员）一同讨论哪些是基本要求，哪些是较高要求非常有必要。这种讨论可以就各种不同的考核方式及其可能的结果进行讨论，明确哪些是不必要的考核，去除不必要的数据收集过程能节省有限的资源。值得注意的是，在项目评估时有可能会得到意想不到的结果，是否忽略这些"不必要"的考核结果要特别谨慎，尤其是当人们对评价方法本身就抱怀疑态度时，或有人准备对现有课程计划进行大刀阔斧改革的时候。

❖ 信度和效度

了解一个考核方式的信度和效度对于整个教学项目评估至关重要，教学人员需要对基本定义有了解。信度（reliability）是考核结果的可重复性（14）。如果一个考核方式是百分之百可靠的，那么重复考核应该能得到相同的结果。换句话讲，信度取决于考核方式的信噪比，即该考核结果有多少是你想评价的（比如考试考查学生的知识水平），有多少受到其他因素的影响（比如考试这种考核方式自身的问题）。再比如两个不同的老师对同一个学生在某一特定时间特定任务的表现进行评价，两者一致为"信"，而产生"噪"的原因可能来自老师主观判断、学生的特殊性或是评价表格的设计。统计学上常使用内部一致性系数（也称为 Cronbach α）以及同组间的相关性系数来衡量信度。总的来讲，结果越重要，对考核方式的信度要求也越高（比如职业资格考试或是毕业考试的信度要求达到 80% 或 0.8）。

效度是指我们有多少信心相信通过数据得到的推论是真实的（15）。效度考量的是一个考核方式是否评价了我们希望评价的内容。在项目评估文献中会用到很多关于效度的名词：*内容（content）*，即评价考核的是什么？；*构架（construct）*，即对评价结果的解释、概念和常见影响因素；*标准（criterion）*，即某变量预测结局的准确性；*后果（consequential）*，即如何使用评价结果。其中，*表面真实性（face validity）* 的说法已经废弃不用了（16）。

简单地说，最直接提高信度的方式是增加考核的量（17）。比如要评价学生掌握知识的情况，一个 100 道题的考试能涵盖更多的知识点，比 30 道题的考试信度更高。同样道理，教师对住院医生进行 10 次观察比 2 次更可靠。但是增加样本量意味着增加成本，需要耗费更多的时间，投入更多的资源，因而降低了可操作性。所以对于基本要求和较高要求的考核，量要恰到好处，在保证信度和效度的同时，也要保障其可操作性。

在收集证明信度和效度的证据时，一定要牢记"统计学上的显著性"并不代表得到结果在教学上有意义，P 值小并不代表"更有意义"。统计学上用来衡量结果意义大小的方法包括变量分析；回归分析（比如结局二分变量应用 Logistic 回归，结局连续变量应用线性回归，用来考察预测变量对结局的影响；效应量（比如标准方差）（18，19）等。

最后，任何评价方式的信度和效度不是一成不变的，需要定期检查（14，15，17，20）。

❖ 利益相关者

利益相关者（stakeholders） 是指和与教学相关的所有个体——包括学生、老师、教育管理者、患者和未来的员工。对于教学项目评估来说应该尽可能多地收集利益相关者的数据，拓展资源，提高可操作性。从不同人的不同视角可以更全面地了解评估系统（见表 7-1）。

表 7-1　医学教育项目利益相关者及他们在项目评估中的视角

利益相关人员	视角
教师	教学项目的投入和局限性 学生的整体优势和劣势 教学时间和兴趣
患者	真实患者或标准化病人
同行，护士	住院医生存在的问题/取得的进步 人际关系和交往能力 职业精神 基于团队协作的医疗
总住院医生	住院医生存在的问题/取得的进步 住院医生招募
见习项目负责人	各个见习科室的资源配置和局限性 教师和住院医生所构筑的教学氛围 教师培训
教学指导委员会	学术活动 符合程序上的要求

续　表

利益相关人员	视角
用人单位	能力水平 获奖情况 不良行为

虽说教育管理者是教学项目评估的领导，负责执行、分析和阐述结果，但是还是需要成立一个专门的委员会，在项目评估中明确各方职责进行统筹安排。此外，专家咨询也非常重要，专家可以来自学校内部，如统计人员或管理人员，也可以从外面聘请。外聘专家可以分享他们的经验和教训帮助评估顺利开展。比如请一些外院专家进行住院医师评审委员会（Residency Review Committee）或医学教育协调委员会（LCME）的模拟认证检查。在一些住院医生培训项目有类似外聘专家的成功经验（21）。

❖ 评估分析单元

*评估分析单元*可以用来解释大家感兴趣的评估背景和结果。几个评估分析单元组成项目评估的过程，比如学生（如按照年级、课程、住院医生年资或班级划分）、时间（如一学期或一个轮转科室）或地点（如在几个不同的地区比较教学活动）。下文会介绍更多评估分析单元的例子。

❖ 新旧项目比较

在项目评估中，新旧项目的比较值得讨论。虽然两者的评估方法大体相似，但是对于新项目的评估，节奏需要更快，需要特别关注新项目中的创新点产生的影响，比如在住院医生培训中增加50%的门诊轮转时间、在医学院缩短医学生见习时间或提前开始见习、缩短传统课堂授课时间并增加网络教学时间。对新项目的评估需要考虑多方因素影响，可以增加考核的频率，加大信息收集和分析的力度，重视定量考核的使用，关注"不合常理"结果的分析，注重对照组的选择和使用。

❖ 教学项目评估的框架

教学项目评估的成功与否取决于获得的信息能否反映真实结果，具有反思意义的评估方法能对教学项目成败的根源做出判断，进而达到改进项目的目的。

在评估之前需要对评估的目标有准确的定义，至少要通过分析用定性或定量的数据明确成功或失败的界限，或者对成功有度的区分。评估目标不能简单表述为"扎实的医学知识"或"熟练的临床技能"。如果不知道如何定义评估目标，可以尝试回答如下问题，"如果我了解到……，我就对我的教学项目很满意（2）"。例如省略号可以填上，"住院医生在培训结束的时候能够熟练自信地和患者签署知情同意书"；或是"所有毕业生都能一次通过执业医师考试的第二阶段，即临床技能的考试"。

我们复习了教学项目评估的相关文献，在此介绍 3 种不同的*评估框架*，并分别讨论他们的优缺点。

目标和考核（测量）框架

确定目标和考核（测量）框架首先要明确项目的教学目标（22），越具体越准确越好。比如一个内科住院医师培养项目教学目标之一的两种表述，"掌握美国预防医学服务工作组关于成人健康筛查的指南"，"掌握疾病预防的原则"，前者更可取。下一步就是选择可以测量是否达到对应教学目标的考核方法。比如以上的例子中，就可以通过病历复习和关于健康筛查指南的选择题考试来测量教学目标。最后一步就是确定实施考核的频率，让学生通过考核不断进步达到教学管理者的预期要求。比如上述例子，考核的频率可以是一年两次的病历复习和一年一次的考试，达到病历复习的标准并通过相关内容的住院医生培训最后一年的年终考试。

这一框架的可操作性强，缺点包括考核结果很难解释达到或者没有达到预定教学目标的原因、没有说明实施项目评估所需的资源、没有考虑学生在项目开始前的基线情况。

投入、过程、产出框架

这一框架源自于关于质量的相关文献（23）。*投入*是指教学项目需要的资源，比如资金和人力。在医学教育中，*过程*考核来源于教学项目中学生的相关信息，反映了课程内容。比如在内科见习课程中，过程考核包括轮转记录（记录学生见习的患者和疾病）、轮转日记和轮转中期的教师评价。对*产出*的考核指的是对培训结果的评估，反映了学员最后学到了多少。比如见习的产出考核包括在内科见习阶段的轮转表现或是执业医考第二阶段的成绩。对产出的考核一般安排在培训结束之后，也可以作为培训的一部分安排在培训最后。比如见习阶段的出科考就是见习课程的产出考核。

此框架和 CIPP 框架［背景（context）、投入（input）、过程（process）、产出（product）］（7）类似，都考虑到了项目所需的资源和对过程的考核，比目标和考核框架提供了其他更清楚详细的信息。但它也有不足之处，最突出的是缺少基线测量，不能前瞻性地反映产出或结局。比如内科见习考试的通过率或平均成绩能真正反映项目的成败吗？了解学生在参加项目前的表现也就是基线调查对于分析产出结果至关重要，基线调查包括之前的 GPA、年级排名或是入科前的考试成绩（24）。

项目前、项目过程中、项目后框架

这种三阶段框架很适合用于教学项目评估（2）。与投入、过程、产出框架相比，其优势在于明确引入了基线考核，因此结果分析有可能能解释阳性或阴性结果产生的原因。当然这种方法也可用于其他地方（2，24，25）。

这种框架能帮助建立项目前（基线情况）、项目过程中（培训过程）和项目后（产出或考核结果）三者的联系。表 7-2 列举了三阶段的考核方法。同时这种框架也能够随时监控评价的重点和完成情况，强调可操作性和抽样的合理性，区分哪些是考核的基本要求和较高要求，哪些则是不必要的考核。

表 7-2 包括了各个阶段可能用到的定性和定量的考核方法。每个阶段定性和定量的考核方法相结合是十分必要的。定性考核方法对于提出假设以及阐释结果背后的原因至关重要。我们推荐每个阶段至少使用 3~5 种考核方法。

此框架还有如下优点：增进医学教育不同阶段之间的联系与合作，比如本科生阶段的终期考核可以作为住院医生阶段的基线资料；促进推广使用相似的评价方法；有可能对现有项目和新项目都使用此框架；有可能自由定义三阶段的时间长短。这种框架不仅能用于评估整个内科住院医生轮转项目，还能用于逐年的评估、轮转当月的评估、或某一特定轮转内容的评估（比如为期一周的心电图培训）。表 7-3 是三阶段项目评估实战练习，这种循序渐进的指导帮助读者真正实施教学项目评估，表中涉及的一些细节内容会在本章节有更具体的讲解。

表 7-2　三阶段评估框架实例

项目前	项目过程中	项目后
本科生医学教育		
定性		
医学院申请的个人陈述	档案	档案
推荐信	反思写作作业	毕业问卷调查
志愿者经历	见习总结	雇主问卷调查
领导能力的相关经历	教学评估	教学评估
定量		
MCAT 成绩	USMLE 成绩	ITE 成绩
SAT 或是 ACT 成绩	NBME 成绩	课内测试成绩
本科阶段的 GPA	医学院期间 GPA	OSCE 成绩
年级排名	年级排名	年级排名
本科学校排名	OSCE 成绩	Mini-CEX 成绩
申请医学院前所获最高学历	出勤率	360 度全方位评价
毕业后（住院医生）医学教育		

续　表

项目前	项目过程中	项目后
定性		
档案	档案	领导力
申请的自我陈述	带教老师的评语	参与专科协会的情况
医学院成绩总结	同学的评语	
校长或其他推荐信	教职工会议评语	
面试评价	360 度全方位评价	
志愿者经历		
领导工作		
定量		
考试成绩（USMLE，NBME）	ACGME 考核工具箱	认证考试
临床技能（OSCE）	病例和工作记录	毕业问卷调查
成绩	工作时长	雇主问卷调查
GPA		发表文章
年级排名		基金申请
AOA 会员		学术期刊中担任审稿人
		学术期刊中担任编委

继续医学教育

定性		
档案	档案	档案
反思写作	自我评价	自我评价
毕业问卷调查	病人评语	病人评语
雇主排名	雇主排名	雇主排名
教学评估	教学评估	教学评估
定量	PIM 表现	MOC 成绩
ABIM 考试表现	基金申请、论著、书籍等	基金申请、论著、书籍等
OSCE 成绩	参与专科协会	参与专科协会
Mini-CEX 成绩	360 度全方位评价	全面评估
360 度全方位评价	病历质量	病历质量
病例讨论	其他学位或培训	其他学位或培训
领导角色	领导角色	领导角色

ABIM：美国内科协会；ACGME：本科生医学教育认证委员会；AOA：AOA 荣誉协会；GPA：平均成绩；ITE：培训期间测评；MCAT：医学院入学考试；Mini-CEX：小型临床考试；MOC：医师资格审核；NBME：国家医学考试委员会；OSCE：标准客观临床考试；PIM：专业水平提高课程；SAT：学术能力考试；USMLE：美国医师资格考试

表 7-3　教学项目评估的实战练习

考虑你在培训项目中可能遇到的某一具体问题，比如进展不尽如人意，或者你不清楚进展情况
第一步：根据这一具体问题确定对应的教学目标。完成下列句子："如果我知道……，我就对我的项目很满意"；或者"我需要知道……"
第二步：根据什么样的结果或者考核后指标（即刻考核或长期考核），你能够判定是否达到了预期的教学目标，尽可能列举，然后在重要的项目前加星号
第三步：在项目中运用何种考核方法（评价方式）？考核方法要和你感兴趣的结局指标一致 • 考虑评价方式的可行性、可靠性和真实性 • 考虑所选择的评价方式是过程评价还是结局评价、是定性评价还是定量评价、是基本要求还是较高要求
第四步：是否需要基线数据或"对照"数据？这些数据用来比较干预组和对照组的区别、校正基线数据的个体差异、更好地理解项目结果 • 考虑所选择的评价方式是过程评价还是结局评价、是定性评价还是定量评价、是基本要求还是较高要求
第五步：确定什么是评估中的红色和黄色预警（类似临床研究中的"监察员"）。发生什么事情会让你寝食难安？尽可能列举出定性和定量、过程和结果评价方式。黄色预警通常指的是需要引起高度重视的事情；红色预警指的是需要立即采取行动的事情
第六步：根据你定义的红色和黄色预警，重复三至五步，考虑一下你还需要收集什么信息（比如"评估什么"、"增加什么三阶段考核方式"等）
第七步：重复三到第六步，考虑完成上述步骤所需的资源（包括时间成本、人力成本和资金成本）和可能遇到的困难
第八步：项目评估可能会出现哪些意外结果，你如何及时发现这些结果

❖ 结局评价的类型

无论用上述哪种评估框架，难点都是用何种考核方法进行结局评价，往往最容易得到的结果并不是最重要的。Kirkpatrick（26）模型能帮助我们定义何为"成功"（框 7-1）。

框 7-1　柯氏（Kirkpatrick's）四层次培训评估模式

层次 1. *反应（Reaction）评估*——学习者是否喜欢这个项目？为什么？

层次 2. *学习（Learning）评估*——与基线相比，学习者学到了什么？是否提高了知识水平？

层次 3. *行为（Behavior）评估*——经过培训后，学习者是否在行为上有所改变？（不管是有意的还是无意的）

层次 4. *成果（Result）评估*——培训的最终回报是什么？比如对患者照护产生了什么有益的影响？

Miller（27）也提出了一个类似的衡量结局的方法。他将项目结果分成 4 个层次，分别是知识（knows）、应用能力（knows how）、操作表现（shows how）和实际表现（does）。从根本上说，这种评价方法是一个连续的过程，从构建基础知识到实践中将知识、技能与态度逐渐整合，一直到专业技能的最终形成。表 7-4 分别列举了 Kirkpatrick 和 Miller 评估模式的层次和每个层次所对应的测量方法。

Kirkpatrick 和 Miller 评估框架的进步在于每一层次都结合了定性和定量评价方法。而且随着评估层次的深入，结局指标变得更有意义且更难评价。比如说，反应评估很重要（例如肯定要对学生难以接受的培训项目进行改进），知识评估相对容易测量（例如在培训前后进行考试），但这两者都属于较基础层次的评估。认证机构会要求医学院校管理者更多地关注较高层次的评估，如 Kirkpatrick 第三或第四层次，即 Miller 模型的第四个层次。有许多测量问卷或评估表可供管理者使用，比如说 ACGME 提供的评估工具箱（TOOLBOX）（www.acgme.org/outcome/assess/toolbox.asp）。这些可以帮助评估者节省重新设计评估表的时间，但是要认识到这些工具的信度和效度可能是未知的，在决定使用时要有所考虑。

表7-4 教学项目评估中 Kirkpatrick 和 Miller 评估模式的应用

Kirkpatrick	Miller	举例	评论
反应	问卷，李克特量表（Likert scale），焦点小组（focus group），参与者的描述性评论	易于收集和评价帮助指导项目改进如果仅有这一层次的评价是否有意义	
知识改变	知识，应用能力	标准化考试，培训前后的测试，技能实验室，模拟操作	花费较高易于对知识或技能进行评价尽量设置对照组
行为改变	操作表现实际表现	直接观察表现客观结构化临床考试模拟病人，病历复习，360度全方面评价	需对测试人员进行培训有明确的评价标准占用资源多需要了解基线或对照情况在项目实施数周或数月后进行评价
成果	实际表现（这个层次的"实际表现"不仅仅是完成某个任务，而是涉及学习者面对真实病人时的临床操作水平，比如基于实践的学习和项目改进）	医疗质量评价，毕业生或后续培训项目负责人调查问卷，标准化病人，病历复习/审核	实施困难需要组织支持占用资源多

数据来源 1）van der Vleuten CP，Schuwirth LW. Assessing professional competence：from methods to programmes. Med Educ. 2005；39：309-17.

2）Kirkpatrick DL. Evaluation of training. In：Bittel LR，ed. Training and Development Handbook. New York：McGraw-Hill；1967：87-112.

3）Miller GE. The assessment of clinical skills/competence/performance. Acad Med. 1990；65：S63-7.

项目前、项目过程中、项目后框架的要素

评估（Assessment）

　　教育者可以用很多方法来评估他们的项目。在三阶段评估框架（项目前，项目过程中，项目后）中，首先考虑"项目后"评估，需要同时考虑短期及长期的评估方法，兼顾基本要求和较高要求。其次考虑"项目过程中"的评估（或称过程评估），最后考虑"项目前"的评估也称基线评估。

　　举例来说，一个内科住院医生培训项目负责人选择的培训目标为："我希望我的毕业生可以一次通过美国内科医师委员会（American Board of Internal Medicine，ABIM）的认证考试。"这个"项目后"的目标非常明确，那就是 ABIM 认证考试的成绩。还可以应用其他的"项目后"的测量指标，比如考试前的问卷，问卷涉及学生的学习习惯、在学习上投入的时间以及对即将到来的考试是否有足够的信心等。问卷可以同时包括客观问题（用数字回答）和主观问题（用描述性文字回答），后者即是定性指标。第三个"项目后"的指标可以是教职员工的问卷，来调查每一个受训者的知识水平及学习习惯。"项目过程中"的指标包括内科培训中的测试（Internal Medicine In-Training Examination）（28）表现、ABIM 每月一次的知识评价表以及来自于同伴、学生及会诊医师的 360 度全方位评价，这其中也同时包括定性及定量指标。"项目前"指标可以包括在美国执业医师考试第二部分成绩、核心实习考试（core clerkship examination）成绩、在医学院的学习成绩以及在实习轮转过程中他人的开放性评价等。

　　上述例子中，如果最终住院医师的认证考试成绩不理想、失败率高，评价指标中的定性指标将会提供很重要的参考信息，比如发现低通过率的潜在原因是较差的学习习惯或者考试技能欠佳。

　　三阶段评估指标都是根据教学目标而制定的，换句话说，评估的内容应该与教学目标相匹配（17）。比如说，如果你在教学中增加了一个模块提高住院医生与患者交待知情同意的能力，并且希望检验他们是否在实际操作中有行为的改变（Kirkpatrick 的第三层次），此教学目标就不适合用多项选择题的方法来评估检测。更为合适的方法是采用标准化病人，或请上级医师直接观察所培训的住院医生的临床操作，或通过观察他们客观结构化考试（OSCE）的录像并评估。通过这些评估方式，才有可能判断他们是否获得了知识并达到行为改变的层次（27）。

精心选择的评价工具能反映某一领域行为表现的不同方面，达到多维度全面评估的目的。比如说，同时运用 ABIM 认证考试的成绩和来自于老师和同学的知识评价作为评估手段进行多维度评估，我们可以更有信心地认为学生的知识水平确实被准确评价了。

有人专门讨论过对教师或负责评分人员进行如何使用评估工具的培训的重要性（29）。确实，很多教育家认为我们不再需要更多或"更好"的评估工具来提高所得数据的真实性和可靠性，相反的，我们需要的是投入更多精力去培训我们的老师如何使用这些工具。

很多培训项目都会收集足够多的关于学员及项目本身的数据和信息，但是如果不对这些信息进行处理分析，我们不禁要质疑收集数据的意义和重要性。换句话说，我们需要花时间来考虑收集哪些数据是必要的，而不是仅仅是收集那些方便得到的数据。确实，评估过程中电子系统的使用为项目成员提供了很多便利，比如发放、收集和组织评分表、评论和其他数据变得更为容易。但是，如果不对这些数据进行系统分析，难免会忽略掉一些信息，比如意料之外的结果或者某些具有预警意义的征象等。既然做了评估也收集了信息，就应该形成一个分析和总结机制。如果有可能的话，还应该将分析结果向相关人员进行汇报。

举例来说，一般会要求受训者对轮转项目和教师进行评价，其中包含一些书面意见。该如何处理这些信息呢？一种方法是进行正式的定性分析，如确定主题、评语分类等。还有一种方法是与相关人员（比如病房主管、总住院医生、项目负责人、内科主任等）一起回顾阅读所有的评语，并且把这些评价反馈给教师本人和项目负责人，作为 360 度全方位评估过程的一部分。这个相关人员参加的回顾过程即使不进行正式的定性分析也可以很快发现问题，并且提供反馈。

资源

通过之前的讨论，显而易见，为了使得整个教学评估得以顺利进行，需要很多资源——包括人力，时间和资金。

人力资源

每一个项目都需要有一个核心小组（第 4 章）专门负责评估工作，小组成员需要具备相应的技能或有学习相应技能的渠道。比如，负责教学评估的领导需要熟悉数据库的建立与维护、基本的统计方法、研究设计方法等知识，当然并不是要求每一位小组成员都掌握所有技能，成员之间可以相互补充。另外，还需要建立一个评估方法。在一些学校和机构，有专门的办公室或学系帮助完成这些工作（30），当然当没有这些资源时就需要针对这些技能进行专门的培训。

在实施评估的过程中，还需要用到各种不同专长的人才，比如熟悉标准化病人、客观结构化考试或定性分析的专业人士。小组成员拥有不同的专长、培训模式和背景，能让他们在教学评估过程中从不同视角看问题，并且促进相互合作。更重要的是，在这样一个团队中工作不仅可以提高自己的技能，同时也更有动力，因为当他人对你有所期望（比如期待你的结果、知识更新、分析或背景调查等）时，你会更有动力。

时间

除去人力资源，时间无疑是有效评估的最大障碍了。评估的每一个环节都需要时间，比如研究、完善计划、实施、监督、分析、结果发布等等。而这些又会和医学院的其他工作相冲突，如医疗、教学、科研、各种委员会工作和社区服务等。

虽然按照规定，住院医生培训项目负责人应该保证有一半的时间来运行管理整个项目，包括项目评估，但这种应该"被保护的时间"也常常会被其他工作和任务所占据。对于其他见习项目和课程负责人来说情况会更糟糕，因为他们连"被保护的时间"的规定都没有，只有所谓建议（31）。对此并没有简单的解决办法，以下建议可供参考。

首先，充分利用你已经做的事情。比如你前期已经收集了关于学生和项目整体的信息，这一财富应该在项目评估中充分利用。其次，尽早收集和录入数据。"实时"完成评估过程看起来会耗费时间，但会减轻最后分析过程的负担。第三，不要靠一己之力，寻求帮助，寻找其他有意愿或有能力录入数据的人一起来帮助你。第四，如之前的章节所述，尽量做到一举多得。在项目评估中的投入可以产出成果，通过文章、摘要或研讨会等形式展示，引起更大的医学教育机构的兴趣。最后，要向领导争取更多的时间用于项目评估，至少要保证认证机构所要求的时间。当然，用什么来回报这些争取到的时间，也要与领导达成共识。

资金

必须想清楚在可利用的时间、人力和资金条件下，实现什么样的目标是现实可行的。常规项目评估的资金来自于医学院校（例如支持见习或住院医生培训项目的常规评估和数据收集），或是科室（比如购买软件和人事管理）。对于课程改革来说，课程负责人需要把完成教学评估的花费考虑在内，以衡量改革的利弊，这一花费往往由校内资金支持。总之对于教学评估来说，详细准确地考虑资金的来源是必不可少的。

❖ 项目监督

对项目评估进行总结的频率通常是由教学培训的自然周期决定。比如，住院医生培训项目或者见习项目的评估总结一般是一年一次的，而临床预科课程的总结通常是三个月或半年一次。然而形成性评估应该不间断地进行，以监督项目的正常运行。另外，进行教学改革（见本书第6章）或是运行一个新的教学项目时，需要更频繁更正式的评估。类似于药物临床试验中的"监察员"，确保项目进行过程中尽早地发现优势或缺陷。谈到项目评估的频率就不能不提到预警机制（warning flags）的概念。

"红色预警"指的是在评估中得到的需要立即关注并处理的信

息。"黄色预警"指的是需要更密切观察并适时干预的信息。这两种预警可以帮助我们在评估过程中如何支配资源。比如说，如果学生在见习过程中反复缺席某个必修课程，负责人就不应该等到年度总结时再做出反应。类似的例子，如果住院医生反映在某个病房一星期的工作时间超过 100 个小时，项目负责人、也应该立刻做出反应。对于住院医生项目负责人来说，住院医生连续每周工作超过 78 小时就是"黄色预警"，对于见习项目负责人来说，带教老师得到学生的负面的评价也是个"黄色预警"。在医学教育中还有很多类似"红色预警"和"黄色预警"的例子（2）。从某种角度上来说，每个项目都是独一无二的，所以什么是"红色预警"或"黄色预警"也要视情况而定。

❖ 实践及入门指南

表 7-2 是开始进行教学项目评估的入门指南和建议。着重强调几点。首先，如前所述，不要只凭一己之力。整个项目评估过程包括建立团队，通过互相竞争和合作将不同观点整合成统一的目标，测量评估，阐释结果，评估可以提高项目质量，同时也能打造一支专业的评估团队。

同时要善于寻求帮助，比如在研究设计、数据收集或数据分析等方面请教专业人员。也可以进行科室内模拟（或真实）评议，或找外院校专家进行外部评议。

从你必须要做的事情开始，也要尽量利用自己的专长。教学项目评估中某些部分是必须完成的，但如果要让你的项目评估更有特色，需要了解自己的长处和感兴趣的领域，把这些作为评估的闪光点。

另外，ACGME 或者 LCME 等组织提供了很多参考材料，比如普通项目中设定"红色预警"或"黄色预警"的参考文献等，可以把这些作为你评估的起点。

最后，要参加区域或国家的教育会议，比如医学教育研究会议（Research in Medical Education Conference）、学术内科联盟赞助的内科学术周（Academic Internal Medicine Week）、普通内科学会（Society of

General Internal Medicine）等。这些会议是与他人学习分享实践经验的绝佳场所。

❖ 结论

教学项目评估是医学教育者和领导者来评价他们的教学项目是否成功的必备过程，通过评估检测教学成果，分析成功或失败的原因。这种项目前、项目过程中、项目后的三阶段评估框架体现了教学评估的连续性，并将评估很好地和整个教学过程相整合，以帮助得到最终有意义的结果。

表 7-2　教学评估的入门指南和建议

◆ 形成常规。教学项目评估应该成为任何教学项目不可缺少的一部分。

◆ 不要只凭一己之力。和一组志同道合的人一起工作，实现彼此间的期望将是最好的动力。

◆ 寻找合作伙伴。找到那些拥有你所欠缺的技能（比如复杂的统计分析）的专业人士。

◆ 提前决定你想评估的内容和评估方式。

◆ 计划三阶段评估中所需要收集的信息。

◆ 知道什么是基本要求（比如委员会所要求的），什么是较高要求。

◆ 尽早收集及录入数据。随着数据的积累，录入数据所需的时间会令人畏惧。

◆ 掌握数据分析的基本技能，包括建立数据库、录入数据、数据分析等。如果需要，可以参加相关的课程学习。

◆ "一举两得"：大部分的工作都可以转化为学术性的内容汇报给同行（即，学术化）。

◆ 了解地区政策，确定哪些内容是被保障的，哪些需要机构委员会评审通过。

◆ 测量评价工具的信度和效度。

（张新蕾译　黄晓明校）

参 考 文 献

1. **Accreditation Council for Graduate Medical Education.** Glossary of Terms. 2009. Accessed at www.acgme.org/acWebsite/about/ab_ACGMEglossary.pdf.

2. **Durning SJ, Hemmer PA, Pangaro LN.** The structure of program evaluation: an approach for evaluating a course, clerkship, or components of a residency or fellowship training program. Teach Learn Med. 2007;19:308-18.

3. **Goldie J.** AMEE Education Guide no. 29: evaluating educational programmes. Med Teach. 2006;28:210-24.

4. **Green ML.** Identifying, appraising, and implementing medical education curricula: a guide for medical educators. Ann Intern Med. 2001;135:889-96.

5. **Musick DW.** A conceptual model for program evaluation in graduate medical education. Acad Med. 2006;81:759-65.

6. **Stufflebeam DL.** CIPP Evaluation Model Checklist: a tool for applying the fifth install- ment of the CIPP Model to assess long-term enterprises. Accessed at www.wmich.edu/ evalctr/checklists/cippchecklist.pdf.

7. **Stufflebeam DL.** The CIPP model for evaluation. In: Stufflebeam DL, Madaus GF, Kellaghan T, eds. Evaluation Models. 2nd ed. Boston: Kluwer; 2000.

8. **Woodard CA.** Program evaluation. In: Norman GR, van der Vleueten CP, Newble DI, eds. International Handbook of Research in Medical Education. Boston: Kluwer; 2002.

9. **Hawkins RE, Holmboe ES.** Constructing an evaluation system for an educational pro- gram. In: Holmboe ES, Hawkins RE, eds. Practical Guide to the Evaluation of Clinical Competence. Philadelphia: Mosby Elsevier; 2008:216-38.

10. **Accreditation Council for Graduate Medical Education.** ACGME Outcome Project: Enhancing Residency Education Through Outcomes Assessment. Accessed at www.acgme.org/outcome.

11. **Goroll AH, Sirio C, Duffy FD, LeBlond RF, Alguire P, Blackwell TA, et al; Residency Review Committee for Internal Medicine.** A new model for accreditation of residency programs in internal medicine. Ann Intern Med. 2004;140:902-9.

12. **Liaison Committee on Medical Education.** Functions and structure of a medical school. Standards for accreditation of medical education programs leading to the MD Degree. 2008. Accessed at www.lcme.org/standard.htm.

13. **Asch DA, Epstein A, Nicholson S.** Evaluating medical training programs by the quality of care delivered by their alumni. JAMA. 2007;298:1049-51.

14. **Downing SM.** Reliability: on the reproducibility of assessment data. Med Educ. 2004;38:1006-12.

15. **Downing SM.** Validity: on meaningful interpretation of assessment data. Med Educ. 2003;37:830-7.

16. **Downing SM.** Face validity of assessments: faith-based interpretations or evidence- based science? Med Educ. 2006;40:7-8.

17. **van der Vleuten CP, Schuwirth LW.** Assessing professional competence: from methods to programmes. Med Educ. 2005;39:309-17.

18. **Colliver JA.** Call for greater emphasis on effect-size measures in published articles in Teaching and Learning in Medicine [Editorial]. Teach Learn Med. 2002;14:206-10.

19. **Colliver JA, Markwell SJ.** ANCOVA, selection bias, statistical equating, and effect size: recommendations for publication [Editorial]. Teach Learn Med. 2006;18:284-6.

20. **Downing SM, Haladyna TM.** Validity threats: overcoming interference with proposed interpretations of assessment data. Med Educ. 2004;38:327-33.

21. **Pugno PA, Kahn NB Jr.** The residency assistance program: 1,000+ opportunities and 30 years of experience promoting excellence in family medicine education. Fam Med. 2005;37:253-8.

22. **Kassebaum DG.** The measurement of outcomes in the assessment of educational program effectiveness. Acad Med. 1990;65:293-6.

23. **Holzemer WL.** A protocol for program evaluation. J Med Educ. 1976;51:101-8.

24. **Denton GD, Durning SJ, Wimmer AP, Pangaro LN, Hemmer PA.** Is a faculty developed pretest equivalent to pre-third year GPA or USMLE step 1 as a predictor of third-year internal medicine clerkship outcomes? Teach Learn Med. 2004;16:329-32.

25. **Durning SJ, Pangaro LN, Denton GD, Hemmer PA, Wimmer A, Grau T, et al.** Intersite consistency as a measurement of programmatic evaluation in a medicine clerkship with multiple, geographically separated sites. Acad Med. 2003;78:S36-8.

26. **Kirkpatrick DL.** Evaluation of training. In: Bittel LR, ed. Training and Development Handbook. New York: McGraw-Hill; 1967:87-112.

27. **Miller GE.** The assessment of clinical skills/competence/performance. Acad Med. 1990;65:S63-7.

28. **Babbott SF, Beasley BW, Hinchey KT, Blotzer JW, Holmboe ES.** The predictive validity of the internal medicine in-training examination. Am J Med. 2007;120:735-40.

29. **Pangaro LN, Holmboe ES.** Evaluation forms and global rating scales. In: Holmboe ES, Hawkins RE, eds. Practical Guide to the Evaluation of Clinical Competence. Philadelphia: Mosby Elsevier; 2008:24-41.

30. **Gruppen L.** Creating and sustaining centres for medical education research and development. Med Educ. 2008;42:121-3.

31. **Pangaro L, Bachicha J, Brodkey A, Chumley-Jones H, Fincher RM, Gelb D, et al; Alliance for Clinical Education.** Expectations of and for clerkship directors: a collaborative statement from the Alliance for Clinical Education. Teach Learn Med. 2003;15:217-22.

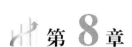

第 8 章

建立学生评估体系

Daniel J. Klass，MD，FRCPC，MACP

要点

- 设计评估计划，使评估方法与学生的学习目标相一致。
- 不同的学习目标需要使用不同的评估方法，为了让评估更高效，每一种评估方法最好能同时评价几种不同的能力。
- 成立利益相关人员委员会，帮助你理解和形成项目的评估文化。
- 在定义受训者学习目标标准时，要注意把对于不同水平受训者的隐含的期望表达清楚。
- 依靠最合适的工具，让评估体系适用于现实医疗环境，包括那些应用于质量管理的评估体系。

如果你刚刚接受了内科学系主任的邀请，担任新一任的内科住院医生培训项目负责人。系主任建议你重点关注即将到来的 2 年之后的住院医生培训评审委员会（Residency Review Committee）资格认证评审。上一次评审的重要批评意见为项目需要更完善系统的住院医生评价过程，具体来说就是是否每一个参加培训的住院医生都达到了项目要求，能胜任今后的独立行医工作。

本章会帮助你就学生评估问题理清思路，指引方向。这里的学生有可能是参加住院医生培训项目的住院医生，也可能是你任教课程或见习项目的医学生。本章的重点为：①学生评估体系的组织原则和基本假设，包括评估体系的历史和评估文化；②医学教育范畴内的评估；③评估工具的选择原则和具体实例，比如设计一个运用多种方法全面评估学生各项能力的评估蓝图。除了提供评估设计的实用建议，本章还就如何管理评估体系给出自己的观点，帮助你识别和利用必要的资源。

本章并不想针对所有学术管理人员，主要针对本科医学教育的课程或见习项目负责人、毕业后医学教育的住院医生培训项目负责人、以及负责继续医学教育的领导。另外，本章也不涵盖建立和管理现有评估方法的详细方案，比如多项选择考试、标准化病人等，相关内容需要参考更详细的资源。本章的目标是帮助上述负责人，以及那些刚刚开始负责某个学术项目的人员，帮助他们全面了解有效评估医学受训者所需的内容。

临床教育者需要了解目前评估临床受训者的工具并不像医学中的诊断试验那样精确，他们也不必因此气馁，这一点非常重要。教师直接观察的结果并不能真正反映学生问诊和查体的准确性，利用一些辅助手段（比如标准化病人或计算机模拟病例）也和检测血清生化指标或磁共振检查大相径庭。针对个人行为的评估方法的不确定性也反映了能力评估的复杂性，针对能力的评估往往需要联合应用多种方法。

❖ 评估文化和质量改进的关系

临床评估领域处于不断变化之中。一般来说，针对学生的评估往往集中于课程结束或项目结束时的总结意见，而忽视运行过程中的评价和反馈。这些评估对于受训者来说都是高风险事件，暗含着重要的决定命运的结果。因此，评估的过程变得对老师来说很困难，对学生来说令人生畏。一般说来，一旦评估的障碍被扫清，评估的良性效益就会显现出来，被称为"人生的良药"，这一概念是医学能力评估的"弹道模型"的一部分（3）。但是，这一模式往往让位于当今对受训者更重要的期望，也就是让他们能通过资格认证，有独立行医的能力。标准非常重要，但标准不仅仅是一个界限，更重要的是培训的目标和基石。

首先一条建议就是要寻找资源确保学系重视良好的评估文化，能做到定期规律地评价和反馈（也就是质量改进），而不是仅仅依靠在见习或培训结束时的考试来评估学生。评估是医疗质量提高系统的重要组成部分，而不仅仅是总结性的学术考试。评估的主要目的是教育（形成性评估），而不仅仅是评判（总结性评估）。医学生和住院医生都已经经过了精心挑选，他们都有取得成功的能力，也在为成功而努力。毫无疑问，他们中间也会出现几个"害群之马"，但这都不足以贬低以提高为目的的有效评估体系的作用。这种正向的态度应该成为科室院校努力的方向，并渗透到评估体系的每一个环节。

第二条建议是：不要只是修修补补，要大刀阔斧！领导力是指不墨守成规。要有勇气彻底改变你所在的见习或住院医生培训项目当前使用的评估体系，并要对这种改变的任务有紧迫感。比如在即将到来的住院医生培训评审委员会认证访问的背景下进行评估改革，这种时间紧迫性会对你的革新目标大有裨益。

❖ 最初的问题

如果你打算设计一个评价学习者的评估体系，最初你需要回答以下问题：

1. 该评估体系的目标和目的是什么？
2. 哪些评估工具和教学任务的目标和目的相适应？
3. 实施该项目需要哪些资源和组织管理上的努力，比如教师培训？
4. 如何将项目评估渗透其中，让你能轻松了解项目是否取得成功？（本书第 7 章将进一步阐述如何进行项目评估。）

❖ 寻求帮助

在一个项目中，评估学员是一项很庞大的任务，不可能由一个人完成。你所在的医院或医学院可能已经精心设计了通用的评估策略。希望你能找到有经验的教育者，帮助你学习某个特殊的评估工具（比如标准化病人），确保你自己的评估设计不偏离院校的评估方案。你也可以寻求其他科室处境与你相同的同事的帮助。

最初的任务是成立一个有代表性的委员会，帮助你的项目确定方向，把握具体细节。每一个委员会成员要具体负责任务的一到几个方面（比如模拟模型的运用等），并全心投入这部分任务的实施。对于任何一个全新的评估体系来说，最重要的一点是让教师全身心地投入，自始至终支持整个过程。除非让你的教师成为"合伙人"，不然你的一切努力都将成为泡影。上传下达，也要让你的系主任关注你的计划，和学生有沟通，他们是重要的利益相关者，会支持你对评估计划的正向改变。

寻求来自教育组织的帮助，比如毕业后医学教育认证委员会（ACGME）、医学教育联合委员会和美国内科医学会（ABIM）等，他们是定义教学目标和目的的机构，并对评估策略的目的和意义有清楚的阐述。你自身的成功取决于是否和这些最重要的要求取得一致。要熟悉认证过程中与评估相关的部分，保证你设计的评估学生的系统能达到并通过认证机构的要求（2）。

最后，不要无视你所在机构以前或当前的评估体系。每一所医学院校都有传统的评估方案，它们是课程设计的重要组成部分。从本科医学教育到毕业后医学教育，不同项目的评估文化互相影响，就像"异体受精"一样，保证项目的竞争力，这种评估文化会影响学生的期望和教师的实践，不管是正面的还是负面的。

❖ 评估临床能力的传统方法

传统来说，连续性医学培训包括进入医学院校、从医学院毕业进入毕业后教育、完成住院医生培训开始独立执业。医生执照审核会有一些继续医学教育的要求，但总体来说这不是医学培训的重点。的确，一旦医生开始执业，就很少再会遇到评估他们能力和技术的高风险测试。因此，医学生毕业和住院医生培训结束时的评估至关重要，这是发现去除那些没有能力独立行医的人员的工具。这一目的既是一些"鹰派"教师证明自己观点的证据，也是另一些教师分数膨胀或不愿意评估的原因。在这个"一旦进入，不再离开"的世界，如何保证受训者的关键能力十分必要。尽管如此，学业成绩的评定标准很少表述清楚，大家都认为这些标准已经融入教师的评分之中并在应用中做到公平和一致，其实并不尽然。缺乏透明度的评价仍时时出现在临床评估直接观察阶段，所有的相关标准仅仅在最近几年才开始验证。

从评估内容的角度，临床能力的评估包含两大方面：*知识*和*处理疾病的专业行为*。知识方面，内科经典的教科书比如《希氏内科学》或《哈里森内科学》已经详细定义了内科领域所包含的范围，这些知识可以用传统的笔试来进行评估。刚开始时，这些考试主要是主观题为主，到了 20 世纪 60~70 年代，人们越来越多地使用可以机器阅卷的标准化选择题考试，这种新的考试形式能考察更大量的临床信息，结果也更为可靠。处理疾病的行为可进一步分为几个过程，比如问病史、体格检查、做出诊断、诊疗步骤等。

这种终极考试的临床内容往往体现了在教学医院病房能学到的东西。但是，它往往并不与现实世界的人群和疾病谱相一致，也不能和受训者未来执业的状况匹配。处理疾病的行为的评价标准也往往是基于学术机构参与考核的医生的个人判断。埃尔斯坦等人（4）指出，医生的某些能力是局限于特定的患者，医学生能力的总体评价也是基于他们在小部分随机病例中体现的能力。虽然通过系统研究（5）资格认证过程中的病例考试（口试）和临床能力测试已经被废除，即使这样，人们仍认为上述形式是最权威的考核医学生临床能力的考试形式。

直到二十多年前，如果你负责评估住院医生或医学生，你会涉及很多办事员的任务，比如为观察为主的临床考试招募和安排临床医生；准备足够的考试题来提升客观多选题考试的可信度。

❖ 心理测量的兴起

心理测量方面（教学和心理测量科学）的逐渐成熟带来了临床评估大量变革的开始，尤其是测量评估可靠性的日常工具的发展，也就是评价评估者和测试题一致性的工具（3）。举例来说，全美考试委员会 1965 年左右进行的信度研究（6）发现，临床教师观察学生进行临床检查的考核其信度和随机抛硬币没有区别。

由于常用的评估手段缺乏信度和效度检验，20 世纪 80 年代中期开始，各个考试组织、专业团体和教育者都开始寻求评估方法的变革。传统的临床口试，也称为 CEX（clinical examination），通常让医学生接诊一个新患者，进行问诊、查体和讨论，考官在一旁直接观察学生的表现。这种考试形式由于占用的资源比较多，缺少规范的心理测量（可信度差、缺乏效度检验、存在很多偏倚），而且透明度不佳（7），已逐渐失去可信性。标准化的多选题考试虽然考查全面，技术上可信度高，但也存在明显的缺陷（4），有时缺少"真实性"。一份包含 180 道选择题考试的分数是否能真正反映医学生的实际临床能力？或者更专业地说，现实存在的患者医疗措施的变异哪些能用选择题考试的结果来解释？霍华德·巴罗斯是运用标准化病人进行表现评估的先驱，曾经问过这样的问题，"如果飞行员的证书通过完成选择题考试就能拿到，这样的飞行员开的飞机你敢坐吗？"这个问题在今天仍未得到完全解决，很大一部分的原因是重要考试的关键部分很难通过某种系统观测得到结果（7）。幸运的是，越来越多的人开始热衷于创建新的评估体系、改革调整旧的评估工具、不断引进新的评估工具，所有这些工作都是为了解决评估的正确性和意义问题。

❖ 你会评估表现或能力吗？

评估学习者的表现和能力是两个不同的概念，需要把两者区分清楚。在米勒的术语中（8），能力评估回答的是受训者是否"能完成"某项临床任务，而表现评估回答的是受训者是否"完成了"（或"已经完成"）某项临床任务。关注学生参与的一系列活动，收集证据推断学生未来遇到相似的任务时是否有能力胜任。将考试考查的表现与未来的表现联系起来，这种设计考试的思路是符合逻辑的。驾驶员的驾照考试是最佳的能力评估例子，考试由几部分组成，包括交通法规、停车、视力检查、实际路考等，这些部分构成完整的驾驶行为。表现评估是另一方面，它侧重"整个行动"的质量，关注任务背景中的所有因素，包括行动者本身。

但对于学生的临床评估来说，这些又意味着什么？越来越多的人运用表现评估来评价学生在临床实践环境中的责任心，这也带来了受训者临床评估的变革。

❖ 临床评估的现行方法

评估的工具越来越多，越来越复杂，评价重点也从关注执业前的"成绩"到更多更细微的方面，大多数方法不仅应用于评估受训者也可用于评估执业医生。这些新方法从技术角度已经大大武装了整个评估过程（9，10）。举例来说，除了应用笔试和直接观察受训者处理患者的考试，还可以使用很多其他方法来评价学生的表现：比如临床结果（手术后的再入院率、并发症的发生率等）；病历记录与临床过程的一致性（如病历中各种符号）；同学之间的直接观察；一起工作的人或患者或家属的评价（"认可或欣赏"）（11）；职业发展过程中的参与度，比如工作日志、日记或档案等（12）。其中的一些方法会在本章的后续部分更详细地阐述。我们现在已经拥有了很多能实际检查医生工作过程的工具，这些工具同样能用在受训医生身上。这也有助于在评估过程中和培训前完善情况介绍，向受训者传达培训及表现目标。

从能力到表现

以实际表现导向的评估工具将评价的重点由"能力"转向"表现"。传统能力导向的评估体系反映了目前常用的评估工具的作用，随着新的评估工具的发展，让以表现为导向的评估得以实现。我们已经评价了我们*能*干什么，现在我们能评价*应该*干什么。因为在能力导向的评估体系中，评价者假定能力是个人知识和可观察到的零散临床技能的总和，评估的核心是选择最能测量这些方面的工具。抛开方法本身的缺陷，这一思路最根本的问题是评价能力已经成了目的，也就是为了评价而评价。这种评估体系并没有将能力的概念真正情境化，或者说没有将评估和实际医学实践中与行为相关的不同医疗结局联系起来。新的以行为表现为基础的临床评估的核心在于将评价内容和医疗中可测量的过程指标和结局指标联系起来。

最后一点和很多组织提出的目标一致，比如 ACGME 修订的能力概念和评估目标，再比如安大略省教育未来医生组织提出的目标，以及加拿大医学教育规范等（CanMEDS Roles）（框 8-1）。所有这些规范都代表了一种趋势，希望能正确定义什么是有能力的医生，有能力的医生是那些集许多角色和责任于一身的人，而不是那些拥有某些孤立特质的人（图 8-1）。

提高医疗质量框架下的评价

新的检查手段的不断涌现，公众对医疗结局的要求不断提高，这些改变带来了临床医学和评估的巨大发展，尤其是更关注医疗实践的结局。比如，你是一名住院医生培训项目主任，你的任务是评估受训者的能力，这种评估应该包括你的毕业生在他们各自工作岗位的表现情况，你需要应用这些数据来进一步改进项目课程设置（5）。目前，我们的考试方法还集中在评价学生的能力是否为未来的工作"做好准备"，新的评估模式更注重医疗质量提高，注重检查参加培训的医生的实际工作表现，通过在现实工作环境或高度模拟现实的环境中完成任务的表现来评判医生的能力（6）。

在过去的 25 年中，对新的评估方法的推动工作带来了更多的机会，为医疗机构提供数据，来证明医疗行为（过程）与医疗结局的联系。在传统医学学术界，临床评估和医疗质量是两个截然分开的过程，但实际上这两者之间能产生重要的联系。当今，评价活动应该成为医疗保健体系中的重要教学过程，紧扣 ACGME 倡导的"临床工作中的学习与改进"的能力。最终，提高医疗质量和教育体系中的评价过程有机地结合起来，这会为学术医学增色。举例来说，这种评价回答了存在已久的问题，如"这种评价能很好地预测个人在今后工作中的高品质表现吗？"或者"这个具体过程能促成积极的医疗结局吗？"

框 8-1　医生能力评估框架

ACGME 定义的临床能力要素（33）

➢ 医疗（包括问诊、查体和操作技能）

➢ 医学知识

➢ 临床工作中的学习与改进

➢ 沟通能力

➢ 职业精神素养

➢ 在医疗体系下的执业

续　框

加拿大医学教育规范（针对专科医生）（CanMEDS Roles）（34）
- 医学专家
- 交流能手
- 协作者
- 管理者
- 健康倡导者
- 学者
- 专业人员

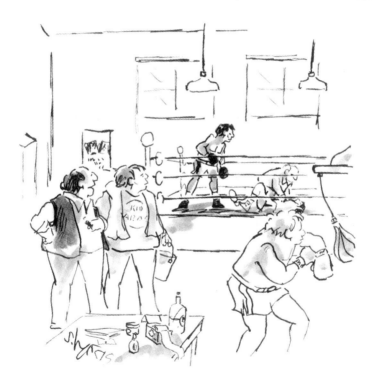

"他看上去很有前途，但是让我们看看他的考试成绩怎么样。"

　　图 8-1　有能力的医生是那些集许多角色和责任于一身的人，而不是那些拥有某些孤立特质的人

现实的挑战是如何找到合适的方法让学科学习中的任务与现实世界更好地联系起来。表 8-1 基于拉杜卡等（13，14）的想法，将学习任务根据特定场景下的临床实际区分成不同层次。这种分类方法让基于能力的考试和临床现实更好地联系起来。

表 8-1　基于临床实际的评价框架（蓝本）*

执业模式	临床场景	典型临床接触类型	疾病范围†	评估的诊断技能†	临床技能	患者/团队管理能力
在农村或郊区环境下独立行医或团队行医	私人诊所，门诊，家庭病房，普通医院病房，病房会诊，长期护理院	慢性病、已知疾病和处理手段不多的无法缓解的疾病的随访（包括稳定患者和急性加重患者）；常见疾病的首诊；患者转诊和交接	地域相关；主要慢性疾病：糖尿病，慢性心血管疾病和预防；慢性消化道症状；泌尿生殖系统感染；慢性肺、肝和关节疾病；急性感染；艾滋病；贫血；肿瘤	重点体格检查；诊断性问诊；高效的检查；慢性疾病的药物治疗、预防和处理	与常见慢性疾病相关的操作技能：比如胸穿、关节/骨髓穿刺、肝活检	咨询，家庭咨询，医疗合作，不同专科间的合作，药物自我调整教育
在大型城市或教学医院的团队行医	病房患者处理，会诊，慢性疾病连续性处理	急性症状，复杂的慢性疾病，涉及多系统的疾病，复发或既往治疗失败	慢性疾病：心血管疾病，慢性阻塞性肺病，关节疾病，肿瘤患者化疗	专科查体，诊断流程	中心静脉置管，胸穿，关节腔内注射，穿刺术	操作和治疗前的知情同意

续　表

执业模式	临床场景	典型临床接触类型	疾病范围†	评估的诊断技能†	临床技能	患者/团队管理能力
主要与有创操作相关的职业	治疗室，急诊室，手术室，重症监护病房	新诊断的急性危重症患者	围手术期处理，心血管危险因素，中性粒细胞缺乏	压力测试，解读复杂检查	起搏器置入，骨髓活检	知情同意，告知坏消息

*此表格主要是以理论性解释说明为目的。每一个具体项目需要根据实际执业环境类型确定适用与受训者的最终目标。虽然不是所有的受训者都能遵循所有目标，但项目必须完成主要目标。同样的，在不同场景的病例分解也要根据经验制定。为了完成这一任务，需要得到医院或执业场所的数据，了解相关机构临床情况的"流行病学"资料。这些数据包括患者的一般资料、入院情况、出院诊断、医院或门诊操作记录等。所有这些都是为了构建不同环境的内科医生执业"模式"，让教学和评估更有针对性。

†基于地区性的"20 大"常见疾病。

‡诊断和操作技能需要符合 ACGME 规定的六大能力。

❖ 可选择的工具

一旦评估的总体框架已经确定（比如，基于 ACGME 能力要求、CanMEDS 角色要求或机构特定的模板），下一步需要开始制定评估过程的具体工作。你需要：①确定方法构建考试内容（比如应用表 8-1 提供的蓝本）；②充实具体评价工具和考试（表 8-2 ~ 表 8-4）；③计划你将以何种频率抽查受训者的能力以及你如何收集、积累分析考试数据。

在选择评估工具时，十分重要的一点是确保工具适合需要评价的内容，评价内容一般由教学监管部门决定。比如 ACGME 想要评估"临床工作中的学习与改进"能力，你就需要使用适合评估这种能力的工具。

评估框架中的每一项能力都需要选择合适的评估方法或工具。自从 20 世纪 80 年代以后，出现了一系列新的考试形式可供我们选择。

表 8-2　"考试方法"与评价的能力相匹配*

ACGME 能力	CanMED 角色要求	多选题考试，笔试	计算机模拟病例	不间断的督导教师临床观察	标准化病人和客观结构化临床考试(OSCEs)	临床考试(Mini-CEX)，其他形式的直接观察	来自外界的反馈(360度反馈和同行评价)	档案和外部资料收集†
医学知识	医学专家，学者	×××	××	××	×	××	××	×
沟通能力	交流能手，协作者	×	×	××	×××	××	×××	×
职业精神素养	专业人员，协作者，健康倡导者	×	×	×××	×	×	××	××
医疗照护	管理者，健康倡导者，医学专家	××	××	×××	××	×××	××	×××
在医疗体系下的执业	管理者，健康倡导者，协作者	×	×	××	×	×	×××	×

续 表

ACGME 能力	CanMED 角色要求	多选题考试，笔试	计算机模拟病例	不间断的督导教师临床观察	标准化病人和客观结构化临床考试（OSCEs）	临床考试（Mini-CEX），其他形式的直接观察	来自外界的反馈（360 度反馈和同行评价）	档案和外部资料收集 †
临床工作中的学习与改进	医学专家，学者	×	×	×	×	×	×	×××

* 表格为住院医生培训项目主任及见习项目主任提供了评估学生的方法，用多种方法评估学生不同方面的能力。×：证据不足；××：有一些证据但不够充分；×××：证据基本充分，但对于决策制定有时并不足够；××××：有实质性贡献，可充分用于决策制定；此表中没有××××因为目前还不存在完美的评价方法。

† 这一类型的方法还需要完善，不仅需要学习者自己记录的档案，还需要收集来自内部及外部的关于结局和过程的数据。

几乎所有这些评估工具的目标都是评估现实中的"表现"（也就是实际医疗实践中的表现）。这些工具有：用来评价个人行医行为的同行评估工具（15）；客观结构化临床考试（OSCE）（16）；考查临床能力的标准化病人（17，18）；目标更精确的知识考试（14，19）；考核"判断力"或知识应用能力的病历回忆法和改良的临床情境模拟，可以借助于计算机（20）或其他新开发的高科技模拟技术（21）；在系统中的实践考试（11，22）；改良的自我评估工具（23）等。另外，在医疗服务过程中获得的管理信息，比如实践中是否遵循指南等信息，也可以用来衡量医疗行为是否优秀。这其中的许多工具可能价格昂贵或费时费力，还有一些可能并没有被医生这个职业群体很好地认识。记住，你不可能应用所有的考试形式，你需要一个选择的过程或模式，通过这个让你了解你想知道什么，怎样做更高效。就这点而言，把你的选择过程建立在一个良好的范例及设计之上是明智之举。

❖ 评估范例和设计

评估范例和设计互为互补。评估范例是指考核的具体方面，也就是在某一特定临床场景之下描述医生的具体任务，评估范例至少需要描述你所在的科室所需最重要的能力。评估设计，是指实施评估的具体计划，包括使用何种评估工具来评价各个需要考核的方面，以及每一方面在整个评估方案中所占的权重等。

评估范例：将临床角色与临床实践联系起来

你的评估系统首先需要具体说明考核何种能力，也就是说，需要明确你对受训者的期望和能力范畴。泛泛地说所有毕业生都要成为出色的交流者，或者说他们必须具备某种品质，这还不够。首先要定义受训者需要在哪些情境中具备你所期望的能力，需要在经验的基础上列出受训者在未来工作中可能遇到的环境和场景，包括在这些情境中受训者可能遇到的不同类型的患者和临床情况，举例如下：

- 临床环境：病房，门诊，会诊
- 患者特征：性别，年龄，分布，种族，社会经济阶层

- 临床任务：预防，诊断，干预，综合治疗
- 临床技能：问诊，重点查体，患者咨询教育，操作技能
- 临床敏锐性：急性危重疾病；急性疾病；慢性、复发性或病因不明的疾病
- 临床问题：心血管疾病，内分泌疾病，感染性疾病等

应用这一结构的范例给住院医生培训项目或见习项目主任提供了设计评估系统的框架，既要包括大的背景情况（比如执业种类、场所、人群特征等），也要包含细节（比如选择和考核能力匹配的评估工具）。整体框架描绘了住院医生在临床可能遇到的不同环境（表8-1）和需要应用不同的方法考核的一系列问题（表 8-2）。然后是选择评估方法的计划，比如临床教师用迷你临床技能评估（Mini-CEX）的方法直接观察学生（表 8-3），又如项目或见习主任把客观结构化临床考试（OSCE）作为评估工具（表 8-4）。

表 8-3　评估计划：用迷你临床技能评估（Mini-CEX）直接观察
　　　　　住院医生的临床技能[*]

场所	临床问题	临床技能			
		问诊	重点查体	咨询	操作技能
病房（一个患者）[†]	肺炎	急性症状（咳嗽，发热等）	呼吸系统查体	胸腔穿刺知情同意	胸腔穿刺
病房（四个不同患者）[‡]	COPD/化疗患者/CHF/低血压	COPD 患者再次入院	粒缺发热	教育患者自我调整药物	中心静脉置管
门诊（一个患者）[†]	肩关节损伤	持续性肩痛	肩关节查体	知情同意	关节腔内注射
门诊（四个不同患者）[‡]	下腰痛/甲状腺功能亢进/糖尿病	下腰痛	甲状腺及相关系统查体	控制血糖的治疗选择	穿刺术

续　表

场所	临床问题	临床技能			
		问诊	重点查体	咨询	操作技能
会诊（一个患者）†	围手术期会诊	心脏危险因素	心血管查体	降低动脉粥样硬化风险	运动平板试验
会诊（四个不同患者）‡	见"临床技　能"部分	眩晕	头晕	抗凝	腰穿

COPD：慢性阻塞性肺病；CHF：慢性充血性心衰。

＊整个评估计划需要 15 位患者，评估需要数位教师在 6~12 个月中完成。

† 传统的"完整病例考试"，教师通过学生在一名患者身上进行的有序的诊疗活动观察学生的临床技能。

‡ 允许教师通过不同的临床问题和患者观察学生临床技能表现的一致性。

表 8-4　评估计划：内科实习医生六站式客观结构化临床考试＊

临床问题	问诊（3 名考官）	查体（4 名考官）	咨询（2 名考官）	操作（2 名考官）
哮喘	病史	呼吸系统查体	急性加重的处理	
抑郁	病史	抑郁量表		
心脏瓣膜病		心血管系统查体†		解读心电图
老年人	痴呆筛查	步态和活动能力检查		
心肺复苏				模拟人插管或中心静脉置入‡
肿瘤		告知坏消息		

＊采用标准化形式考核临床技能，除特殊注明外均采用标准化病人。

† 最好选择有体征的真实患者。

‡ 有条件的情况选择。

这种组织结构给教师和学生提供了统一目标（评估促进课程改进，期望学生获得所需的技能），建立明确的行为标准并成为课程的"核心"部分。在以前的教学课程和评估过程中，多使用真实的患者，这种方法对评估受训者的能力有很大的随机性，给项目确定可靠和统一的评价标准带来困难，上述的评估计划避免了这种缺陷。

这种评估范例形式也带来了临床技能认证的变革，从原先的非锚定模式转变为标准更明确的模式，也就是明确了特定临床情境和能力范畴中行为表现的标准。

评估计划

评估范例为评估内容提供了框架，评估计划则是组织评估过程的工作手册。一般来说，它包括两个维度，一是考核什么能力（比如医疗），另一个是选择何种考核方法（比如多选题考试）。在计划中，不免存在重叠或缺口，但这种计划最大的好处是让每一种工具着重考核某个特定领域，避免存在大的疏漏。比如，如果临床考官设计了迷你临床技能评估任务（表 8-3）旨在考核学生的医患互动沟通能力，那么就不要再化时间和精力将这种评估手段延伸到其他评估领域，比如医学知识和医疗体系下的执业。评估计划让受训者了解针对他们的评价是全面综合的。

不管是评估范例还是评估计划都不是容易的工作。虽然有一些推荐的方法（24），但它们的信度和效度并没有被任何医学领域的教育组织所认可（25）。最主要的挑战是如何在需评价的能力范畴（比如 ACGME 规定的六大能力范畴）和临床实践之间建立联系，并进一步深入，比如哪些医生的角色和素质是必须测量的；在哪些情况下这些素质需要显现出来；用何种方法来评估医疗实践中的行为能力等。拉杜卡等（13）已经在此领域有了开创性的工作。

❖ 选择工具

一旦评估范例和计划准备完毕，接下来将会面临艰难的选择。我们将用什么方法和工具来测量不同的行为能力范畴？在当今环境下，不难预料任何一个医学院或教学医院都有一些措施来支持一个受训者的评估体系，其中包括记录教师直接临床观察的机制；其他医疗专业人员使用的调查问卷；培训评估用的标准化病人的项目；使用计算机或其他高科技模拟器评估学生的学习中心（或模拟中心）；使用学生档案或其他定性考试技术的专家意见等。另外还会包括从不同来源收集的多选题试题库，各科室教学部门可以根据自己的考试模式和计划从中挑选所需的试题。框8-2列举了一些评估工具。

框8-2　评估工具

➢ 有经验临床教师的直接观察考试，比如病例考试（包括完整的问诊、查体和患者讨论，利用一个真实患者观察学生的多种技能）（表8-3），这种形式主要是以反馈为目的。

➢ 迷你临床技能考试（更正式，更有针对性，利用10分钟左右观察某项具体技能）（表8-3）。

➢ 标准化病人和病历，考核学生的相关能力范畴（表8-4）。

➢ 计算机模拟病例考试，评估学生在特定临床环境下的判断和应用知识的能力（表8-2）。

➢ 某些特定技术和操作需要的模拟练习和实验室练习（表8-2和表8-4）。

➢ 认真挑选的多选题考试，确保考核知识的广度和深度（表8-2）。

➢ 针对团队互动和团队行为的360度考评（表8-2）。

➢ 个人档案，记录学习经历的同时侧重自我评价和反思（表8-2）。

➢ 管理部门的数据，用于质量管理。

➢ 同行评价。

❖ 有经验临床教师的直接观察

除了框8-2中列出的评估工具，评估系统还需要临床教师的参与，毕竟观察受训者（医学生、住院医生和培训专科医生）是他们日常工作的一部分。经过培训及有经验的临床教师，他们的临床观察仍是评估的重要部分，应该十分严格且高效地应用这些教师资源。这是一个大量占用资源的过程，包括需要大量的教师培训时间才能保证教师正确使用直接观察的评估工具。

有经验的教师应该随时观察，对受训者做出敏锐的点评，无论是通过正式的考试还是平时非正式的观察和反馈，这些都会对评估过程有所帮助。但是，这一重要评估工具有它自身的问题，我们很难将日常观察记录转化为足够正确可靠的依据，为给受训者提供公正站得住脚的判断结论提供证据（26）。即使是经验十分丰富的教师，在直接观察中犯重要的评价差错也很常见（19，26），比如评估者偏倚、光环效应、归因误差、错误或受限制的观察范围、样本量不够等。我们该如何避免这些差错？

直接观察最主要的问题是，大部分临床评价者都存在一种直觉上的误解，认为通过观察一个或几个病例就足以判断受训者的"能力"，与之相似的错误观点是通过掌握一个病例获得的技能很容易转移至其他的病例。许多关于临床能力及其他各种能力的研究表明，知识和技能是有"病例或场景特征"的，临床医生的"能力"很大程度取决于所遇到的病例的性质（27）。这一点似乎是违反临床医生的直觉观点的，他们往往认为他们的能力取决于手头的问题，而不是所在领域所需的一般能力。所以，评估体系存在的最重要挑战是不仅要考虑抽样方法，还要考虑测试医学生的病例的数量和特点。

从可行性的角度看，这一困难最有希望的解决方法是利用学生遇到的一系列病例进行短小、多次的临床观察（比如迷你临床技能评估，这种方法每个临床教师只重点观察住院医生在任一临床场所的某一项临床任务）（28），最终完成评估。

直接观察的第二个主要问题是观察者标准的不精确。这一问题也在经过严格培训的观察者身上存在（5）。证据表明观察范围不够广泛是其中的主要原因（24）。对于大多数人来说，观察者的评估受两方面因素影响：①感知到与医学生的"亲密"关系；②他们参与"病例"的程度。不过通过正式的练习能提高有经验临床教师对受训者临床表现的评估能力，这也给直接观察这种评估工具带来希望，我们相信通过适当的教师培训和练习能带来更准确的观察评估结果（23，29）。

同样要关注评估表格，为观察者设计合适的表格，培训评估者如何使用表格，给受训者及评估者提供反馈。另外，需要有数据收集系统收集评估表格信息，有专门的委员会制定标准并审阅所收集的数据。最后，还需要一个能生成总结性评估报告的系统，并且确定学生的哪些问题需要纠正。

迷你临床技能考试（Mini-CEX）

正如前文反复提及，迷你临床技能考试已经被有经验的临床教师越来越多地应用于直接观察。这种考试形式如此流行的原因是它能很好地和教学工作流程适应，并且能提供可靠有效的评估信息。Mini-CEX 最主要的优点是病例形式简洁，考核目的明确，观察时间短且重点突出。试图在每一次简短的观察中完成复杂的评估表格是没有意义的。评估表格应该简单，重点突出，关注考试计划中重点需要考核的内容。

运用标准化病人的考试

运用标准化病人的考试是"专业"的评估者观察收尊者如何在临床场景中处置患者。这种考试形式评估是否成功的关键在于：①"病例"特征，病例是否适合需要考核的内容；②评估者（通常是作为旁观者出现）表现，是否能捕捉和记录患者和学生交流的重点信息。标准化病人考试是否"可靠"的关键是病例的主要信息是否能被一致地评估。标准化病人评估开拓了更先进的评估计划理念：如果计划中病例选择合适（表8-4），能实现观察的一致性和有效性；每一个病例的评估目标能准确定义。

注意不要对每一位标准化病人考试的评估范围有过高的期望。一位指定标准化病人考试的评估内容最好限定在某些特定的方面，如沟通技巧、查体技能、伦理内容等。由标准化病人填写的"打分表"或评分标准要具体有针对性。不要试图应用这一昂贵的评估资源去解决它并不擅长的问题，比如用它评估知识的广度。

计算机模拟病例考试

随着科技的发展，我们不仅可以应用"活的"真人模拟（标准化病人），也可以使用更复杂的"死的"机器模拟。国家医学考试中心已经在这方面做了很多工作，开发了计算机模拟病例考试。这些病例，或其他类似形式，是一种比较现实可行的方式，可以用来考察医学生或受训者做出迅速且合理临床决策的能力。缺点是病例开发与实际评估价值相比显得投资巨大，如果不是大规模地使用这些病例是不划算的。当有可利用的现成病例，内容又正好合适评估的需要，推荐使用。

高科技模拟器

从"哈维"心血管电脑模拟人上市以来，可用于临床评价和操作考试的高科技模拟器发展很快。和计算机模拟病例考试一样，设计和使用这些高科技模拟器同样需要很大的投入，如果有资源的条件和考核的需求，我们当然支持使用这种高科技手段。另一方面，在可预见的未来，这些高科技手段还将得到进一步发展，但它们所能评价的临床能力是有限的，只有部分科室可从中获益。

多选题考试

多选题考试是考核受训者医学知识最有效的方法，它也被证明是考查更复杂的临床知识应用情况的一种灵活的考试方法。设计和检验多选题考试是一门学科，如果你不打算购买国家考试中心和美国内科委员会现成的客观题考试题库，建议你就如何应用多选题考试征求专业人士的意见。总之，建立适合你的评估计划的题库很重要，一旦建立，题库最好经常被使用，比如平时的小测验，既可以考察受训者在"知识"方面取得的进步，又可以给他们提供反馈。大部分专家都建议选择题的类型以单选（只有一个最佳答案）为好，要结合临床实际病例，最好选择受训者日常工作中会遇到的临床场景和问题。

360°问卷和同行评估

"非正式"的临床行为观察问卷最早由拉姆齐（Ramsey）（22）等在 AMIB 资助下设计提出，这代表着同行评估或 360°问卷领域的一大进步。在注重"能力"评估的时代，它们作为一个评估住院医生或普通医生能力的工具可能在可行性上会打折扣，因为如果要达到能独立评估能力的要求，这一工具需要大量的观察者。在加拿大，它们的应用已经被改进（11），在临床建立多渠道收集信息的系统，包括同行、同事，进而评价医生和同行、医疗团队及患者有效工作的能力。

另一种适合质量管理并培养受训者在实践中学习和在医疗体系中提高的评估工具是结构化的同行评估形式。同行评估在美国并不流行，但在加拿大监管部门这已经应用了近 30 年。来自安大略省的经验，用此方法每年随机评估超过 1,000 名医生，取得了很好的效果（15，26）。当前，评估过程趋向于与质量控制结合起来，而同行评估这一方法能有机地插入评估过程中，这决定了它的自身价值。在实践中学习和医疗体系中的提高等方面，同行评估可成为一种形成性评价经验。

学生档案

如何在临床环境中利用学生自我评价、自我反馈和决定学习优先权等建立学生档案，在这方面人们已经做了很多工作，尤其是在加拿大（23，30）。这一方法能显示什么是在实践中学习和医疗体系中的提高方面最重要的东西。

用于质量控制的管理数据

类似于医疗质量评估，评价受训者表现最值得期待但研究又最少的工具是基于临床结局的评估工具（31）。目前已经有很多机构开始开发"计算"医生临床结局的系统，比如保险公司、投资方、服务方、专业组织等。正如前文介绍的那样，结构化的评估模式和计划的最大优点是能关注所有受训者未来可能遇到的临床实例，也适于调整，未来能改进为基于医疗结局的测量。使用这些管理数据诸位受训者评估体系的一部分会收到立竿见影的效果，首先，这会让受训者熟悉用于质量管理的常用工具；其次，如果应用成功，它能证实培训体系医疗功能的有效性；第三，成功实施以质量改进原则为基础的评估系统将给医学培训项目的教学效果考核制度带来极大的改进。

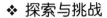

❖ 探索与挑战

目前，没有足够完善的模式或工具来评估临床教学中的某些特定部分，比如职业素养。大多数当前使用的评估工具也仅仅在最近几年大量使用，如何最佳地使用它们还需要更多的经验和判断。还有一点需要提醒，测量工具的存在并不表明它就被合理使用。虽然指导你判断的相关文献越来越多，但目前还鲜有系统回顾，更多的研究还有待完善。对于年轻教师来说，这一领域的研究目标是一很好的机会，能让他们在医学教育的领导之路上崭露头角（更多信息参见第五章和第九章）。另外，ACGME 也能接受有意图和方向的创新。

"教学效果考核制"（accountability）是 21 世纪医学教育的旗帜，而评估就是该制度的"工具"。医学领域的任何教学项目都需要有明确的结局目标，都乐意为其毕业生的能力培养承担责任，不仅是他们毕业时的能力，还需要关注他们在日后职业生涯中的能力。医学教育领域的领导要认识到临床评估不仅限于个人的学术成就和各种不同能力的简单综合，更重要的是关注个人在真实世界胜任工作的能力（3）。

在以行为表现为基础的能力概念中负有责任，必须要定义针对目标人群的医疗实践范围，并允许反馈以保证人群的医疗结局能用于评估体系。

受训者的评估要素需要有一个详尽的计划和范本，学系能不断修正，保证所有的执业者对他们所服务的公众负责。把基于执业表现的评价作为绩效考核的方法，这是目前一个炙手可热的话题（32）。最初设计用来评价执业医生表现的测量方法很快会推广应用至培训项目。在适当的时候，它在临床评估中的地位会稳定下来，产生新的评估文化和传统，将受训者的能力评估与执业医生的医疗质量测评联系起来。后者的评估理念，也就是医疗质量改进，同样会成为教学领域的评估潮流。如果这成为现实，将成为临床教学评估领域的一大进步，医学教学者一直在寻找一种正面的评估框架，所以这也将是他们的一大成就。

总的来说，创建一套更好的住院医生评估体系，这不仅仅是你的主任的"邀请"，也不仅仅是你的工作任务，这是一个机会，让经你培训的住院医生和未来的住院医生与众不同。

（黄晓明译　黄晓明校）

参 考 文 献

1. **Pangaro LN, McGaghie W.** Evaluation and grading of students. In: Fincher RM, ed. Guidebook for Clerkship Directors. 3rd ed. Omaha, NE: Alliance for Clinical Education; 2005.
2. **Holmboe ES, Hawkins RE.** Practical Guide to the Evaluation of Clinical Competence. Philadelphia: Mosby Elsevier; 2008.
3. **Klass D.** A performance-based conception of competence is changing the regulation of physicians' professional behavior. Acad Med. 2007;82:529-35.
4. **Elstein AS, Shulman LS, Sprafka SA.** Medical problem-solving. J Med Educ. 1981; 56:75-6.
5. **Noel GL, Herbers JE Jr, Caplow MP, Cooper GS, Pangaro LN, Harvey J.** How well do internal medicine faculty members evaluate the clinical skills of residents? Ann Intern Med. 1992;117:757-65.
6. **Hubbard J, Levit E.** The National Board of Medical Examiners: The First Seventy Years. Philadelphia: National Board of Medical Examiners; 1985.
7. **Tamblyn R, Abrahamowicz M, Dauphinee D, Wenghofer E, Jacques A, Klass D, et al.** Physician scores on a national clinical skills examination as predictors of complaints to medical regulatory authorities. JAMA. 2007;298:993-1001.
8. **Miller GE.** The assessment of clinical skills/competence/performance. Acad Med. 1990;65:S63-7.
9. **Klass D.** Assessing doctors at work—progress and challenges [Editorial]. N Engl J Med. 2007;356:414-5.
10. **Norcini JJ.** Current perspectives in assessment: the assessment of performance at work. Med Educ. 2005;39:880-9.
11. **Lockyer J.** Multisource feedback in the assessment of physician competencies. J Contin Educ Health Prof. 2003;23:4-12.
12. **Campbell M, Parboosingh J, Fox R, Gondocz T.** Use of a diary to record physician self-directed learning activities. J Contin Educ Health Prof. 1995;15:209-16.
13. **Hockberger RS, Laduca A, Orr NA, Reinhart MA, Sklar DP.** Creating the model of a clinical practice: the case of emergency medicine. Acad Emerg Med. 2003;10:161-8.
14. **Laduca A, Taylor DD, Hill IK.** The design of a new physician licensure examination. Eval Health Prof. 1984;7:115-40.
15. **Norton PG, Dunn EV, Beckett R, Faulkner D.** Long-term follow-up in the Peer Assessment Program for nonspecialist physicians in Ontario, Canada. Jt Comm J Qual Improv. 1998;24:334-41.
16. **Harden RM, Stevenson M, Downie WW, Wilson GM.** Assessment of clinical competence using objective structured examination. Br Med J. 1975;1:447-51.
17. **De Champlain AF, Klass DJ.** Assessing the factor structure of a nationally administered standardized patient examination. Acad Med. 1997;72:S88-90.
18. **Klass DJ, Hassard TH, Kopelow ML, Tamblyn RM, Barrows H, Williams R.** Portability of a multiple-station, performance-based assessment of clinical competence. The Third

Ottawa International Conference Proceedings. Further Developments in Assessing Clinical Competence. 1987;434-42.

19. **Downing SM, Haladyna TM.** Handbook of Test Development. New York: Routledge; 2006.

20. **Dillon GF, Clyman SG, Clauser BE, Margolis MJ.** The introduction of computer-based case simulations into the United States medical licensing examination. Acad Med. 2002;77:S94-6.

21. **Boulet JR.** Summative assessment in medicine: the promise of simulation for high-stakes evaluation. Acad Emerg Med. 2008;15:1017-24.

22. **Ramsey PG, Wenrich MD, Carline JD, Inui TS, Larson EB, LoGerfo JP.** Use of peer ratings to evaluate physician performance. JAMA. 1993;269:1655-60.

23. **Pangaro LN, Holmboe ES.** Evaluation forms and formal rating scales. In: Holmboe ES, Hawkins RE, eds. Practical Guide to the Evaluation of Clinical Competence. Philadelphia: Elsevier Mosby; 2008:24-41.

24. **Hawkins RE, Holmboe ES.** Contructing an evaluation system for an educational program. In: Holmboe ES, Hawkins RE, eds. Practical Guide to the Evaluation of Clinical Competence. Philadelphia: Mosby Elsevier; 2008:216-236.

25. **Lurie SJ, Mooney CJ, Lyness JM.** Measurement of the general competencies of the accreditation council for graduate medical education: a systematic review. Acad Med. 2009;84:301-9.

26. **Hammond KR, Kern F.** Teaching Comprehensive Medical Care: A Psychological Study of a Change in Medical Education. Cambridge, MA: Commonwealth Fund, Harvard Univ Pr; 1959.

27. **Wenghofer EF, Williams AP, Klass DJ, Faulkner D.** Physician-patient encounters: the structure of performance in family and general office practice. J Contin Educ Health Prof. 2006;26:285-93.

28. **Norcini JJ, Blank LL, Arnold GK, Kimball HR.** The mini-CEX (clinical evaluation exercise): a preliminary investigation. Ann Intern Med. 1995;123:795-9.

29. **Margolis MJ, Clauser BE, Cuddy MM, Ciccone A, Mee J, Harik P, et al.** Use of the mini-clinical evaluation exercise to rate examinee performance on a multiple-station clinical skills examination: a validity study. Acad Med. 2006;81:S56-60.

30. **Wilkinson TJ, Challis M, Hobma SO, Newble DI, Parboosingh JT, Sibbald RG, et al.** The use of portfolios for assessment of the competence and performance of doctors in practice. Med Educ. 2002;36:918-24.

31. Outcomes Assessment: Jefferson Longitudinal Study of Medical Education. www.jefferson.edu/jmc/crmehc/medu/longitudinal.cfm

32. **Handfield-Jones RS, Mann KV, Challis ME, Hobma SO, Klass DJ, McManus IC, et al.** Linking assessment to learning: a new route to quality assurance in medical practice. Med Educ. 2002;36:949-58.

33. **Accreditation Council for Graduate Medical Education.** Common Program Requirements: General Competencies. Accessed at www.acgme.org/outcome/comp/GeneralCompetenciesStandards21307.pdf.

34. **Royal College of Physicians and Surgeons of Canada.** The CanMEDS Physician Competency Framework. Accessed at http://rcpsc.medical.org/canmeds/index.php.

第 9 章

启动教学研究

Capt Eric S. Holmboe，USNR-Ret，MC，MD，FACP

要点

- 教学方法激动人心的创新和医疗体系的迅速变革都让教学研究成为未来学术界十分重要和富有成效的领域。

- 不仅要鼓励教师学习传统的课程和评估方法，也要学习全新的方法。

- 教学效果是非常复杂的互动过程。如果你想了解教学过程与结局，尤其是对患者产生影响的结局之间的联系，搞清这种联系背后的机制和理论，哪怕是单中心的研究也是值得做的。

- 教学研究要重视研究环境，运用过程评估，这样能帮助未来的研究者在不同的环境中复制类似的研究干预。

- 有很多资源帮助研究者选择合适的观察方法。当计划研究复杂的教学干预时，研究者常常需要将定性研究方法与定量研究方法相结合。

- 有很多关于教学研究和如何获得资助的资源供研究者学习。

自 20 世纪 80 年代以来，医疗质量和卫生政策研究的快速发展给医疗卫生体系带来重大转变。与之相适应的是医学教育体系也趋向于向新的方向发展。目前，教学研究的重点在于如何提高培训质量和医疗质量。

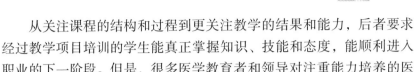

从关注课程的结构和过程到更关注教学的结果和能力，后者要求经过教学项目培训的学生能真正掌握知识、技能和态度，能顺利进入职业的下一阶段。但是，很多医学教育者和领导对注重能力培养的医学教育变革持怀疑态度，导致他们不积极推进医学教育改革以适应人口老龄化的需求（1，2）。虽然人们对传统的课程为基础的教学体系有很深的感情，但相关经验性的证据却少得可怜。

举例来说，Di Francesco（3）等在做关于以医院为基础的内科住院医生培训课程的系统回顾时，近 40 年的时间仅找到 14 篇关注结局指标的相关文献，其中大部分还只涉及学员满意度测量，没有关注学员的能力或患者结局的文献。目前指导培训模式指标的通用"假设"为职业发展最关键的因素是逐步培养学生的独立性，这需要对学生进行更为严格的监管。美国医学研究所（Institate of Medicine）最近倡导对受训者，尤其是对接受毕业后医学教育的住院医生实行更好的督导（4），这也体现了这一原则。虽然逐步培养独立性的确十分关键，但并没有相关证据支持这一原则（5）。所有这些例子都说明我们需要更全面的医学教育研究。

我们并不完全了解怎样才能培养有能力的医生，这种现实与教育文化的冲突表明我们亟需医学教育方面的深入研究。这不仅仅是学术界的需求，也是社会的需求。政府每年投入几亿美元用于医学教育事业，需要证实这笔投资是否能有切实的回报。具体地说，社会希望更多有能力的医生，能为患者提供安全、快捷、有效、及时、以患者为中心、公平的医疗服务（6）。从这个原因考虑，医学教育研究不应该是一个边缘学科，也不仅仅是"个人兴趣"，而应该成为一项学术医学的职责，需要更多来自学术机构领导的支持。

本章有四个主要目标：①描述教学研究如何能支持已经发生的和即将发生的变革；②介绍主要研究策略和方法；③促使学术机构领导支持教学研究；④为希望参与教学研究的教师，包括课程负责人、实习项目主任、住院医生培训项目主任以及专科培训项目主任提供最初的指导。

❖ 转为结局为基础的体系

在医学教育领域一个新的原则正在被逐渐接纳认可，那就是以能力为基础的教育和培训（competency-based education and training, CBET）。教学研究者应该和所有其他成功的研究人员一样具有探索未知和质疑的精神，这一新的领域能给他们的学术事业带来很多机遇。虽然这一新的概念很具吸引力，但人们其实并不了解 CBET 是否适用于医学教育，以及该如何应用。相关组织已经花费大量精力构建发展能力框架，但对于 CBET 系统的可操作性而言，大部分框架内容仍不够具体。我们同样需要大量的研究工作改进评估体系，因为缺乏强大的评估体系的 CBET 不可能成功实施。最后，研究还需要探究未来的医学教育系统是否应该是传统模式和 CBET 模式的结合体。

为了支持这些研究创新愿望，学术机构的领导者诸如校长或主席们会有很多机会去帮助回答这些复杂问题的研究。最终的目标是确保所有的受训者经过培训后能真正为执业做好准备，能适应不断变化的医疗体系，并保证在教学项目中涉及的患者能接受良好的医疗服务。作为领导需要完成以下重要任务：

1. 承认医学教育需要变革以适应大众的医疗需求。领导者自身的行为和言论本身就是非正式和隐性课程①的重要组成部分（7）。你的言谈举止会很快被你的同事们效仿。

2. 在你的学校、学系和部门让公众认识到教学研究的重要性。向你的教学团队提出挑战，研究他们在课程和评估方面做出的改变，无论是针对学生、住院医生还是专科培训医生。

3. 支持教学研究，让它在你的学系成为一可行的晋升途径。

4. 鼓励你的教学研究团队寻找志同道合者，进行适用的和可行的多中心研究。

5. 把教学研究纳入科室活动中，比如大查房或"研究日"。

许多人认为医学教育研究领域目前处于一个非常关键的时期，类似于 20 世纪 80 年代的提高医疗质量运动。当时，在关键领导者的共同努力下，医疗服务、患者安全和系统科学等领域的重要研究都取得了实质性的进展。类似的变革也有可能在医学教育领域发生，不过这需要教育领导者挺身而出，给予医学教育研究一定的优先权，我们才可能获得和医疗质量运动类似的收获。

---

①见临床教学系列丛书之"临床教学方法"第二章译者注。

❖ 决定研究内容

对于医学教育研究者来说，从来不缺少重要的研究问题。但是，所有教学研究的最终目标应该是确定什么样的教学方法和评估手段能确保受训者经过培训后能真正为患者提供高质量的医疗服务。教学研究者应该时刻把患者放在心中，重视和关注医疗质量和患者安全，这也是医学教育系统的专业职责。其中一个对教学研究者干预研究有帮助的理论框架式是柯式体系（Kirkpatrick's hierarchy）（图 9-1）[1]。

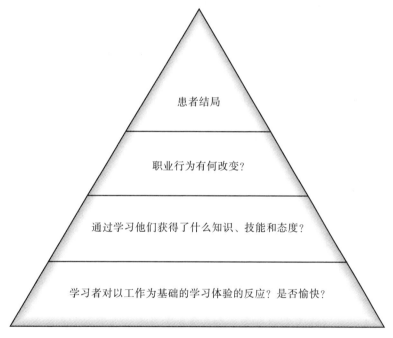

图 9-1 柯式体系：基于绩效评价的评估体系。

摘自 Kirkpatrick DL. 培训评估，Craig R，Mittel I 等编著的"培训发展手册"，纽约 McGraw-Hill 出版社，1967：87-112。

---

[1] 详见"临床教学丛书"之《临床教学方法》第 5 章译者注。

显然，作为起步的研究项目就把目标确定为测量患者的结局指标，这往往是不可行的，也是不合适的。但是，当教学研究者有了更多的经验或掌握更多评估方法后，他们可以考虑自己的项目将会如何最终影响患者结局。如果我们能真正实现一个以患者为重心的医疗系统，那新的教学研究计划在设计和实施时必须以患者为目标，这样才能持久且成系统。

还可以从其他方面考量医学教学的研究内容。一些刚开始尝试研究的新手会从文献复习开始，确定医学教育领域的空白，但这不一定是最好的方法。对于研究者来说，一个研究项目必须产生于遇到的突出的问题，能解决"本土问题"。这会创造一种双赢的局面，尤其是对于那些刚刚开始教学研究生涯的年轻人。如果研究项目并不能解决"本土问题"，它可能很难得到当地资金的支持。一些最佳的研究是仔细观察分析自己所在教学环境做得好的和欠缺的事情的结果（8）。很有可能，你所遇到的问题同样也困扰着其他的机构的人员。即使已经有其他人报告了相同或相似的研究结果，早期的发现也需要进一步的证实和发展。并且，单中心研究对于研究的早期阶段是有意义的，本章后续还会谈到这个问题。

当研究者明确了他们想解决的问题，形成自己的研究问题，他们需要查阅文献。框 9-1 提到的一些数据库会对他们有帮助（框 9-1）。

即使没有项目在身，教学研究者也需要经常光顾图书馆。一些图书馆会帮助读者进行文献搜索，至少图书馆工作人员能帮助构建高效的检索途径。另外，研究者也应该常常浏览医学领域以外的文献。举例来说，用直接观察法设计一个教师培训新方法的干预研究，大量关于行为表现的评价信息就来自于商业和心理学文献。

❖ 教学研究方法

在教学环境中研究课程、评估或其他类型的干预手段会面临很多挑战。首先，教学项目的改革很少只针对一项单一的改变或干预，大部分教学干预都属于一种"复杂干预"过程。对于"复杂干预"这个概念，最简洁的定义来自于英国医学研究委员会，将其定义为"复杂干预是由许多彼此独立或互相影响的因素构建而成"（10）。

医学教育研究者能从许多早期卫生服务研究的错误中吸取很多经验教训。许多研究试图研究单一的干预手段，比如指南的实施，他们从开始设计对照研究，到使用备忘录、审计和反馈等手段，最终得到的结果却令人失望或模棱两可。结果不满意的其中一个原因是没有意识到这些所谓简单的单一干预实际是一系列复杂干预的结果。例如，一项关于医生舆论领袖的随机研究得出不同的结论（11），其原因是这些舆论领袖们在不同的地方接受培训（这些不同场所的培训效果相同吗?），评价他们的质量标准也很复杂（评价标准是什么? 为什么?）。所以，这个"单一干预"其实包含了多项内容。

框 9-1　有用的数据库

原始数据库

➤ PubMed 是研究者最常用的传统数据库。但是即使它在不断地收录更多的教育期刊，它仍然不能很好地覆盖整个教学领域。

➤ 教学资源信息中心（Educational Resources Information Center，ERIC；www.eric.ed.gov）是另一个有用的数据库，它包括了医学教育领域的文献，更重要的是还收纳了医学领域之外的教育方面的文献。作为领导者，你应该鼓励你的教学研究团队多关注医学以外的教学方面的研究。

➤ PsychLit 和 CINAHL 主要关注心理学和护理方面的文献，也许会对你的项目有帮助。比如，对于跨学科的项目来说，CINAHL 是一个不错的数据库。

系统回顾

　　系统回顾是对某一特定领域已经做的研究的一个很好的总结。系统回顾的有用数据库包括：

➤ 医学教育最佳证据（Best Evidence Medical Education，BEME；www.bemecol-laboration.org/beme/pages/index.html）涵盖了从模拟教学到教师培训众多话题的系统回顾。你还可以查阅尚未完成的系统回顾，以及参加如何做医学教育系统回顾的课程。

➤ 国际循证医学协作组（The Cochrane Collaboration，www.cochrane.org/index.htm）也提供设计医学教育的系统回顾。比如关于继续医学教育的系统回顾。

➤ 坎贝尔协作组（The Campbell Collaboration，www.campbellcollaboration.org）是教育领域的系统回顾数据库，不过大多数是非医学内容。医学教育领域的研究者也需要关注其他领域的教育研究。

让我们学习一下医学教育研究的假设。美国医学研究院（Institute of Medicine）2008 年发表题为"重组卫生人力资源，应对老龄化社会"的报告（12），奥斯勒医学院认为应该加强四年级医学生老年医学的教育，让他们在开始住院医生培训前掌握更多的相关知识和能力，学校决定采用多个团体提出并发表在 2009 年 5 月的《学术医学》（Academic Medicine）杂志上的医学院校老年医学能力标准（13）。把这一包含 26 项基本能力的标准作为"结局指标"，学校任命了一个专项小组，负责设计课程，确保学生真正掌握这些能力。

该课程小组最终决定采用以下课程设计：

1. 第四年的前半年采用全体学生都参加的系列互动课堂，共 8 次，让学生学习和实践这些能力。

2. 采用老年医学在线教育网站（www.pogoe.org/front2）的资源作为作业，让学生巩固互动课程学习的内容。

3. 为期 2 周的老年医学临床轮转（老年人身心健康评估门诊或高级护理机构等）。由于一个场所无法容纳所有的学生，学生会在不同的场所轮转学习。

教师团队决定采用柯式体系的第二层次（具体见上文，也就是通过学习他们获得了什么知识、技能和态度）作为评价原则，采用客观结构化临床考试（OSCE）在第四年的一二月份对学生进行考核。这一考试用来评价学生能否在特定的场合展示自己的能力。

所以你可以看到，这一新的教学尝试包含许多因素，其中有些显然会彼此互相影响。考虑到开始一个新项目需要占用很多资源，你希望了解这一新课程能否真正影响学生的能力。为了回答这一问题，你将采用对照试验的方法，还是先在试点场所进行前后对照的观察性研究？OSCE 得到的定量结果是否能够证明课程的成败与否？是否还需要包括定性研究评价？以上这些仅是教育研究者需要思考的一部分问题。不过，在选择特定的研究方法回答这些问题之前，研究者首先需要审核自己的研究策略。

❖ 研究策略

关注复杂干预的研究策略要求研究者注意项目的不同角度。首先，研究者需要了解干预背后的理论基础。在我们上文举的例子中，研究者的问题是，为什么他们认为这一课程能让学生在 26 个老年医学能力方面在知识、技能和态度层面达到更高的层次？缺少相应的理论基础，研究者将难以分析干预（即这个多层次的课程）成功或失败的原因。比如其中一个理论认为成功的关键取决于在互动课堂中学生尝试应用所学知识和技能的程度。

其次，研究者需要了解干预的实际过程，在此过程中教学通过何种机制对学生产生影响。再回到我们的例子，新课程的要素之一是互动课堂。需要考虑以下过程问题：①互动课堂传授的内容有哪些？②学生如何参与？为帮助学生更好地吸收所学的新知识将采用哪些类型的互动练习？了解每一过程发挥作用的机制是其他教学研究者需要了解的，这样才能将他人的经验成功复制到其他场所或学校。不过在教学研究的初级阶段，这些理论机制问题往往被忽视。

让我们通过一个现代的实例来说明教学方法背后的机制对成功的重要性。Pangaro 提出的 RIME 评估模型（在本书的其他章节会涉及）是已经得到公认的能力评估框架。RIME 代表"报告者–分析者–管理者–教育者"（reporter-interpreter-manager-educator）4 个能力层次，为评价第三年医学生的临床见习表现提供了一个成熟综合的评估方法（14）。该方法要求教师从 RIME 的四个层次评价学生，根据他们在见习中达到的能力层次为学生打分。

应用 RIME 模型很重要的方面是用发展理论理解 4 个能力层次，需要对教师进行一系列的培训，教他们如何观察和接触学生，如何识别每一不同能力层次的特点。RIME 作为一个评估框架获得如此成功的原因是对指导评估背后的机制的深刻理解。首先，RIME 框架为不同教师评价每一个学生的行为表现提供了"共享心智模型"①。其次，Pangaro 强调 Noel 提出的针对每个学生的正式评估时间的重要性（15）。需要进行实时的教师培训加强教师对正式评估技巧的掌握。与有经验的见习项目主任讨论也有利于教师更深入地理解这一评估模

---

①共享心智模型（shared mental models）是指为团队成员共同拥有的知识结构，它使得团队成员能对团队作业形成正确的解释和预期，从而协调自己的行为以适应于团队作业和其他团队成员的需求。

型。RIME 背后的机制所提供的"共享心智模型"会直接影响教师如何观察和评价学生。

❖ 背景

背景涵盖很多因素，比如繁忙嘈杂的临床环境、教师和其他工作人员的职业行为（非正式隐性课程）、学习环境等。如果不认识及理解背景的重要影响，甚至会掩盖一个良好设计的教学干预试验的结果。举例来说，一个新的老年医学课程，学生将在某个医疗机构进行为期 2 周的临床训练，如果该机构不能提供机会让学生在教师观察指导下进行临床技能训练，或者该机构缺少具有老年医学专业技能的教师，这些都会导致该课程最终失败。因此，该研究的研究者需要考虑使用何种工具来测量学习环境和文化的影响。

教学研究者需要学习设计复杂干预研究的两种研究策略模型。第一种是由英国医学研究委员会提出的，强调复杂干预研究是一个迭代过程（图 9-2）。研究计划的设计和方法取决于项目或干预在这个循环迭代过程中的何处，对于新的干预或项目来说，预实验和可行性研究尤其重要。

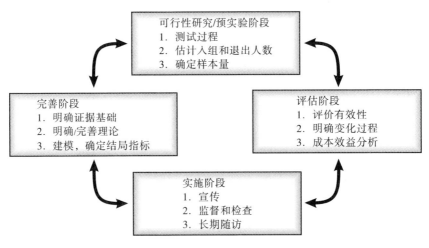

图 9-2　评估复杂干预的框架

另一个模型来自于社会学，称之为"现实性评估"（图 9-3）。这一模型强调环境或背景的重要性，"只有当结局被研究背景的某种机制触发，行动和结局之间的因果关系才可能成立"（16）。

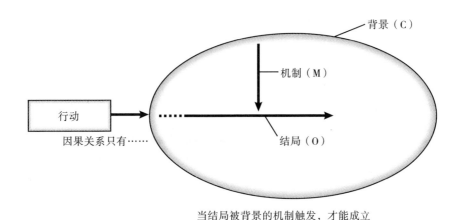

图 9-3 现实性评估

从上述两种策略模型不难看出，我们首先应该考虑的并不是选择何种研究方法，而是确定研究问题。不管是定量结局指标的随机对照试验，还是小组研究一类的定性研究，选择何种研究方法完全取决于你的研究问题和项目或干预的完善发展阶段。多中心随机对照试验研究，被誉为生物医学研究中的"圣杯"，在医学教育研究中也占有一席之地。对于那些过程和机制都了解得很清楚的教学干预，最适合进行更大规模的随机对照试验，进一步证实干预的有效性，并评估它的普遍适用性。但在医学教育研究中存在的最大问题是，在尝试对照研究之前，许多教学干预的机制和来龙去脉并不是了解得很清楚。比如，定性的访谈研究在探讨某个干预的主要机制方面有可能帮助加强因（干预）与果（期望的结局）之间的联系，而并不能确定因果关系。医学研究委员会提出的策略模型特别建议，含"过程评估"的对照研究对于未来研究者更好地了解如何在不同场合重复干预结果会有帮助。

❖ 综合运用定量和定性研究方法

当计划研究一个复杂的教学干预，即使是一个单中心的研究，研究者也往往需要将定量和定性的研究方法结合起来运用。英国国民医疗服务体系（National Health Service）提出定性研究的概念（17）是"运用个人深入访谈、焦点小组座谈或问卷调查，通过观察人们的言行收集、分析和解析数据，最终报告某一事件的意义、概念、定义、特征、标志和象征意义以及事件的具体描述。它比定量研究的主观性更强，只需要很少样本的人做深入访谈或焦点小组座谈，常用于开放性、探索性的研究。"相应的定量研究的定义为"使用统计方法计算测量研究的结局指标，这些指标往往是客观的、预先确定的。为保证结果具统计学意义，常常需要大样本的研究人群。"

让我们回到前面提到的老年医学课程的例子。OSCE 显然是很好的定量数据，测量学生是否掌握了知识、技能和态度。但是，即使 OSCE 分数很高，研究者能从中得出干预的哪一部分最有帮助吗？对于成绩更好的那组学生，是否是因为他们在老年诊所培训，而其他学生被分配到护理机构，两组学生接受的教师直接观察下的教学机会不同所导致的呢？这些问题对于研究者来说十分重要。所以，需要在研究过程中运用定性研究的方法收集学生的信息，比如问卷调查、焦点小组座谈或访谈，这些方法能帮助研究者了解干预的哪个部分最有作用、干预是如何发挥作用的（机制研究）、环境背景因素如何影响学生的学习的。至少，作为研究者，你需要选择合适的研究策略和方法，能回答你试图解决的研究问题，而不是反过来。

❖ 其他形式的学术工作

除了对于新项目和干预的"原始"研究，其他形式的学术工作也同样重要（具体见本书第 5 章）。首先，系统回顾提供了非常重要的信息，是对整个教育界对某个具体话题的研究状况的总结回顾，医学教育最佳证据网站（www.bemecollaboration.org；见框 9-1）就是体现系统回顾价值的极好例子。由于当前许多医学教育研究都是单中心研究，系统回顾总结这些研究结果，指导未来的多中心研究的方向。

另一些非常重要的学术工作形式是叙述和评论。深思熟虑、写作上乘的叙述和评论能对让人头痛的问题提供新的视角，发现问题被忽略的方面，指导未来的研究工作。让我们来看一个当代的例子。在许多机构，最主要的评价医疗质量的方法是绩效评估，比如哪部分患者做了糖化血红蛋白的检测。但是，一些最近的评论指出把临床技能作为医疗质量评估的一部分的重要性，临床技能对医疗安全和差错有重要贡献，尤其是诊断差错（18，19）。

❖ 单中心研究

毫无疑问，目前的大多数医学教育研究还都停留在单中心研究阶段。不过，正如上述老年医学课程的例子，从单中心研究开始，检验干预的可行性，了解背后的机制问题和背景因素是一种非常合理的方法。但是，对于干预和课程，如果研究者依赖前期小规模研究的结果，不进一步在其他场所进行检验，就会产生问题。所以，教学研究者不应该停留在单中心研究阶段，而应该深入进行一系列的研究，在更广阔的教学范围内验证和回答最初的研究问题。一旦你的研究证实了某种教学方法或评估方法的有效性，你应该和他人合作接触，在其他机构检验干预，甚至考虑进行含对照组的对比研究，这非常重要。最终，多中心的对照研究帮助我们将推动科学不断向前发展，并带来最佳实践。

❖ 传播研究发现

发表

所有的研究者在研究计划阶段就应该把论文发表作为研究目标之一。你也许会问为什么发表教学研究结果如此重要，尤其是研究项目关注的只是本机构的问题。首先，对于如何最好地提供医学教育，当前的理解仍然有很大差异。从理论基础考虑，"本地问题"很有可能并不仅限于本地。其次，发表论文能在教育界传播你的发现并接受有意义的反馈。发表论文是和教育同行之间的一种很重要的对话形式。第三，准备文献和写作的过程也能让研究者对自己感兴趣的领域有更深的理解。第四，论文发表还能点亮同一领域的其他研究火花。最后，论文发表显然对临床教学者和研究者的晋升有帮助，但是你需要注意这一条被放在最后。晋升固然十分重要，但是如果学术工作成为一种任务而不是热情，那它一定不是可持续发展的。（详见本书第5章。）

会议发言

还有其他的传播形式吗？在机构内部，大查房、教育研究日、教师例会、教学会议等都是很有用的研究成果传播形式。将教学研究成果报告作为科室或学系活动的固有组成部分十分重要。首先，这种汇报能让人看到科室对教学研究的重视程度。其次，汇报能让其他教学研究者从不同领域的交流和分享中获益良多。第三，它还能帮助科室的其他教师提高自身的教学和评估能力，即便教学工作并不是他们的主要工作。

在地区或全国会议上发言也是一种很有用的传播形式。首先，研究者能从同领域同事那里获得反馈，反馈能帮助他们改进研究或论文。其次，地区和全国会议提供了良好的交流机会，帮助后续进行更有意义的合作。

❖ 资源和基金

医学教育研究，与生物医学和卫生服务领域的其他研究相比，并没有足够强有力的资金资助。这确实很不幸，其中的原因已经在本章的开始部分阐述。不过，研究者仍然有机会获得一些外部基金的资助。

许多基金会关注医学教育或对医学教育感兴趣，虽然这些基金会大部分比较小，但他们确实能提供一些机会。表9-1介绍了其中的3个基金会。

表 9-1 教学研究基金简介

名称	资助方面*	联系方式
Josiah Macy 基金会	1. 帮助在不断变化的医疗系统下旨在提高医学和健康领域教学的项目 2. 帮助提高医疗健康领域多样性的项目 3. 帮助医疗领域展示或鼓励团队合作的项目 4. 增加缺医少药人群的医疗服务的教学策略	www.josiahmacyfoundation.org/index.php?section=home
美国医学考试委员会下属：Stemmler 医学教育研究基金	该基金的目的是资助那些在医学培训评估领域的创新研究或进展	www.nbme.org/research/stemmler/index.html
Arnold P. Gold 基金会	该基金会主要为那些鼓励更具人文精神和合作精神的医疗服务的项目和研究计划提供资金资助	http://humanism-in-medicine.org/cgi-bin/htmlos.cgi/041343.2.057533374316566061/intros/index.html?srchString=Home

*资助方面可能随基金会策略目标的变化而变化。

　　除了基金会资助，还有其他 3 个重要的资源。第一，许多医学院校都有为教学研究设立的小额基金项目，研究者可以与学校或学系联系。对于医学院校领导者来说，校内的小额基金能为试点项目或预实验提供启动资金，促进教学科研的发展（具体见本书第三章）。第二，许多专科学会也有小额基金项目，研究者也需要向学会咨询获得可能的机会。最后，全国性的政府机构，如美国国立卫生研究院（National Institutes of Health）和卫生资源和服务部（Health Resources Service Administration）重点是资助个人培训项目，但他们也会提供教学干预研究的基金资助。比如，美国医疗健康研究与质量管理署（Agency for Healthcare Research and Quality）对以提高医疗质量与病人安全为终点的教学干预研究感兴趣。

❖ 启动资源

许多项目即使没有基金资助也能启动。前面提到的老年医学课程的项目就是一个不需要资金就可以开始实施的例子。但是，在没有内部和外部资金资助的情况下，项目完成需要各方面的条件支持。首先，科室领导要为研究团队提供"时间"资源。该课程是否需要额外的时间？还是对现行课程进行重组调整？其次，项目实施过程中是否能获得一定的管理资源？比如研究数据收集完成后，项目能否获得诸如统计专家的分析支持。

保证项目成功的方法之一是在研究团队中宣传你的工作。这往往需要机构文化的改变，更多的人而不是个人需要从研究工作中获得声誉。大多数医学院校的晋升途径都是个人行为，作为领导需要认识到团队为基础的项目更宝贵，更代表学术价值。为避免研究过程中不必要的紧张和摩擦，在一个复杂研究项目的开始阶段明确每一个的角色和职责对研究的顺利开展非常有帮助。

最后，在适用情况下，要考虑寻求学系或学科以外的资源。很多时候其他学系，比如政策学系、护理学院、心理学系、社会学习等，会对教学研究设计感兴趣，愿意和你的研究团队分享资源。很多人都对交叉学科教育、小组学习、团队评估、医疗合作等需要多领域多部门合作的话题非常感兴趣。这些研究同样需要来自医院的支持，医院管理部门从研究干预能帮助解决"本土问题"的角度出发，一般都会很乐意为这些研究提供资源。

❖ 学习教育研究

很多组织的年会，如内科见习项目负责人协会、内科住院医生项目负责人协会、美国医学院学会等，都会有相应的研讨会，帮助协会成员了解医学教育研究的基础知识。一些国际会议，如欧洲医学教育年会（每年举办）和"渥太华会议"（评估医疗科学的会议，每两年举办一次）也有专门分享医学教育研究的单元。框 9-2 列举了另外一些资源。

❖ 总结

也许医学教育改革还没有研究深入到机制的研究，还不清楚研究对哪些人更重要，为什么？医疗系统本身也处于变革时期，急需一支能适应 21 世纪老龄化社会需求的医生队伍。医学教育研究随时准备回答最佳教学方法和评估方法的关键问题。教学领导者正处于一个极好的时机和位置，帮助和支持有意义的教学研究，让后继的研究者能从这些深思熟虑系统完整的研究中获得更多经验，满足更高水准的研究标准。我们希望本章内容能激发更多教师、项目负责人和领导们的兴趣，为他们在医学教育研究方法和策略方面提供一定的指导。

框 9-2　教学研究的其他资源

文献

➢ Bordage G, Caelleigh AS, Steinecke A, Bland CJ, Crandall SJ, McGaghie WC, et al; Joint Task Force of Academic Medicine and GEA-RIME Committee. Review Criteria for research manuscripts. Acad Med. 2001；76：897-978.

➢ Davidoff F, Batalden P, Stevens D, Ogrinc G, Mooney S; SQUIRE Development Group. Publication guildelines for quality improvement in health care：evolution of the SQUIRE project. Qual Saf Health Care. 2008；17 Suppl 1：i3-9

课程

➢ 美国医学院学会的医学教育研究认证（MERC）项目。www. aamc. org/members/gea/merc/start.htm

书籍

➢ Fraenkel JR, Wallen NE. How to Design and Evaluate Research in Education. 6th ed. New York：McGraw-Hill；2006.

➢ Norman GR, van der Vleuten CP, Newble DI. International Handbook of Research in Medical Education. Dordrecht, the Netherlands：Kluwer Academic Publishers；2002.

➢ Tashakkori A, Teddlie C. Mixed Methodology：Combining Qualitative and Quantitative Approaches. Thousand Oaks, CA：Sage Publications；1998.

（黄晓明译）

参 考 文 献

1. **Grant J.** The incapacitating effects of competence: a critique. Adv Health Sci Educ Theory Pract. 1999;4:271-277.
2. **Medicare Payment Advisory Commission.** Medical education in the united states: supporting long-term delivery systems reform. In: Report to the Congress: Improving Incentives in the Medicare Program. June 2009. Accessed at www.medpac.gov.
3. **Di Francesco L, Pistoria MJ, Auerbach AD, Nardino RJ, Holmboe ES.** Internal medicine training in the inpatient setting. A review of published educational interventions. J Gen Intern Med. 2005;20:1173-80.
4. **Institute of Medicine.** Resident Duty Hours: Enhancing Sleep, Supervision, and Safety. Washington, DC: National Academies Pr; 2008.
5. **Kennedy TJ, Regehr G, Baker GR, Lingard LA.** Progressive independence in clinical training: a tradition worth defending? Acad Med. 2005;80:S106-11.
6. **Institute of Medicine.** Health Professions Education: A Bridge to Quality. Washington, DC: National Academy Pr; 2003.
7. **Hafferty FW, Franks R.** The hidden curriculum, ethics teaching, and the structure of medical education. Acad Med. 1994;69:861-71.
8. **Feinstein AR.** "Clinical Judgment" revisited: the distraction of quantitative models. Ann Intern Med. 1994;120:799-805.
9. **Holmboe ES, Hawkins RE, Huot SJ.** Effects of training in direct observation of medical residents' clinical competence: a randomized trial. Ann Intern Med. 2004;140:874-81.
10. **Campbell NC, Murray E, Darbyshire J, Emery J, Farmer A, Griffiths F, et al.** Designing and evaluating complex interventions to improve health care. BMJ. 2007;334:455-9.
11. **Soumerai SB, McLaughlin TJ, Gurwitz JH, Guadagnoli E, Hauptman PJ, Borbas C, et al.** Effect of local medical opinion leaders on quality of care for acute myocardial infarction: a randomized controlled trial. JAMA. 1998;279:1358-63.
12. **Institute of Medicine.** Retooling for an Aging America: Building the Health Care Workforce. Accessed at www.iom.edu/CMS/3809/40113/53452/54320.aspx.
13. **Leipzig RM, Granville L, Simpson D, Anderson MB, Sauvigné K, Soriano RP.** Keeping granny safe on July 1: a consensus on minimum geriatrics competencies for graduating medical students. Acad Med. 2009;84:604-10.
14. **Pangaro L.** A new vocabulary and other innovations for improving descriptive in-training evaluations. Acad Med. 1999;74:1203-7.
15. **Noel GL.** A system for evaluating and counseling marginal students during clinical clerkships. J Med Educ. 1987;62:353-5.
16. **Pawson R, Tilley N.** Realistic Evaluation. London: Sage Publications; 1997.
17. **National Health Services.** Glossary. Accessed at www.nhs.uk/news/Pages/Newsglossary.aspx.
18. **Berner ES, Graber ML.** Overconfidence as a cause of diagnostic error in medicine. Am J Med. 2008;121:S2-23.
19. **Holmboe ES, Lipner R, Greiner A.** Assessing quality of care: knowledge matters. JAMA. 2008;299:338-40.

医学教育家访谈

Louis Pangaro，MD，MACP

❖ 目录

　　本书的最后部分是医学教育领域一些领导者的访谈记录。这是为住院医生、总住院医生、医学院校教师和其他致力于医学教育事业的工作者准备的。在本丛书主编 Jack Ende 博士的建议下，我走访了曾在内科接受培训的一些医学教育家，邀请他们参与本部分。在某种意义上，我们通过实例教学的方法帮助读者学习如何成为一名医学教育家并发挥其领袖作用。我们尽可能提供足够多的例子来告诉新教师这条道路很宽，并不只有一条可选择的道路。和医疗实践一样，成功的前提是热心于帮助他人，这里的"他人"是指你的医学生、住院医生和同事。

❖ 方法

本章由 15 篇人物访谈组成，是一系列内科领域领导人的工作观察报告，有必要首先让读者了解一下本章的写作方法。我们的计划书中选择了一些不同男女性别的内科学家，他们现在位于不同的领导岗位，如医学生临床见习项目负责人、住院医生培训项目负责人、系主任、院长等。他们有着不同的学术和培训背景，如临床、科研、教学和教学研究。我们会为每个人物写一个简要介绍，介绍他们的一两个主要职位，在采访中会提到他们的一些其他职位的其他细节。我并不想尝试完整描述他们的完整经历，他们都是非常成功，甚至可以称作杰出的人物，没有可能也没有必要总结他们的简历、罗列他们所获得的荣誉和所有成就，这不是我们的目的。

我们通过电话或邮件与这些学者取得联系，邀请他们进行一个45 分钟的电话采访，后续对采访录音进行整理。我们会提前把以下采访提纲告诉被采访者，这些问题就是我们采访过程中讨论的主要话题：

1. 请您简要介绍一下您是如何得到现在的职位的？
2. 是什么指引你成为医学教育领导者的？
3. 是否有一些特殊事件或人物对您的职业道路产生了重大影响？
4. 您认为杰出领导者最重要的特点是什么？
5. 回首往事，您取得的何种成就最令您骄傲？
6. 当一项工作面临众多困难时，您认为最大的困难是什么？
7. 您犯过什么错误？什么曾让您惊慌失措，猝不及防？
8. 医学教育目前所面临的最大挑战是什么？
9. 您最想对未来的医学教育者们提出的建议是什么？

在采访最后，他们还可以表达提纲以外的其他想法。他们知道我

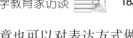

会请他们审阅"档案"的终稿，如果他们愿意也可以对表达方式做一些修改。这次采访并没有正式的知情同意书，也没有经过伦理委员会，因为从性质上，它更像是新闻采访而非科研。

❖ 结果

每篇采访原稿至少有 7500 字，最终删减到不超过原稿的 1/3。由于篇幅的限制，每篇稿件不可能囊括所有问题的所有答案。实际上，对于医学教育的领导力、导师制和所面临的挑战等问题，大家的观点有一部分是相同的（下面列出一些观点）。至于内容的取舍，是由我而不是被采访者决定的。希望读者不要误会某位被采访者并没有就某一重要问题发表看法。这些学者都牺牲了大量的宝贵时间，但很可惜，因为篇幅的限制，为了囊括足够多的人物实例，我们不得不忍痛放弃一些非常精彩的观点。换句话说，我们决定展示 15 篇短篇档案而不是七八篇长篇专访。

在缩短篇幅的同时，我们遵循一个原则，尽可能以被采访人自己的口吻表达出来，我尽量不打断他们，因此我常常直接引用他们的话，偶尔通过脚注帮助读者理解所提到的内容。我希望能尽量减少转述，不要混有我的观点。主编和我所需要决定的，通常仅仅是用什么标点符号，比如停顿时是用逗号还是分号。少数情况下，可能会对一些句式稍做调整以便于读者理解。虽然有时我会将长句缩短，或将分句合并，但绝大多数情况下，都是用讲者的原话来表述其观点的。

我把终稿而不是根据录音整理的草稿发给每位接受采访的学者，事隔数周甚至数月，他们可能已经记不清当时对每个问题的确切回答了，最终出版的档案与我发给他们的稿件相差甚微。

对于这些医学教育家的直率以及他们乐于分享其经历、观点的态度，我非常感动，他们的坦诚及自省令人鼓舞，这可能也是我在这些采访中的最大收获。如果非要我强调此次工作的困难以及个人所做的努力，我只能说因为我相信他证明了医学教育事业在成功之前都走过弯路，并随时做好准备迎接成功的到来。

❖ 观点与讨论

有一些共同观点值得对那些期待踏上领导者位置的年轻教师指出。我们的被采访对象，本身是很多教师的导师并影响了很多人，但很少有人从一开始就清楚地知道自己会成为教育家，很多人开始时并不知道自己最终会选择这条路。很多人会提到他们事业上的机会和运气——在合适的时间和地点选择了合适的道路。并不是我事后诸葛亮，但我发现他们的背后往往都有善于发现对医学和医学教育有热情的人才的导师和领导。接受采访的学者中有些曾一起接受培训或共事，但有些并没有与他人有联系，随着他们的天赋和能力逐渐显露出来，他们逐渐走向成功。很明显地感觉到，对工作的热爱是他们克服困难的动力，而决定事业方向的时候，家庭往往起了重要作用。

所有这些领导者们共同担心的是医学教育正在被医疗环境、被社会中的医疗行为、被学术机构中的经济因素所严重影响甚至损害。还有一个担心是，项目认证和外部管理规则的强大力量可能会在无意中产生负面影响。同时，我们的采访也涉及在学校和医院内发展医学教育事业的紧迫性，这些被采访者认识医学教育应该成为正式的学科以利于获得学术成就及发展。

更让人动容的是这些领导者们对他们自己的导师的感激，和自己成为导师时所获得的满足感。这种传承——不仅是医学学习，也包括如何教学和引导——的传统出现在每个被采访者的故事中。我尤其喜欢听到他们说，他们碰到的那些"大人物"或名人不仅平易近人，而且非常乐于助人。

❖ 结论

这里还有很多内容值得年轻教师去深思。这些成功领导者的坦诚和谦虚值得关注。他们对于学生、住院医生及同事的责任感令人鼓舞，与他们的交流也点亮了我个人事业的明灯。还有很多很多医学教育这个领域的其他领导者，他们的故事本该也收录在此，我希望已经收录的这些可以作为一种积极向上的声音一代一代传下去。

❖ Daniel Federman

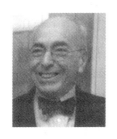

"医学生的生活应该是智力超群，情感丰富，精神卓越的"。虽然这句话出自一篇向 Dr. Jordan Cohen① 致敬的讲话而不是被采访者，但它是对 Dr. Federman 这篇档案中心思想的概括，这一理念贯穿了他的整个事业，实际上也贯穿了其他所有被采访者的事业。Dr. Daniel Federman 是哈佛医学院内科 Carl W. Walter 荣誉教授。他曾任麻省总医院内科副主任及内科住院医生培训中心主任，斯坦福大学内科主任，哈佛医学院学生会及校友会主席、医学教育处主席。

选择医学教育而非科研

从哈佛医学院毕业并完成在麻省总医院（MGH）的住院医生轮转后，Dr. Federman 选择在内分泌科接受专科培训并把其作为他以后的工作方向。然而，他却越来越向教育倾斜。"我想这种想法开始于我的第一次讲课，是一节生理课。我喜欢思考听众是些什么人，他们为什么对这个题目感兴趣。我喜欢把知识讲得更清楚，而不是追求复杂的细节。教学让我感到非常兴奋，我希望教学成为我生活的一部分。"

接下来的一个关键时刻被他自己描述为"意外"，虽然还只是一名专科培训医生，他要主持有关 Klinefelter 综合征的大查房。"那是八月，本应主持大查房的人正在休假，所以他们找到我，希望我来讲。这是个很有意思的题目，但是你只有 36 小时的时间准备，来不及到图书馆深入地查寻资料，要在这么短时间内把有关内容归纳总结非常具有挑战性，同时有让人兴奋。从那时起，我开始思考教学，甚至开始思考教育的问题。"

---

①出自 Daniel Federman 整理 2007 年 11 月 5 日美国医学委员会上 Jordan J. Cohen 的讲话。Jordan J. Cohen，华盛顿大学教授，AAMC 荣誉主席。

主任的关键作用

完成专科培训后，他发现自己所在的内科主任 Walter Bauer① 领导的科室非常棒。"Walter 选择了一批总住院医生来担任各专科主任。他会把他们送出去培训一到两年，回来后有能力负责自己科室的医疗并将研究应用于医疗。我很幸运，我没做过总住院医生，也没接受过科研训练，但 Walter Bauer 十分尊重从事教学和临床的人。我从未想过我能坚持下去，我妻子和我都把它当作一次短期的经历，但从那时起，我就沿着这条路一直走了下去。

"我是一个例外。这一点可以从某人在 MGH 派对上对我妻子说的话看出来，"你看，你丈夫足够聪明，为什么他不做科研呢？"那个问题，那时看起来如此令人心烦，却完美地勾勒了我想从事的工作。我并不想，或者说创新能力不足以成为一名高产的科研工作者。"Dr. Federman 成为哈佛第一位临床和教学终身职位的教授，为其他人开了先河。

来到斯坦福

他形容他事业中的重大时刻是接到斯坦福大学内科学系主任邀请的时候。"我一直都知道这不是一个私人邀请，这是他们整个学院的希望。斯坦福是一所在科研和实验室教育方面很出色的学校，他们看中的是我在临床教学、临床实践、医学生和住院医生教育方面的才能。在斯坦福，你作为一所著名大学里的重要人物，从医学生们第一天走进学校起，就负责他们的教育，将他们领入临床医学，开始临床实践，一直到最终完成住院医培训。就是在这个岗位上，我成为一名教育工作者。"

Dr. Federman 意识到职业的"教育学家"（具备教育理论知识）与普通"教师"并不一样，同时也感觉到自己缺乏教育方面的正式培训。"我天生是名教师，面对听众时感觉很舒服，因为我能够很快很轻松与他们建立起一种非正式的，并非老师与学生之间的关系。虽然

①Walter Bauer，医学博士（1898~1963），麻省总医院内科主任，哈佛医学院临床医学 Jackson 教授。

我并不专业，但我觉得很享受。我曾多次在论坛中表达这种观点，也很有幸与来自不同院校的受训者一起工作，从而被当作一位教育家，虽然我并不是正规军。作为部门的负责人，你会有一些自由发挥的空间，我很快成为美国内科协会的活跃分子①。我也在美国医师学会（ACP）中任职②，该学会建立于 1915 年，强调教育在医学中的重要作用。"

领导者的关键特点

Dr. Federman 在回答领导者的特点这一问题时再次提到了 Walter Bauer。"我实习那年的十月份，有一次他把我叫进他的办公室。怀着忐忑的心情，我走进他的办公室，他说'我明天要出发去南美，大概 10 天时间。这几天你看上去有些沮丧，我不能就这样离开而不为此做些什么'你能想象吗？那就是典型的 Bauer 式方法——对手下的每个人都非常关心。"

和这一系列回忆录中的其他人一样，Dr. Federman 描述他的事业时，把某些关键事件称为"意外"，但对他来说，最关键的是人而不是某一情境。"应该意识到，成功的领导者们会激发手下人的积极性，会关注他们发展的如何，会关注他们到底想要什么。这就是 Bauer 的过人之处。"

为认同感，为医学生和住院医生感到自豪

在他所获得的诸多奖项中，有 3 个对他来说象征了医学通识教育在学术领域越来越受到重视。第一个是获得美国医师学会颁发的杰出教师奖。那时候的 ACP 还是一个普通医生而非专科医生的组织，不像现在，ACP 也成立了很多专科，与各专科委员会开展合作，但在当时……ACP 的教师奖是整个大内科范围内的，是最高奖项。我想我首先是一名普通内科医生，我从事基本医疗工作。我教授一年级医学生物理诊断学概论的课程。我教授第二、三、四年级医学生不同水平的课程。我刚开始从事基本医疗工作时还进行过家访，到现在我还能记

①后来他成为美国内科医学会主席。
②后来他成为 ACP 主席。

得当初家访的病人。

　　第二个奖项来自于内分泌学会，是对内分泌学临床教育者的奖励。"即使不做专科的研究工作，你也应该跟进该领域的研究动态，将他消化成自己的东西并运用到教学中。"

　　第三个奖项是美国医学院联合会（AAMC）Flexner 奖。"一开始我并不认为自己能和那些曾经得到过这个奖项的众神们比肩，但证书上写到我得奖的原因是因为对医学教育的贡献，并不是杰出的科研成果，于是我欣然接受了这个奖项。"

以患者和学生为中心

　　Dr. Federman 觉得自己很幸运，因为他有很多优秀的学生。其中有人成为了院长，很多成为科主任（不只是内科）。有四位诺贝尔得主曾经是他的实习医生和住院医生。对他来说最重要的是，当他们在培训过程中需要帮助时，自己的角色正好能帮助他们。"他们需要学的只是怎么最顺畅地写出一组医嘱，怎么在晚上与患者谈论他的病情，或者如何让化疗中的患者坦白告诉你她真正想要的是什么。他们所需要的是这些最基础的东西。对我来说，能和这些乐于奉献的人一起工作是非常荣幸的一件事。"

　　这些就是如何让学生们学到以患者为中心的例子。他自己有时也会因为没有做到以学生为中心而遗憾。（虽然他没有使用这个专业术语，但很明显这是他做事的原则）。"我最后悔的事是教学时没有很好地了解学生们当时真正需要的是什么，没有仔细分析自己应该教些什么。他们是第三年医学生？还是第四年？是马上要拿到执照的内分泌专科培训医生？还是很久没有更新知识的继续教育（CME）学生？"

"强调基础，把想的说出来，宽容"

　　Dr. Federman 对教师们有一个忠告，反映了一直以来对他们的关注。"非常简单，只有三句话，但我觉得对引导住院医生给医学生和实习医生进行教学非常有帮助"。

　　"第一句话非常重要，那就是强调基础。第三年医学生需要基础，内分泌专科培训医生也仍然需要复习基础知识。第二句话，把你脑子

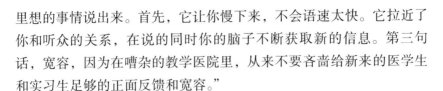

里想的事情说出来。首先，它让你慢下来，不会语速太快。它拉近了你和听众的关系，在说的同时你的脑子不断获取新的信息。第三句话，宽容，因为在嘈杂的教学医院里，从来不要吝啬给新来的医学生和实习生足够的正面反馈和宽容。"

医学教育面临的外部和内部挑战

Dr. Federman 觉得目前医学教育所面临的最大挑战来自于外部。他的看法和本书其他学者的想法相似。"我认为教育和医学都发生在我们这个并不'道德'的社会，我们并没有统一的入学条件，大部分的利益进入了少数本身并不从事医学的人的口袋里，医学院校并没有成为坚持扩大招生的先锋。"

"我想说，在医学教育中，我们最大的挑战是科学的变化和发展速度，而这与我们所从事的工作密切相关。另一个挑战是，在目前这种医疗和科研重于教学的环境下，如何坚持把重心放在学生身上。我并不想让大家误解——医疗是与教学紧密相连的——我的意思是为了医疗的收益和照顾每一个人的压力占用了本该用于教学的时间。在科研和医疗的压力下，教育被排到了次要的位置。我们需要在教育领域进行一些改革，就像现在正在进行的医疗改革一样。"

教育者们应该学习什么？

"我所说的可能会吓你一跳，但我认为医学教育者们应该关注神经科学和神经生物学的进展。大脑是如何工作的？学习是如何发生的？这些领域每天都有很多新的发现，我希望教育者们能密切关注神经科学的发展。这可以让老师们了解我们的教学反映了神经科学关于学习的研究，我们会逐渐重视教学方法，让它与大脑的工作方式相一致。"

另一个需要关注的领域被他称为"转化教学"，对应于目前热门的转化医学。"从实验室到临床有很长的路要走。为了与新兴科学接轨，为了将其转化为临床实践为医生和学生服务，我们还有很多工作要做。当你下医嘱时，你需要学习随时查阅最新文献，你需要教会学生们怎么把他们所学到的知识运用到工作的每时每刻，如给患者开检查时、开医嘱时和需要做医疗决策时。

对事业发展的想法

Dr. Federman 对于教育者们的事业发展有很精准有组织的建议，包括给那些院长们的建议。他首先从与临床科室紧密联系谈起。"任何一个优秀的教育家在临床也同样也受欢迎，甚至比其他人更出色。你要时刻保持一个活跃的临床医生的状态。我认识的很多医学生见习项目负责人都过于聪明，一心想成为院长，但如果没有哪个临床科室认识人，提拔你，为你写推荐信，你永远也到不了那个位置。"

"第二，如果你不是一个好医生，不关心你的病人，不对患者进行宣教，不尊重职业价值，不在临床环境中注意自己的职业形象，我不相信你会成为一名出色的医学教育者。你需要密切关注科学进展，并将其加入到你的教学中，这样你才不会4年后仍在讲同样的内容。"

"第三，我认为想成为教育者的人应该重视发表文章，不是那种你在某个大实验室做研究时写的那些文章，而是发表那些反映你的想法，你的成长、你对教育责任的认识的文章。"

"第四，我认为你应该寻找一个教学研究领域，有很多新的东西可以研究。我坚持认为你应该把你的研究发表出来，不要像我这样，我在这方面做的太少了。"

激发年轻一代对教育的热情

对 Dr. Federman 来说，医学教育的创新是未来发展的关键，我们需要吸引更多的学生和住院医生加入我们的队伍。"医学院一向受到很多优秀学子的青睐。摆在他们面前的榜样，往往是那些科研和临床出色的人。医学院校应该重视教育者，重视他们的职业发展和学术发展，这样才会吸引优秀人才把医学教育作为他们的事业。"

"我非常荣幸拥有精彩的人生，接触一批又一批出色的年轻人，对他们的所学所做拥有真实的责任感。我之所以喜欢这个 ACP 项目，是因为我们终于有机会把重心放在教学这个领域，我希望大家都能了解到，至少我个人认为在有限的人生里能做这样的工作非常幸运和不可思议。

❖ Kelley Skeff

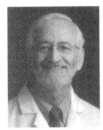

"在医学领域与教育领域之间有一条巨大的鸿沟，而我所做的就是在两者之间搭一座桥。"Kelley M. Skeff, MD, PhD, 在斯坦福大学内科住院医生培训项目负责人的位置上工作了 20 年。他和 Georgette Stratos 博士一起负责斯坦福教师培训发展中心，这是美国医学教育史上的一次革命。"很多人劝我不做要这个，没有发展前途。但我觉得这才是我们该做的事。教育是如此重要，帮助别人又是这么快乐，于是我走上了这条路。但这条路确实不好走，有段时间非常困难，是家人的鼓励帮助我渡过了难关。"

我们的谈话是从他如何成为住院医生项目负责人开始的。"这和教师培训项目①巧合地碰到了一起。1989 年我当时是 Palo Alto 退伍军人（VA）医院住院部主任。我们每周与斯坦福大学的住院医生培训项目负责人和系主任有例会。那时新上任的系主任叫 Ted Harris②，我对他说"你也许有兴趣来听听我们的课程，我知道你已经是一名优秀的老师了，但你会发现这些课程还是有帮助的。"

Dr. Harris 同意了，参加了一次针对新教师的实践课。"他意识到我所做的是一个新的领域。通过这次课他也理解了我的想法。于是那周他正式邀请我担任住院医生培训项目负责人。"

随着项目的发展，负责人的责任越来越重，但他没有犹豫。"这样做是合理的，这是一个循序渐进的过程，因为我在 VA 时已经做过门诊部主任、见习项目负责人、住院部主任。更重要的是，这给我了一个机会去实践医学教育的不同过程和目的。"

决定走上教育事业

Dr. Skeff 讲述了他所接受的教育和培训是如何引领他走入教育事

---

①斯坦福教师培训中心，由 Georgette Stratos, PhD 和 Dr. Skeff 于 1985 年创建，至今已培养了数百名各地的教学带头人。

②Edward Harris Jr. MD, 1987~1995 年担任斯坦福内科主任。

业并最终创办了教师培训中心的故事。"故事开始于 1975 年，那一年我作为第 3 年住院医很幸运地来到斯坦福大学接受培训。我就读于科罗拉多大学医学院，我的三年住院医生培训是在 3 个不同的地方完成的。第一年实习医生在洛杉矶的加州大学海港医学中心，然后入伍在海军服役。回到科罗拉多做第二年住院医，在那里我渡过了精彩的一年，并遇到了我的妻子。斯坦福对第三年住院医开放，同时我了解到很重要的一点，斯坦福大学的系主任 Dan Federman[1] 十分重视教学。"

他获得了去斯坦福的机会。"从那时起所有的机缘巧合接踵而来。我是 7 月到的斯坦福，那年秋天，Dan Federman 和来自 Kaiser 基金会的 Bob Glaser[2] 开始招收第一批普通内科专科培训医生，有 2 个斯坦福的名额，另外 6 人在 3 个不同的地方。我正巧在斯坦福并有幸成为其中一员。"

"就在那时我遇到了 Hal Sox[3]、Dan Federman 和 Bob Glaser。令我印象深刻的是这些导师们尽最大可能满足我们这些学生想做的任何事。在开始的 6 个月内，他们就发现我把大部分的时间都用在教学上，尤其是 Dan Federman 和 Hal Sox 都意识到我内心的希望，于是他们建议我进修教育学位。"

环游国内

"之后 Dan Federman 建议我在国内其他地方看看，结识一些教育领域的其他学者，然后再决定我是不是真的决心从事这项事业。在 2 周的旅途中，我遇到了密歇根州立大学的 Norm Kagan[4] 并与他进行了交谈，当时他已经开始在工作中使用录像设备。之后我去了华盛顿，

---

①见本章中他的简介。

②Robert J. Glaser，MD，斯坦福医学院院长及教授。1972 年他成为 Henry J. Kaiser 基金会的首位全职会长和 CEO。

③Harold C. Sox，MD 内科年鉴的名誉编辑，任斯坦福大学医学院普通内科学系的主任。

④Norman Kagan，PhD（1931~1994）密歇根州立大学教育学院的心理学特聘教授。

遇到了 Hilly Jason①，他那时在美国医学院联合会工作。他的工作人员把我介绍给华盛顿大学的 David Irby②。之后我又去了北卡遇到了 Frank Stritter③。我旅程的终点在芝加哥伊利诺伊大学教学中心，在那时我遇到了一群优秀的教育者。"

那是 1977 年，这次旅程使他意识到教育理论和革新可以为医学教育做很多工作，他自己愿意在两者之间搭建桥梁。他还遇到了一群他所仰慕和尊敬的教育学博士。

"David Irby 建议我到斯坦福教育学院去见见 Nathan Gage④，他见到我后邀请我听他的课。于是我开始在斯坦福读博士，而 kaiser 基金会也非常仁慈地将 2 年专科培训基金延长到 4 年。这让我有机会读完博士并拿到教师的职位。而后我与 Georgette Stratos⑤ 一起成立了教师培训项目。"

"我的经历有一些机缘巧合，我想大多数的教师也都是这样，当你遇到对的人帮你迈出下一步，机会就出现了。"

"启蒙学校"的重要性

"我曾称斯坦福是一所"启蒙学校"。一个原因是她致力于发现个人的潜力和激情以及可能创造的成绩。另一个原因是她让你融入一个大环境，在这里可以得到志同道合者的帮助。有一种说法是：斯坦福是一个科研的圣地，不仅在于研究内容的高水平，也在于她使一个新领域的研究更有公信力。"

创业的艰辛

第一个困难就是说服自己和他人这是一个值得献身的事业。"起初前景并不明了。有些人支持我，但不知道从哪里可以得到资助，他

---

①Hilliard Jason，MD，EdD，密歇根州立大学医学教育研究与发展协会和美国医学院委员会教师培训部的创会理事。

②David Irby，PhD，UCSF 教育处副主任和内科教授。

③Frank T. Stritter，PhD 北卡罗来纳大学教堂山分校的名誉教授。

④Nathan Gage，PhD，斯坦福教授学院的教授。

⑤Georgette Stratos，PhD，斯坦福教师培训中心的主任。

们只是觉得这是一件独特的事。但大多数人都劝我不要做这件事，没有前途。"

他们绞尽脑汁去争取外部资金资助。"最开始的时候很难获得基金资助。我们申请的健康与人类服务部（Health and Human Services）的基金就没有成功，那个并不是一个真正的基金项目，而是一个合同项目。我们需要钱，但我们想做的与合同要求并不相符。那真是一段艰难的时光，然而贵人出现了并促使健康与人类服务部启动了一个针对普通内科的基金项目，持续资助了我们 10 年之久。"

其他人的帮助也非常重要。"其中一个就是 Georgette。我们两个之间的交流是我们事业成功的重要因素。她是一个无私、智慧、善于分析的人，她将医生与老师以一种奇特的方式联系起来。另一群人也很关键，他们就是我的家人。曾经很多次，我感觉自己所做的事得不到支持，人们都觉得我走错了方向，甚至有些人表示出他们的不屑一顾。那时候是我的妻子 Linda，认识到我所做的工作的重要性，她说'不要放弃，你所做的事很有意义。'我的女儿们，随着她们长大，越来越意识到帮助他人的重要性，这一点深深地刻在她们的骨子里。是他们的支持帮助我渡过那段艰难的时光。"

在限时工作时期的职业精神

斯坦福教师培训项目强调老师与学生如何加强联系。Skeff 和本系列的其他领导者都提到了医学教育面临的制度挑战，尤其是毕业后医学教育认证委员会（ACGME）新制度的实施。"我认为要想保持医学教育的传统职业精神价值是一个巨大的挑战，在遵守规定的同时不阻碍个人特色的发展。"

新的 ACGME 对于工作时间限制的指南规定就是一个挑战。"这些指南规定是必要的、合理的，但很难保证其灵活性和创新性，在这样的指南下很难运行一个允许自我探索的项目。相比我做项目负责人的头 15 年来说，现在所面临的挑战更大。"

这个限制规定出现于一个时代更替的年代，Skeff 提到最近的一次谈话。"前不久我的一个医学生说，'我不确定医学对于我来说是不是一个正确的选择，因为我觉得它会打扰我的私人生活以及我个人想做的其他事。'最大的挑战在于如何回应资格委员会提出的合理要求，同时符合大众的希望，又能坚守既往所坚持的职业行为和职业精神。每天、每周、每月都符合限制规定，又让我们希望的职业特点继续发扬，这实在是一件很困难的事。"

挑战中的机遇

Dr. Skeff 说，"这其中的机遇在哪里？在改变中总能发生令人惊喜的事，坚定我们对某些事的信心。我们都坚信对他人（包括同事）的责任感，这其中最主要的机遇是让医生成为医院的主人翁，对医院有个人期待和兴奋。"

这项工作是对教育和医学文化的重新定向。"这是对医学和医学商业化竞争模式的直接挑战，竞争模式下人们会问，'谁最好，谁最差？'。如果我们真的对同事负责任，就不会容忍听到有人说 A 医院的医疗服务比 B 医院好。"

改变竞争模式

这种竞争模式不仅影响了医学的商业层面，而且也影响到教育层面。"最开始我就被深深地打击到了，我们在教学生观察学生时，这种潜在的竞争模式就已经深入教育系统，只有有人失败了，其他人才能成功。一名学生之所以能得到一个好的成绩是因为有人比他的成绩要差。因此，我建议他们调整满足感的定位，不要因为身边的人不如你优秀而喜悦，而要因为身边的人比你优秀而喜悦，因为你有幸与他相遇。"

"我在斯坦福所试图做的就是灌输给住院医生们一个思想，从他们踏入医院开始，他们就对这家医院的医疗质量负有责任，他们也有机会提出建议以改善整个系统，要让系统更完善，也让系统内的每一个人进步。如今这些也成为新的资格认定标准中的一部分，即职业精神、实践基础上的改善以及以系统为基础的医疗，当然这些是要以乐于为他人奉献的哲学信条为前提的。"

最自豪的成就

当他离开住院医生培训项目负责人的位置，什么让他最为自豪？

首先是建立了斯坦福教育培训中心，接受培训的学员回到自己的学校或医院后让培训的效果倍增。"这给了这么多有奉献精神的教师一个机会去帮助其他人。一个人能从帮助其他人中收获快乐，那么我可以想象这些人也会对其他人产生更多积极向上的影响。"

"另一个当然就是成立了斯坦福住院医生项目，该项目的内涵我们刚才已经讨论过了。即使当我后来把指挥棒交给其他人，即使项目的形式发生任何改变，我希望项目的信念不要改变，尊重他人、对事业而奉献、为同事而奉献的精神永存。"

❖ Arthur Rubenstein

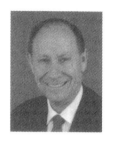

"我们的责任是为教师和学生提供服务，因为他们使这里更美好。" Arthur H. Rubenstein，MBBCh，是宾夕法尼亚大学医学院的院长及执行副主席。他 1960 年毕业于南非约翰内斯堡的威特沃特斯兰大学，此后从事糖尿病的临床及分子学研究。1981～1997 年间他任芝加哥大学医学院内科主任，此后任纽约西奈山医学院院长，之后在宾夕法尼亚大学任职至今。

从南非到英国再到美国

在南非，Dr. Rubenstein 高中毕业后直接进入了 6 年制医学院，这是英国医学院系统的常见模式。"我有许多杰出的榜样，称为注册医师，比如高年住院医生，当然还有主治医生和教授。同时我也对科研很感兴趣，并申请了专科医师（fellow）培训。我想去伦敦，南非人通常去的都是大的教学医院。"他去了 Hammersmith 医院。"我在内分泌科 Russell Frasier 爵士手下工作，他是一位杰出的临床医师和内分泌研究专家，是我真正的榜样。"

"那时工作很难找，但幸运的是有一位和我一起在南非学习的朋友要去芝加哥大学，他问我准备做什么，我说不知道因为我还没找到工作，他说有个美国国立卫生研究院（NIH）专科研究生的机会，和他一起去芝加哥大学工作。有趣的是，那个专科研究生需要心内科背景，而我是内分泌科的——但如他们所说的，乞丐没得可挑。因此，我移民去了美国，做 Godfrey Getz 的博士后，同时也和 Murray Rabinowitz 一起研究生物化学，既没干内分泌也没干心内科。这是一段有些偶然但很精彩的培训经历。我有幸遇到了一位出色的科学家——他的名字叫 Donald Steiner。他从事胰岛素的生物化学研究，这与我想做的不谋而合。"

令人激动的日子

Dr. Rubenstein 白天和 Getz 及 Rabinowitz 一起工作，晚上和 Steiner 一起工作。"那是一段非常令人激动的时光，他正在研究胰岛素是如何在胰腺朗格罕细胞胰岛中合成的。我放弃了心内科的学习，加入了内分泌学系，和 Steiner 一起从事胰岛素相关的基础研究，同时也干我一直都热爱的临床和教学工作。我自己的专业是临床内分泌学和糖尿病，而他更多地从事基础研究，所以我弥补了他研究的空缺，事情就这样发生了。我做完本职工作，照顾大量患者，尤其是糖尿病患者，当然也看其他普通内分泌患者。我觉得我之所以会出名，因为我做的是我所热爱的工作，与这些同事的交流让我非常愉快。"

成为系主任

他很快晋升为副教授、教授。1970 年代末，当时的系主任 Dr. Alvin Tarlov[①] 提升他为副主任并负责住院医生培训和医学院教学。Dr. Tarlov 退任后，Dr. Rubenstein 成为代理主任。"这完全是意外，我并没有打算这么做。我说好的，我可以代理这一职务直到他们找到正式的主任为止。实际上，他们聘用了几个人，但因为各种原因都未成功。我想也许是他们厌倦从外面招人了，于是他们问我想不想做这份工作。我说，'虽然不是很想，但如果学校真的需要我去做，我也可以做。'事情就是这样——完全是偶然。我 1981 年接手了这份工作成为学系主任，一直干到 1997 年。然后我去纽约西奈山医学院当院长。"

---

①Alvin R. Tarlov，MD，1968~1981 年任芝加哥大学内科主任。后来他成为 Henry J. Kaiser 基金会主席及新英格兰医学中心医疗卫生机构的董事。

为什么换工作？

"人容易自满，习惯于他所熟悉的人、事、物，变得沉迷于安逸。对我来说，是时候该换个新工作了，好在成功的系主任很容易得到新工作。所以那个时候换工作的事就自然而然发生了。我本已以为我会在那里干一辈子，但最后，我更想和家人在一起。我相信我们可以从头来过，即使需要 30 年才能获得现在的成绩，于是我们这样做了。我想说，拥有一个好妻子是天赐的福气，对我而言，成功的关键在于我的家人。"

做出从西奈山到宾夕法尼亚这个决定非常困难。"我喜欢西奈山，那是一所优秀的医学院校，也是一家很好的医院。但是我更喜欢象芝加哥那样将医学院并入大学内，那里有更多我所欣赏的学生和同事。我喜欢大学。美国教育系统，尤其是大学，更适合回报刻苦用功的人，无论他们的出身、背景和培训经历。这正是我所看重的，当然我也是其中的受益者。"

"我曾做过三份工作，在三家不同的机构。从一个地方搬到另一个地方是一件很困难的事，因为我热爱之前的工作。从总体来讲，我做了正确的选择。在所有这些决定中，我的妻子给了我莫大的帮助，她是我无比默契的合作者。"

缘分天注定

"你知道，我生命中的很多事件都可以用缘分天注定来形容。去美国、获得去伦敦学习的奖学金、成为副主任，那时我从没想过 Tarlov 会换工作辞职。我从没真正地做过什么长远的计划。可能在我做主任的最后几年里我想过做院长的事，但我成为主任的时候，我只是感觉非常高兴可以负责糖尿病临床和研究的大项目了。既然我样，我还会对在另一家机构做主任感兴趣吗？我从没真正思考过这个问题，直到机会降临。所以我以回答不了这个问题，谁能想到呢？"

老师与导师

在他的整个事业中，Dr. Rubenstein 始终认为自己是一名教师。

"我热爱这一行。我曾是优秀导师的受益者,我把这种师生关系视为一种特殊而奇妙的关系。随着我的年资增长,我喜欢带学生出门诊。他们在观察我处理患者的过程中有所收获,我常常鼓励他们,向他们演示如何为患者和家属感觉舒服的小技巧。我还没成为主任时,就被邀请参加病房早晨的病例讨论,因为我很擅长对住院医生进行。在工作中的师生关系是一种令人兴奋的关系,它可以创造一种让年轻人茁壮成长的良好环境。"

杰出领袖的特征

"关于这个问题我这些年一直在思考。我觉得需要一些基本素质,即杰出的学术成就,不论是临床知识技能,亦或是科研能力。这是基础,但这远远不够。其他还包括人际能力、凝聚力、关心他人,以及温和善解人意的沟通能力等。你还要相信你可以营造一种氛围,让其他人可以得到充分的发展,而不是仅仅考虑自己的发展前途。重要的是要理解别人的困难,感同身受,自己要成为一个不畏艰难困苦,勇往直前,努力做到最好,让别人为你骄傲的人。注意不要无端发火,不要草率做决定,不责备他人。你如何应对挑战,如何使周围的人对你充满信任——营造出杰出的团队氛围。"

值得自豪的成就

他提到的第一个成就是营造了一种让人们能够充分发展并达到自己能力范围内的最高目标的氛围。"这是指一种支持鼓励的氛围,赞扬获得成功的人,帮助遇到困难的人。我很自豪我一直在努力招揽并留住最优秀的人才。高级管理者,无论是主任还是院长,都是为教师和学生服务的,而不是掌管这个地方的人。人们会问,'那么你作为机构的领导者做过什么呢?'我想换一种说法。能为学生和教师的成功营造一种氛围就是我的特权。我也不装天真,现在我们来说说什么是领导,如果你相信医学院中最重要的是学生和教师,那么你就不会再认为最重要的人是院长、副主席或副院长。"

困难与错误

"我认为对我来说最困难的就是如何处理做错事的人——不诚实,

伤害患者，作为管理者不称职，或是辱骂学生，这些人应该被处罚，其中某些人甚至应该被劝退。我常常为此而纠结。我觉得道理上我应该这么做，但做起来非常困难。我总是试图去做对学校和团队有利的事，我总是努力做到公平，但这真的非常困难。"

"我最常犯的错误是知道自己必须要做的事，但是一再拖延，或者为了征得广泛的意见而耽误太长时间。我后悔花了太久才能让不称职的人离职，我后悔当有人做坏事时没有第一时间惩罚他。有时候你明知道自己要做什么，但却拖延了2、3周。没有人会从这种拖延中获益，事实上，这种拖延对所有人都有害。"

如今医学教育所面临的挑战

Dr. Rubenstein 和其他受访者一样，非常关注国家医疗卫生系统的事情。"如今太多事情涉及钱。部分价值观被扭曲了。虽然最好的医院能提供很好的医疗服务，但整个系统本身是有缺陷的，这影响了整个医学学术界。这门科学是伟大的，NIH 是全世界最好的机构之一，但我认为我们目前巨大的挑战是营造一种气氛，从患者和家属的角度考虑，不受金钱的干扰，让我们有更多的时间去解决疑难病例。"

"我们在真实的医疗实践中教学，因此必须努力改变整个系统，而不只是纸上谈兵地说我们要课程改革，改革后会变得更好。的确现在我们还可以课程改革，但是，如果我们不让医学回归初衷，不留出足够的时间照顾患者，那么整个系统都不可能变得真正美好。"

机遇与特权

他时常思考如何给医学生以及那样决定从事医学事业的人一些好的建议。"我只想说，这是一项最伟大的职业，数百年来都没有改变过。我们正在经历经济和政治上的特殊时期，但照顾病患的能力，指导年轻一代从事科研的能力，也面临独一无二的机遇。成为一名医师是一件如此荣耀的事。如何一个人有机会成为领袖并影响医学事业，无论通过教学还是科研还是医疗模式，这都将是世界上最伟大的事。"

Dr. Rubenstein 强烈建议我们把目前的这些挑战当作暂时的小插曲。"无论它需要1年，2年还是5年去解决，这对于整个事业来说都只是暂时的，否则，做40年的医生，或医学领袖，或医学研究者，或医学教育家，都是最不可思议的事。我做了40年医生，没有一天怀疑我们的特权和机遇。当我与医学生或高中生或朋友交谈时，我总是告诉他们这是最美好的职业，不要怀疑。"

❖ Jordan J. Cohen

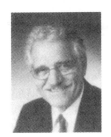

"我去上医学院的时候根本不知道学术医学是什么，我猜大多数人和我一样，学医只是想成为一名医生从事医疗工作。"

作为第三任美国医学院协会（AAMC）主席（1994~2006），Dr. Cohen 是我们采访的学者中间最"公众"角色之一。他坚定地支持医学学术中心应是改进整个医疗行业的支点。他支持学生与教师的种族与民族多元化。在实践与学术越来越被金钱占领的这个时代，他却始终关注职业精神。当然，一开始他并没有想到会有这样的发展，大学时他还以为自己会成为一名物理学家。他的采访给了现在的年轻同事一些启示——勇于面对未知和职业的改变，谦逊来自于从更广阔的视野看自己的工作。

"我上学时是那种几乎被每个轮转科室所吸引的医学生。事实上，在我第四年轮转的前半年，我还去申请和面试了外科，后来才回到内科完成第四年轮转，并且发现内科才是我真正想从事的领域。"他毕业于哈佛医学院，在波士顿城市医院完成住院医培训。"在那里，临床工作时时与科研与教学紧密结合为一体，这对我影响很大。"

传统的学术起步

"在当时，这就像是一种必需要求，当你完成普通内科培训后要进入专科培训。因为在上学期间在肾脏生理学方面做过一些研究，我觉得肾内科会是最好的选择。实际上，当我回头去想的时候，当时并没有经过深入思考。然而我是幸运的，因为肾内科当时在科研上是一个新的领域，而我很荣幸地得到了所在领域最前沿实验室的一个职位。

"我的导师是 Bill Schwartz①，他在波士顿新英格兰医学中心有一个实验室，我在那里做了 2 年的科研培训。当我完成内科和肾内科培训时，正赶上布朗大学建立了自己的医学院。新医学院刚刚聘任了第一任内科主任，正在着手建设自己的学术教师队伍。因此，我结束了培训的第二天就成为了布朗大学的总住院医师。"

在布朗大学和塔夫斯大学的责任

谈到这个问题时，Dr. Cohen 笑了，在整个谈话过程中，他展现了他的幽默感和客观性，就像他在事业中表现的一样。"当时罗得岛州只有我一个肾内科医生，因此我不仅是总住院医师，也是后勤总管。那是 1965 年，难得的机会，罗得岛医院要成为教学医院，她现在还是布郎大学的主要教学医院。当时缺少工作人员，我有幸能参与教学医院的早期建设。"

他的事业沿着传统的学术研究路径发展。"每个人都尝试做一些不同的事。我启动了一个专科培训项目，也为第一年医学生做了大量的教学工作。"他花了 2 年时间在 Walter Reed 部队里做科研、写文章。同时，Dr. Schwartz 被任命为新英格兰医学中心的内科主任，他邀请 Dr. Cohen 回到波士顿当塔夫斯大学肾内科主任，于是他在那个位置上做了 11 年。

"在那里我有机会做科研，同时也从事教学活动。我们负责医学院二年级学生的肾脏病理生理学课程，与医学生有很多接触。我还负责实习医生的选拔工作，并深入参与塔大斯大学的内科住院医生培训。"

如果布朗大学不是一所新学校，"我可能不会参与那么多，也许按照传统的路径，我会在实验室做科研，偶尔参与一些教学。我并不认为我的决定是非常深思熟虑的选择，但我发现我真的非常热爱教学，被教师这个角色所深深吸引。"

———————————————

①Dr. William B. Schwartz 是塔夫斯医学中心一位著名的肾脏病专家。1970s 他开始走在另一项研究的前沿：经济与医学的关系。

从芝加哥到石溪大学

"我在塔夫斯时参加了美国内科医学会职业医师考试肾脏病部分的试题委员会，开始对全国性的学术医学产生了兴趣。当了十一二年的科主任后，我有了更广泛的兴趣。我得到机会去了芝加哥大学，当了芝大医学院附属麦克里斯医院的内科主任，和 Arthur Rubenstein① 一起共事。在那里的 6 年，是我人生和事业双丰收的时期。我非常有幸和 Arthur 这样的导师一起工作，他是一个极有能力又擅于合作的人。我们做了大量的工作让大学里的一个传统学术科室与麦克里斯医院联系起来，使之更贴近于真正的医疗实践。我试图将大学、医学院、医院与麦克里斯融合成一体——一个早期的尝试——如果成功我想我现在还会在那儿（大笑）。这是一件非常有远见的事情，但很可惜，因为两个机构的一些政治原因的阻碍，最终未能实现。"

纽约的石溪大学那时正在招新院长。"又一次，非常幸运我被选为医学院第二任院长。这也是一所很年轻的医学院，20 世纪 70 年代初才成立，1980 年成立了自己的医院。1988 年我到那儿的时候，它仍处于建设阶段。这又是一个极佳的机会，正因为她还处在发展和定位阶段，我才有可能对她产生一些影响。"

他回忆起因为航班取消在西雅图宾馆里的意外的一天。"那天我为我们正在建设的医学院设想了一门新课程，我能够对医学院的本科生课程进行大量调整。"这是 Dr. Cohen 非常自豪的成就。"石溪是一所新学校，是这个拥有两百万人口的沙福克县唯一的一所医学中心。这是一个进行医学改革的好机会。如何能将她更好地规划成一个更协调的医疗系统是一件非常值得期待的事，我对此非常有兴趣。"

调任 AAMC

当 Dr Robert Petersdorf② 卸任后，Dr. Cohen 成为 AAMC 的主席。

①Arthur Rubenstein，MBBCh，后来成为宾夕法尼亚大学的院长。见他本人的章节。

②Robert G. Petersorf，MD（1926~2006），1986~1994 任 AAMC 主席，曾任华盛顿大学内科主任，加州大学圣地亚哥分校的院长，波士顿布莱根妇女医院的校长。

"接任他的位置，是一个我无法拒绝的难得的机会。那时，我在石溪工作得非常愉快。但 1994 年，医疗改革的讨论正在华盛顿如火如荼地展开，这显然是 AAMC 的职位吸引我的原因之一，因为这是一个亲自涉足医疗改革，让她变得更合理的好机会。结果，我们确实进行了诸多的医疗改革，但并不都那么合理［笑］。我惊讶于华盛顿是个多么政治的地方，我刚到这里的时候，没有任何和政府部门打交道的经验。人们玩弄各种特殊利益，与各种势力争取公众的关注度非常困难。"

在不同机构任职

他如何看待自己不断调整工作？"坚持在一个地方工作，有机会在同一机构开展项目有诸多优点。你能给一个工作单位留下很多遗产，但如果你不断换工作则很难形成某种影响力。"Dr. Cohen 认为新工作给他参与更广阔工作范围的机会。"当我回头再去看我工作过的那些机构时，我觉得如果没有我，那些机构不会如此完美［笑］。我猜没有其他方式表达了。"

他的事业中是否有一些特殊事情使他意识到他应该从医学院这样的学术环境转移到更大的领域？"我猜那正是我从塔夫斯到芝加哥的动机。那时我切实感觉到在学术与实践之间建立一座桥梁的重要性和可行性。我认为麦克里斯是一个好机会，去更深入地感受真正的医疗实践应该是什么样的。"

类似地，他去石溪当院长的时候，所有的教职员工都是全职的，大学附属医院的教师中很少有私人医生。"我对那条鸿沟非常敏感，尽力架设桥梁跨越鸿沟。因为我觉得医学院校应该给予私人医生足够的关注和支持。"就像他在 AAMC 任职时所说的："我认为应该始终保持高度责任感帮助医疗系统转型，以医学学术中心为支点，改进整个医疗系统，这就是我们努力去实现的理念。"

目前医学教育系统的挑战

"当我环顾四周，我看到的是医生面临的各种诱惑，自身兴趣的诱惑，经济利益的诱惑，甚至迫于医学商业化的压力不再遵循以患者利益至上的职业精神原则。我认为，这正是目前医学所面临的最大问题。我坚信，如果医学丧失了患者和社会的信任，那么我们将和这个社会一样处于艰难的境地。我们最大的挑战是如何加强医学生和住院医生对于传统医学价值观，也就是我们现在所称的职业精神的认同。"

另一种挑战是认识到未来的医生需要掌握一些新的技能。"医学教育要武装未来医生足够强大的能力，不仅能让他们生存，更要茁壮成长。我们需要更擅于互助，更擅于团队合作，更有成本意识，更关注医疗质量，并保持对行为表现的持续关注。"

Cohen 认为我们也需要接受现实，年轻的一代有着更多的人生目标，希望保持更广泛的兴趣，有自己的家庭生活，对自己时间安排有更多的掌控。"年轻一代很清楚什么是他们理想中的医学，"学术界需要在这方面做点工作来维持我们的职业精神。"我认为我们有更好的方法来组织我们的专业活动，不一要求每个人都需要一直值班。我认为我们有办法用一致的价值观处理事情。"

"我想说从事医学教育是一个非常让人有成就感的事，因为她能让人有机会对未来产生影响，这一点很少有人能做到。影响年轻一代的事业并帮助他们处理各种即将面临的挑战是一个人事业中非常令人兴奋的事。"

领导者的特征

"我想我们并不是时刻都能意识到这种特征，但回想起来，我能意识到很多人所拥有的影响力。并不在于职业变动等特殊决定，而在于他们对于自己工作和事业的认同。"

Dr. Cohen 提到他曾共事过的临床医生们，比如麻省总医院的 Walter Bauer[1] 和 Dan Federman[2]。他们不需要顶着主任、院长或领导的头衔，就对自己产生了重要的影响。"他们对待自己的工作同事的态度都对我产生了重要影响。"

---

①Walter Bauer，MD（1898~1963），麻省总医院医疗部主任，哈佛医学院临床医学 Jackson 教授。

②见其本人章节。

　　提到 Dr. Rubenstein 时，Dr. Cohen 说，"我想到了一个词'标准'。保持完整性，保持目标性，把眼光放远而不局限于手头的工作，要看清你工作的整个环境，要保持大局观，不要只看到眼前的兴衰。"再一次，他回到贯穿整个谈话的主题：把个人的工作放到一个大环境中去看待，使自己的工作对这个大环境有意义。

❖ Holly Humphrey

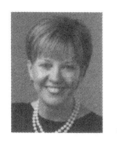
　　"我在优秀领导身上看到的是他们宽宏大量的气质。"Dr. Humphrey 是芝加哥大学医学院教学院长，她也是美国内科医学委员会主席和内科住院医生培训项目负责人联合会主席。

　　"当时我还是个芝加哥大学医学院的学生，四年级的时候我和另一个医学生结婚了。我们俩开始申请内科住院医生，到处寻找全国各地的住院医生培训项目，我们发现我们俩的兴趣点完全不同。我感兴趣的我新婚丈夫不感兴趣，他有兴趣的我又没什么兴趣。我们得出结论，我们俩的矛盾就像是否离开芝加哥这件事，虽然我们都想离开，但各种强有力的理由支持我们应该留下。"

　　"我们非常清楚住院医生阶段我们俩都会非常忙，我们也知道家庭生活很重要。我家离威斯康星 2 小时，我丈夫家在芝加哥西郊 1 小时，所以为了平衡事业与家庭我们最好选择留在芝加哥。"

　　"我被任命为内科总住院医生，这并不在我的意料之中。当总住院医生那年我开始问自己，为什么我们用这种方式教育住院医生？我们怎么来决定一个住院医生应该在肿瘤内科病房轮转几个月？我面对的现实是住院医生在仓促完成临床工作的同时还需要参加核心课程，问题是上课到底是不是住院医生教学的最佳方式？正是这些问题最初形成了我至今热爱的事业的基础。"

是否要从事专科

　　Dr. Humphrey 完成了呼吸科专科医生培训。"我非常喜欢呼吸与重症学科，师从我们医学院该领域最好的老师，所以我其实也可以在专科有很好的发展。但是碰巧的是，当时的住院医生培训项目负责人正好离职了，Arthur Rubenstein① 是当时的主任，他让我考虑这个职位。我是应该接受这个千载难逢的机会成为一名我所向往的项目负责人？还是应该走传统的专科医生职业道路？"

因为两个原因她选择了前者。"第一，我有机会在著名的美国医学大师手下工作，能向 Arthur Rubenstein 学习医学和领导力，这真是千载难逢的机会。第二，我终于可以触及我所热爱的内科住院医生培训项目。"

"当总住院医生的那年让我直接同时面对患者的需求和住院医生教学的需求，如何让两者统一面临着一系列的挑战。为了住院医生和住院医生培训项目，我迸发的热情让我明白这个选择会是我未来的事业。"

成为教学院长

她当了 14 年的住院医生培训项目负责人，甚至到最后她还竭力避免换工作。"我喜欢当项目负责人，我没有再找其他职位。我有一个秘密的愿望，我能一直在这个位置上直到退休。但是前任教学院长退休了，他们邀请我接替这个位置。我拒绝了 3 次，但最后我同意了。主要原因是当前任院长看到我如此喜欢项目负责人这个工作时曾对我说，'Holly，你有没有想过你在这个你喜欢的位置上呆的时间越长，你实际是在阻止其他人也拥有这个经历？'"六年前，她成为了教学院长。

诞生于危机的工作

"在学术医学界我有过 3 份工作，分别为总住院医生、项目负责人、教学院长。它们都诞生于危机。"

第一个危机发生在她当总住院医生时。那是 1987 年，发生了住院医生选拔（match）历史上的"黑色星期四"，许多顶级的住院医生培训项目招不到人，芝加哥大学也是其中之一。"我那时刚当总住院

①见他的专访。

医生 3 个月，得知我们的住院医生培训项目有 3 个空缺，项目负责人还出门在外，因为有史以来我们从来没有过招不满人的时候（那天我们才留意了一下历史）。因为负责人出门在外，Arthur Rubenstein 叫我去他办公室商量如何填补空缺。在当时我当然丝毫不知道该怎么做，是 Arthur Rubenstein 和我一起开始解决这个大问题。这就像一场危机，我们只能随便找了 3 个不怎么样的人填上这个缺口。这件事对我就像是一场处理危机的考试，我开始努力照顾好我们的项目和项目中的人员。"

然后，她当总住院医生 5 个月以后，项目负责人宣布离开。"Pierce Gardner[①]，我的项目负责人，曾经是我医学院的指导老师，对我影响最大的导师之一，他已经在这个位置上干了 13 年。他在 6 月份离开，当时接替他的人刚刚到达，我必须帮助新领导熟悉工作。这就像是这份工作的提前开始，其实我正式接任这个职位发生在两年之后。所以说这两次危机-招人危机和领导交接危机-最终把我放到了我梦寐以求的项目负责人的位置上。Dr. Gardner 的接任者后来决定回实验室，他的这个决定让这个位置又空了出来，在我结束专科培训的那年，Arthur Rubenstein 邀请我成为住院医生培训项目负责人。"

意料之外的住院医生培训项目检查

遇到更多的危机是在她担任总住院医生项目负责人之前的那段时间。附属教学医院麦克里斯医院要匆忙从医学院分离出来，他们需要请美国毕业后医学教育认证委员会（ACGME）来审查一些专科培训项目。

"ACGME 不能单独检查专科培训项目，必须同时检查核心住院医生培训项目。我们在 5 月得知这个消息，而我的任职正式开始时间为 7 月 1 日。为了能让我们的项目通过检查，我们仓促邀请了内科住院医生评估委员会（RRC）来审查整个部门。在这个岗位的最初 2 个月，我忙于填各种表格，努力理解所有的规定，尽量让所有专科项目运行良好。上岗后第 3 个月，我们花了两周半陪同 ACGME 来访人员检查了整个部门。这是一场真正的洗礼，通过那段时间我对住院医生

①Pierce Gardner 石溪医学院内科教授和前任学术副院长。

培训项目的知识和认证要求有了深入的了解。它像是一个速成班，因为有这场危机，我学得很不错。"

个人困境

Dr. Humphrey 也遇到过很多个人困难。"第三年住院医那年，我遇到一次难忘的关于死亡的经历。我有一个非常有经验的项目负责人突然去世了，第二天我妹妹也死于糖尿病的并发症，这两个死亡都完全难以预料。那是一段非常痛苦的时期，但也是我看到住院医生培训项目真实色彩的时候，他们一直在照顾我。"

"这次经历让我对多年以后发生的一切有了充分的准备。在我当院长的第八或第九个月，我们学校的一位第一年医学生在大峡谷远足时因缺水意外去世了，当时我需要安慰学生的家长，帮助整个学校渡过失去同学的特殊时期，那真是一段痛苦的体验。"

值得自豪和遗憾的事

"人生最大的挑战——我想是最大挑战的结果，也是我最引以为傲的事——我的美满婚姻已经渡过了 26 年，养育了 3 个孩子。骑跨在工作和生活之间，让两者平衡，这需要像我丈夫那样不可思议的伴侣，有时他需要付出极大的努力。不过我安然无恙，我要说这是我最大的成就。"

她提到成为领导的代价。"最初我是一个非常棒的厨师。但是我最大的女儿已经大学毕业了，她嘲笑我从来没有真正教她做饭。日子就这样一天天过去，我还没时间和女儿分享我的厨艺，这是一个遗憾。另一件在我生命中非常重要的事是音乐，实际上，在我决定上医学院之前，我几乎是一个音乐家。我教我的孩子们钢琴，教我的女儿长笛。所以，我虽然没来得及教他们做饭，但是我教了他们乐器。"

"同样关于平衡个人生活和职业，我希望我能更好地掌握授权给他人的技巧，那能帮我节省很多时间和精力。我还希望在时间分配上，我能更早地就允许我自己权威地说'不'。我特别渴望旅行。"

医学教育面临的挑战

"如果我必须总结一个首要话题，那最大的挑战就是公众的职业信任。公众信任已经被破坏，无论是涉及利益冲突问题，还是医疗差错和患者安全问题。医学教育的基本原则被放到一个全新的背景下考虑，它有可能损害医学教育，最终甚至影响病患照护。"

"很多平衡需要掌握，是否缩小住院医生和医学生的实践范围、如何让他们获取知识和技能、如何保证对患者照护的期望、是否让有经验的医生做操作……这些平衡掌握得不好，有可能会退缩住院医生和医学生在患者医疗中的作用。"

"神经科学已经帮助我们更好地理解记忆的形成，记忆如何最终整合形成技能和技能反射。很明显，情感上的所有权，或者说把自己放入医疗决定之中，这会让记忆更强大和持久。所以说，让学生处于医疗中的次要地位将对学习和做出医疗决策产生负面的影响。"

对未来的建议

对于那些刚刚开始职业生涯的新人，Dr. Humphrey 给他们最重要的建议是，忠实于自己的兴趣和热情。"我的意思是你是否能发现你的内在能量，如果你能发现，那你每天清晨醒来时能量已深入你的骨髓，将支撑你一天的活动。如果你被行动的热情所点燃，即使在最黑暗的时刻你仍能感到能量四射。如果你还没有发现你的能量，每天你都将在困难中渡过，在黑暗的日子里更感觉无助。"

"任何时候，只要我在门诊看病人，或者在早晨和住院医生讨论病例，我都感觉活力四射，那是我能量的源泉。即使我有繁重的管理工作要做，我的日程中一定要安排能让我接触能量源泉的时间。我所经历的最困难的职业转变是从医院到院长办公室，只要我的身体一踏入院长办公室，我的心脏就像一直在前线，我需要寻找方法时时充电让我的心脏保持跳动。"

"我觉得我是这个世界上最幸运的人，我能和这么多医疗和医学教育领域最优秀的领导者共事，我能遇到这么多优秀的学生、住院医生和患者。"

❖ Jack Ende

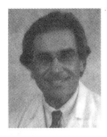

"我总是心存感激，在医学领域以外总能找到适用于医学教育的思想的金矿。"Dr. Jack Ende 是费城长老会医院的内科主任。他就读于弗吉尼亚医学院，在芝加哥大学完成住院医生培训。他是内科住院医生项目负责人协会主席。他是本系列丛书的主编，也是他提出系列专访的建议[①]。

"在医学院的时候，我也不知道为什么，内科对我有特殊的吸引力，于是我在芝加哥大学实习和进行内科住院医生培训。我完全被普通内科医生和教师所吸引，我当时想这些家伙是我见过的最棒的医生。芝加哥住院医生项目是一个学术项目，没有私人医生参与，但的确有许多基础学科的导师榜样。不过那个时候我心中的英雄就是普通内科内科医生，我一直把自己看作他们中的一员。"

普通内科在研究型医院的发展

芝加哥大学是高能研究型机构，普通内科如何在那里生存？"总会有一些具有讽刺意味的事情发生。他们有亚专科病房，有患者归属的默认规定，在这种情况下也产生了需求：急诊来的患者该住哪个科？没有诊断的患者又该去哪个科？有人意识到应该存在一个主要由普通内科医生掌管的通科病房。由于当时内科主任 Alvin Tarlov[②] 的洞察力，芝大建立了普通内科学系，早于这个新兴组织普通内科研究和教育学会（SREPCIM[③]）的成立。"

"芝加哥大学很早就成立了普通内科学系，我在那儿当总住院医

---

①这个访谈的本来目的是让 Dr. Ende 帮助我测试访谈提纲，但我最终决定正式采纳他的访谈，因为其中包含了一些其他访谈者没有提到的观点。

②Alvin R Tarlov，医学博士，芝加哥大学内科主任（1968~1981），后来成为 Kaiser 基金会主席和新英格兰医学中心健康研究所主任。

③普通内科学会（SGIM）于 1978 年成立，作为普通内科研究和教育学会（SREPCIM）。

生的时候我们接待了宾夕法尼亚大学考察团的访问，其中有 John Eisenberg① 和 Sankey Williams②，他们试图说服当时宾大的内科主任也建立普通内科。所以那里也将发生某些特殊的事情，我想这确实对我的事业产生了影响。"

总住院医生

"我被选为总住院医生，这段时间坚定了我对普通内科的兴趣。我认为学术型普通内科是适合我的地方。几年之后，我果然到了波士顿大学当了医学生见习项目负责人，后来成为住院医生培训项目负责人。我很幸运，我所处的环境让我有时间思考和创新，也发表了一些研究文章和其他文章，这些为我赢得了更多机会。我想那是让我走上现在这条道理的关键。"

从波士顿到宾大

我在波士顿当了 6 年的住院医生项目负责人，6 年之后我看到的都是同样的问题，我的创造力也衰退了。在某些位置上你最出色的工作往往发生在开始的五六年。6 年之后我想干点不同的事情。在常春藤名校发展普通内科是件有趣的事，学术性普通内科在宾大也有着非常出色的声誉。所以，1989 年我搬到宾夕法尼亚，负责那里的门诊教学。

长老会医院初级医疗保健（primary care）培训项目

在宾大，Dr. Ende 开始了一项新任务。"宾大收购了附近的一家社区医院，长老会医院③，对我来说这是个机会。在当时很多人都在推进初级医疗保健教育，全国也在热衷于建立初级医疗保健医生的晋

---

①John Eisenberg，医学博士（1947~2002），是宾夕法尼亚大学普通内科主任（1986~1992），后来为乔治敦大学内科主任（1992~1997）和医疗政策和研究室主任。

②Sankey Williams，医学博士，宾夕法尼亚大学普通内科主任。

③长老会医院于 1995 年加入宾大医疗系统。

升途径。我说服系主任 Ed Holmes[1] 我们需要开始初级医疗保健培训项目。他建议我调去长老会医院当主任，监管那里正在开始的住院医生培训-'正好我们派去了越来越多的教师去长老会医院，那里急需一个主任'。事情就这么发生了。"

教学的吸引力

他怎么决定把初级保健教育作为自己的事业的？"除了来自你自身对此事的兴趣，这个我很难形容，另外主要是榜样的力量。我和私人执业医师没有太多的接触，给我的职业生涯留下深刻印象的英雄们都是学术界的临床医生。我对什么分子生物学或系统设计不感兴趣，而被医学教育深深吸引。我必须说我非常享受教学带给你的即时满足感。在学校我也曾经做过研究，我不喜欢干一个项目要到 6 个月、8 个月或 12 个月以后才有成果，甚至没有成果。我喜欢来自教学的那些快感时刻，尤其是非正规的教学。"

其他领域的经验

"我来到宾大，我的职位描述包括教学研究工作，我所在的大学也有独立的教育学院。我总是心存感激，在医学领域以外总能找到适用于医学教育的思想的金矿。我没有发现医学教育领域原创的概念，也没有发现很多人真正在思考这一领域。但是成为一名伟大的教师有很多相通的地方。伟大的教师和伟大的医生之间也有很多共通之处，如果你想成为一名杰出的医学教师，很重要的一点是首先成为一名杰出的医生。我发现很多人在费脑筋研究一些医学教育问题，比如反馈和课程设计等。其实这在其他领域都已经有人努力思考过了。我很幸运，我有机会和时间去看看其他领域正在发生的事情。"

在波士顿时，Dr. Ende 受到商学院想法的影响。"在第一次普通内科学会年会上，C. Roland Christiansen[2] 主持了一个很精彩的关于如何组织讨论的课。Christiansen 在哈佛大学商学院讲相关课程，商学院

---

①Edward W. Holmes，医学博士，时任宾大内科主任，后来成为杜克大学和加州大学圣地亚哥分校校长。

②C. Roland（Chris）Christensen（1919~1999），哈佛商学院教授。

的很多课程是基于案例讨论的，所以他们的教师必须参加这门课。我觉得这课和我有关，所以我每周去哈佛两次听这门课。他教授别人如何引导讨论的方式真的十分引人入胜，我接近他并和他一起工作，我们一起渡过了很多美好时光。"

成功领导者的特点

Dr. Ende 和许多著名的领导共事过，他们有什么共同的特点？"我和许多非凡的领导一起工作过，比如 Norman Levinsky[1]，波士顿大学内科主任，那是我事业真正开始的地方；Jordan Cohen[2]；Herb Waxman[3]，我通过内科住院医生培训项目负责人协会（APDIM）认识的；宾大的 John Eisenberg-这些人都非常非常聪明。他们杰出的原因是他们能看到普通人错过的重要事件。Norman Levinsky 尤其擅长这点。早在人们都在谈论劳动力改革之前，他就意识到对于住院医生来说没有什么比工作时间和生活方式更重要的事情了，他能确保他的项目总是走在趋势前沿。这些人的第二个优点是杰出的沟通能力，沟通能力是领导力的重要部分。当然每个领导人都有自己的风格，虽然两人都是肾脏病学家，都是出色的演说家和沟通者，但你永远不会把 Norman Levinsky 和 Jordan Cohen 搞错。"

困境

Dr. Ende 也同意解决医学的社会问题是医学教育成功的关键，他有自己非常近距离的视角。"回顾我们的艰难时代，我认为是 20 世纪 80 年代和 90 年代早期，全社会都在严肃考虑医疗改革，所有的政治活动都在围绕劳动力改革展开。当时我是 APDIM 主席，也的确在那个大舞台占有一席之地。我记得当时在某些问题上达成一致非常困难，比如内科如何结盟解决国家初级保健医疗紧缺的问题。我看到各

---

[1]Norman G. Levinsky，医学博士（1930~2004）波士顿大学内科主任（1972~1997）。

[2]见关于他的访谈。

[3]Herbert S. Waxman，医学博士（1937~2003），医学教育的国家级领导者，美国医师协会知识和教育分会资深副主席。

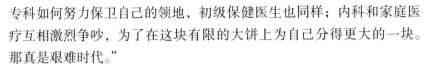

专科如何努力保卫自己的领地，初级保健医生也同样；内科和家庭医疗互相激烈争吵，为了在这块有限的大饼上为自己分得更大的一块。那真是艰难时代。"

"我们现在所处的时代也并不轻松。在当前的经济危机下，我们很难维持我们的教学项目。我们已经做了这么多事，继续让医院运转，让所有的职位不空缺，让每件事在掌控之中，这是我们的责任。内科不管是对医院还是对医学院都肩负有巨大的责任。任何时候组织一支完整的团队都不是一件容易的事，还往往不受重视。"

兴趣和骄傲

Dr. Ende 常常努力超越常规去做事，他以前也常常跨界去学习其他领域。他能够"不拘泥于常规提出对医学有意义的创新想法。我最初做的一项研究是在普通内科门诊病史询问中性生活史的重要性，这显然不是主流研究。更贴切的实例是，去其他领域寻找问题的答案，比如如何反馈？其实我并没有在大家常提到的我的那篇文章①里提出什么原创的观点，我只是应用了其他领域的概念。"

"我在宾大教育学院参加了一门关于'课程理论'的课，然后我把学到的知识应用到医学领域去演讲、写作，因此我获得了一些关于课程有趣的项目和创意。其实那些观点都是现成到，我只是把它们用到了医学上。我们已经讨论过关于如何引导讨论的问题，有现成的文献，关于成人教育和教育理论已经很成熟了，就等着你去用。再比如 Donald Schon 有关于职业精神概念和培养的著作。我们肯定能从其他领域学到很多东西。"

给教育界新人的建议

"我认为研究、发表文章、提出新想法对任何一个想发展医学教育领导力的人都很重要，你需要这些产出参与到全国范围内的活动中。另一个建议是参加各种网络和组织，比如见习项目负责人协会（CDIM）和 APDIM……寻找机会回答一些我们都在思考的问题。"

---

①这篇文章（Ende J. 关于临床医学教育的反馈. JAMA, 1983；250：777-81）是过去引用最多的医学教育文章之一。

"另一个对我有帮助的事是我能提出一些我自己能完成的项目和文章。作为一个每天要看病人又想做一些教学项目的医生，你最好做一些用你自己的时间就能完成的项目，而不是那种需要很大的团队一起参与的工作。我在事业之初做的那些成果就出自我自己的小研究。"

行为榜样和利他主义的挑战

"摆在我们面前的一个问题是真正的榜样越来越少，展示榜样风貌的时间也越来越少。什么是行为榜样？他能对其他人产生多大的影响？这是一个研究命题，这也是一个非常实际的问题。如今轮班越来越频繁，时间越来越不够。我认为这种轮班的概念、住院部医生的兴起、工作节奏的增快都是医学教育面临的挑战。我关心的是未来医生的工作环境是不是和他们培训时的环境相同呢？"

"谁知道呢？他们可能会做得很好。他们肯定知道如何运用更多的资源获得信息，我们主要担心越来越具挑战性的医患关系。我们如何培养未来医生的职业精神，让他们首先懂得这个职业最重要的是利他主义，把患者的利益放在首位？我认为这是我们需要一直强调的。"

❖ Lawrence Smith

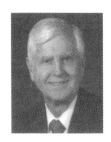

"我们现在深入开展的以实践为中心的模式是医学本科教育和毕业后教育的最佳形式。我们不能把学生放到一个完全不能运转的实践模式中，然后希望他们成为无私的人文关怀的照护者。"Dr. Lawrence Smith 为纽约霍夫斯特拉大学医学院第一任院长，该医学院与长岛犹太医疗集团为合作关系。他一直在思考医学院设置和课程问题。

"为什么医学教育界总是在寻找新的课程设置？从 Flexner 报告开始，医学教育走过的每一步都同时缔造了非常优秀的医生，那为什么我们总在改变课程？"

"原因之一是改变会吸引人们，一旦人被吸引就会倾向于干得更出色，不断课程改革的部分获益就是让人们更兴奋更专注。很多医学院的课程，尤其是急诊医学，已经彻底被改变了。"

我们需要改变

Dr. Smith 以外科培训为例，同样的情况也发生在内科和其他专科。"如今，很多临床决策的做出都发生在患者入院以前，除了一些大手术，几乎所有的术后康复也都在门诊进行。所以你的学生们就没有机会去决定是否需要手术和如何做的问题，他们也很少有机会看到正在术后康复的患者。关于这些问题我们该如何对他们进行教学－我们仅仅在手术室里教他们如何使用手术器械和工具－那真实世界的手术不需要术后处理吗？"

在内科现在也存在同样的情况，很少有患者在入院以前还没有诊断和需要决策。"情况可能没有外科那么糟糕，但是如何通过临床问题教学生思考仍然是一个严重的问题。学生没有从最开始就参与临床决策和思考，这让培训很难进行。"

如何让医学院有所不同

Dr. Smith 正在为一个大型成熟医院系统设计一所医学院。"我设想学生的见习不再和病房挂钩，而是和医生挂钩。"他开始物色他所需要的教师。"我需要那些喜欢医生这个职业的人来当老师。我们会发现他们，给他们回报，恳求他们花时间在教学上，让学生成为他们生活的一部分，就像我们肯定那些有 NIH（美国国立卫生研究院）基金的人，承认那些超级专科的专科医生一样。我们不会把那些真正的临床专家提拔到管理岗位，我们让他们留在临床一线，让年轻人能与他们更亲密接触，并肩工作。当然，我是一个乐天派，我相信其实有很多人仍然热爱医生这个职业，希望每天干医生的工作。"

医学生和课程

我们会发现不同的学生最终成为不同类型的医生，也包括那些另类的学生。"招生委员会有很多人往往喜欢挑选和自己类似的学生。我认为我们应该扩大招生，让更多人能成为医生。"

他正在考虑新的见习模式，结合多专科的纵向模式。"直觉上我并没有想到这种模式有什么缺点，我们正在等待我们能从 UCSF 剑桥医院的尝试①中发现什么，看这一模式是否能给学生他们需要的东西。过程与结果我更看重结果。所以，如果试验的结果更接近我们想要的东西，我有更多样的医院来尝试这种变革的模式，来进一步和传统的临床轮转对比。"

关于自己的培训经历

他毕业于纽约大学医学院，在罗切斯特接受住院医生培训。"我在思创纪念医院，那显然是一所非常重视教学的医院。你在其中感受一切，她给了我很多行为榜样，给了我一幅医学教育的美好画面，这些改变了我行为处事的方方面面，当时我曾经想找一个可以一辈子当总住院医生的工作。"

他应征入伍，2 年后他加入了长岛的一个大型多专科私人医疗集团。"我在一个优秀的医生集团谋得一个职位。也很快在当地的石溪医学院找到自愿教学的工作，每周花两个半天教三年级的医学生。我还去当地的退伍军人医院给临床见习学生教学。我在那儿干了 9 年，是 50 人的医生集团中最忙的医生。因此石溪医院的院长给我打电话，让我去帮他管理住院医生培训项目。"

他当时有些惊讶。"我想当时我妻子给了我最好的建议，她说'我天天听你说你热爱教学热爱教学。现在有人给了你这样一个教学的岗位，你能拒绝吗？要不接受，要不以后给我闭嘴。'所以我离开了收入丰厚的私人集团，到石溪当全职教师，管理见习项目和住院医生项目。"

西奈山医学院教育

几年后，他又到纽约西奈山干同样的事。"我是教育处副处长，只要有人问我'你能自愿来干这个或那个委员会吗？'我都举手同意，所以我担任了西奈山课程小组组长。有一次院长问我'你愿意来当医学院教学院长吗？'这对我来说是上了一个大台阶。"

"医学生的世界显然和住院医生是不同的。我花了些时间学习医

---

①纵向跨学科整合的实习模式正在美国加州大学旧金山分校的剑桥医院尝试。

学院的文化和术语，在接下来的三年半我主持了西奈山医学院四年课程的改革。然后我接到了我的一个好朋友的电话，他说'来长岛吧！当这个大医疗集团的高级医生。这个集团成立10年了，有15家不同文化背景的医院，8000名医生。你对教医学生和住院医生都很有经验，我想看看你能不能教执业医师？'这是一个正确的时机，我已经在教学领导的岗位上有了很多改变，我准备好接受新的挑战。"

新的挑战

　　他搬回长岛，当了北长岛犹太医疗集团的学术事务高级副主席，然后又成为首席医学执行官。任职时他接到告诫："我在应聘这个职位的面试中，不允许谈及成立医学院的可能性。这是首席医学执行官的职位，不予讨论医学院事宜。好吧，没有问题。我开始埋头处理医疗质量模式、医疗模式和治疗指标等问题，面对新挑战确实很有乐趣。改变医生已经形成的行为模式比改变学生困难得多。没想到！霍夫斯特拉大学找上门来了，'你看，我们已经从一所地方大学转变为一所国立大学，而你们也已经从一系列零散的医院变成国家最成功的医疗集团之一。这不是我们联合成立一个医学院的最佳时机吗？'"

经验和帮助成就了他

　　他要作为创始院长成立一所新的医学院。我们来看他的经历是如何一步步为此准备的。他提到了很多帮助过他的人。首先是思创纪念医院的榜样，但对于他职业生涯的开始阶段同样重要的是个人执业时的榜样。不像本系列其他人有正式的全职的导师，他的导师都是那些私人医生。"我开始执业时，集团中最资深的内科医生 Dr. Reese Alsop[①] 一直保护我，帮助我学到很多门诊医疗的真谛，帮助我保证教学时间，在我离开集团去医学院时一直鼓励我。当时集团的其他医生都认为这是一个疯狂的决定，甚至要给我提供心理咨询，而他告诉我这个决定是正确的，要勇往直前。"

　　[①]Reese Fell Alsop，医学博士（1913~2006），亨廷顿医院内科主任，纽约亨廷顿北岸医疗集团的创始人。

"在石溪，内科副主任 Marty Liebowitz[1] 就像一个有经验的长者，为我指引学术医学的道路。当时我已经十年或十二年没有参加正规培训了，对如何成为一个学术界的医生毫无经验。虽然我不是从常规学术道路走来的，但他信任我，让我担任项目负责人。Marty 一直帮扶我，帮我适应文化，走上正轨。"

"到了西奈山，我十分荣幸在 Barry Coller[2] 手下工作，他是我见过的最有远见的人之一。对于每个我耗费心机仍无头绪的问题，他总能为我找到另一个考虑问题的途径。他告诉我永远不要私下行事，每一个决定都需要有站得住脚的理由（每一个决定都需要得到支持？）。当有怀疑时，只做正确的事！他教我的处事方法是只有极少数人才有的经验。"

经验

你如何发展你的事业？"一个经验是多认识那些优秀的导师，我并不认为你必须为他们工作才能成为他们的学生。导师都是那些已经到达一定的事业高度，不在乎得失的人。我想真正的导师都不会因为你的成功而觉得自己的地位受到威胁。你需要一个真正想让你成功的导师。"

另一个经验是抓住你能得到的工作。"认识机会是成功的关键，然后牢牢抓住每一个机会。机会多且分散并不说明你干得不好，要注意发现时机，比如有人正在寻找人选管理医学生免费门诊或者管理某个课程，如果你具备能力，你要勇于举手说'我来干！'，成功会出现在你的努力之后。"

专业知识的重要性

每个人都需要专业培训。"你不能只因为自己是一个好老师就去领导教学影响教学。你要从一个好老师转变为一名真正的教育者。虽然我认为自己是一名好老师，我也不是开始就了解如何建立教学目标

[1]Martin R. Liebowitz，医学博士，石溪大学医学中心终身教授。
[2]Barry Coller，医学博士，罗切斯特大学医学部副主任和首席医生，1993~2001 年担任西奈山医学院内科主任。

和目的、如何安排课程以及各种评估术语。这些现在对我来说驾轻就熟，但开始也是一种负担，似乎背离我想象中纯粹的教学。但我知道我必须掌握它们。"

"虽然我不打算去做纯粹的研究来获得学术产出，但我写文章、做演讲，非常努力地把我的教学工作转化为学术成就。我努力积累可靠的履历，至少获得医学院校的其他人的认可。他们当然不会把这个和《科学》《自然》等高端杂志的文章相比，但至少知道我是从学术的高度从事教学，这个工作非常重要。"

谈及他如何成为西奈山受人尊敬的领导，他认为参加内科住院医生项目负责人协会和参加斯坦福教师培训中心为期一个月的培训对他的职业发展帮助很大。"当我在医学教育领域变得越来越权威后，我能挑战那些基础和专科的教师，挑战他们是否了解自己的教学哪些是成功的哪些是失败的。他们开始认识到我拥有的教学专业知识能对他们有所帮助，很快把你和专业领域的专家相提并论。你可以告诉他们每个人都有别人没有的才能，作为团队我们可以互相帮助。"

他在寻找的人才

他再次强调团队精神的重要性。谈到课程改革，话题再次拉回如何创建一所新学校。他希望招募什么样的人才？"第一，有活力和热情。第二，团队合作的能力。我喜欢那些对想做的事情充满热情的人，能很好地融入到团队中，让每个人都喜欢彼此一起工作。我认为一名明星只有同时是一名合格的团队成员，明星的光环才能算得上是优点。"

❖ James Woolliscroft

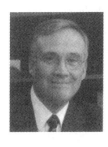

"如果我不上医学院，我现在可能就是一名教师。"James Woolliscroft 是密歇根大学医学院院长，一个久负盛名的位置，他通过医学教育领域的职业发展道路最终成为院长。本访谈着重介绍了他在这个医学院近 30 年的个人职业发展道路，从中折射出所有的教学领导者对教学的热情。

James Woolliscroft 于 1976 年在明尼苏达大学获得医学博士学位，并在密歇根大学开始内科住院医生培训。"当我踏进医学院的大门，我开始意识到在成为医生的同时你可以继续教书。所以我在密歇根完成住院医生培训后选择了继续在那里当总住院医生，在那段时间得到了 Faith Fitzgerald① 的帮助，他是教学委员会的成员，当时负责改革如何教学基础临床技能和床旁诊断，而我是其手下的一员。"

"当我成为教师后，Bill Kelley② 带我成为初级医疗保健医生，其实在当时我们都不熟悉这个称呼。在我事业的早期，Bill 问我是否愿意负责临床技能课程，当时这是医学院的一门主要课程。于是我同意了，在那过程中，我一直在试图找出在我们教学中是否有一些共性的东西，那是我对医学教育研究兴趣的根源。我收集了一些数据探究诸如问诊技巧这样的技能是否有所不同。"

教学还是基础研究

这期间 Dr. Woolliscroft 继续从事关于自由基和高能三磷酸腺苷分解产物的基础研究。他意识到同时进行教学工作和基础研究是非常困难的。所以，他在事业的早期就把重心放到了教学上。

这是一个重要的决定。"Kelley，当时是我的导师，他一直鼓励我。我也清楚地记得，当时内科的一些领导，同时也是其他机构的主任级别的人物，告诫我这是学术生涯的死亡之路，选择这条路是非常愚蠢的。然而，我决心干我喜欢干的事，当时教学是让我十分兴奋的事，所以我很愿意投入到整个医学教育、医学教育研究及医学教育管理领域。在我事业初期，也就是我负责临床技能课程的头两三年，我还同时负责一门叫'临床医学概论'的课程，这也是医学院最大的一门课。"所以 Dr. Woolliscroft 同时承担了一些教学管理职责，非常重要的是，他把这种管理职责作为研究医学生教学过程的实验田。

"通过这种方式，在很早期，我就和一些非常有能力的教育学博士们合作，这是我非常重要的事业形成阶段，我学到了在教学研究中

---

①见她的访谈部分。
②在任密歇根大学内科主任之后，William N. Kelley，又成为宾夕法尼亚大学医学院教授和院长。

如何问问题，如何设计研究，如何实施研究，如何获得合适的对照组等。"

和主任们的每周"内阁"会议

经过了早期阶段，Dr. Woolliscroft 成为医学生见习项目负责人和内科负责医学生教学的副主任。他特别提及 Dr. Kelley 主持的一项正式活动，他还特别详细介绍了该活动并推荐给其他教学领导者们。Dr. Kelley 任命了一些有能力的教师分别负责不同的教学领域，比如临床教学、毕业后医学教育项目、教学研究项目等。"我们每周六上午开例会，从早晨 9 点开始，通常会持续到下午一两点。我们会进行很多非常精彩的讨论，讨论不可思议的计划设想和现实计划，包括整个内科各种不同范围管理问题和未来的计划等。这对于我在管理方面是一种很好的学习，同时也可能是我接受过的最重要的领导力培训……它让我从全局出发考虑问题，你知道内科是个非常大的科室。"

这就是 Dr. Kelley 的"内阁"会议。所有的副主任会和内阁传达最近学校发生的新闻和全国的新闻，大家会在讨论中不断提出观点和建议。"很多时候，一个建议或计划被提出，大家就会从各自负责的角度给出回应，也会从任何角度自由发表意见。但是大家努力从学系、教师、学校等各层面考虑问题的原则非常有教育意义。那无疑是我事业发展的关键时刻。"

学术性领导的晋升道路

"最初我的确想过当主任，曾经把这个作为自己的事业方向，但并不那么专一，因为我意识到我走的那条路无疑离主任的位置太遥远了。投身教学，而不是更传统的'合理道路'是我的清醒决定。没有NIH 基金或其他类似的基金会给教学领域，而显然，基金就是学术成功的标志。我的系主任告诉我我肯定拿不到密歇根大学的终身教职。你靠发现如何增强医学生或住院医生的学习能力，如何影响他们的能力这样的研究不可能进入美国临床研究者协会（ACIS①）。我知道

①加入这个组织标志着学术事业的成功。

这些。"

Dr. Woolliscroft 是医学教学研究的先驱者。他成为内科见习项目负责人协会的创办人和主席，美国医学院协会（AAMC）教学分会主席，医学教育和研究委员会主席。他是医学教育领域第一位 Josiah Macy 教授，后来又被授予 Lyle C. Roll 医学教授称号，以表彰他通过教学为医学做出的贡献。然后他进入密歇根大学医院管理高层（医生事务部主任）。"我认为首先，教学最重要的背景是临床环境，其次，为了真正让我们的教学项目更上一台阶，我们需要努力让我们的学生学习的临床环境是最佳的临床环境。"

医生事务部主任

"我以为我已经知道得很多，但当我到了医院医生事务部主任的位置，我才知道我的知识结构还存在巨大的缺陷，所以我开始学习医院管理，学习医疗机构认证联合委员会（JCAHO）相关内容。当时这个职位还负责任命机构培训主管，所以我又开始从一个完全不同的角度学习毕业后医学教育（GME），当然这同样是一段难忘的学习经历。它给我展示了从监管和协调层面的一个不同的视野，现在我意识到这是一个处在管理位置的领导必须时刻注意的。我必须确认我们不仅仅是适应而且还需要尽一切努力不干扰整个教学进程。"

当他从这个位置卸任后，接任了负责毕业后医学教育的副院长。"我第一次进入院长办公室担任重要角色，从主要对医院负责变为需要同时向医院首席执行官和医学院院长汇报工作。"当时的医学院院长 Allen Lichter 邀请他当执行副院长。"同样，这个位置让我从医学院的角度看全局，这是我以前不熟悉的，因此对我受益匪浅。院长离职后我就成了代理院长，然后是正式院长。你看，这就是我最后的位置。"

在同一机构的事业道路

Dr. Woolliscroft 在同一所医学院密歇根大学工作了 33 年，工作职位逐步攀升。"很久以前我就了解我自己，如果同一件事情我干了 7 年，不管是什么事情，我都需要换一个新工作，接受新的挑战。我知

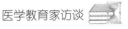

道大部分我认识的人，如果和我一样换 4 个不同的工作都需要搬好几次家，相比之下我非常非常幸运，我不需要搬家。密歇根大学给了我机会做我感兴趣的、刺激的、不同的事。有时候我会想这种不同视角的分等级的责任也许是我个人拥有的最具教学意义的强大的教学项目。"

有些领导者认为换工作单位能获得更广泛的经验，而另一些人感觉在一个地方工作能更深入理解单位的文化。"我觉得两者都有道理。的确你从其他地方带来的经验可能会对新工作单位非常有价值。但是，我和很多人的看法不同-总体来说，对于一个学校而言，越高地位的领导者来自学校内部比外部有更多优势。我从全国范围看，一些最不称职的人都来自外部招聘，应聘者不真正理解这个学校的文化，所以学校无法从领导者那里得到工作的良好传承。学校需要什么，这是领导者义不容辞的责任，但对于一个从其他地方空降过来的领导者来说，你只能从外表来看问题，了解学校的真正需求是十分困难的。"

在学术阶梯上不断进步需要培训和指导。"对我来说，我猜绝大部分，大概有 95%，要靠自学，但是一路上仍然有非常重要的导师们的帮助。比如我的第一个主任，Kelley，鼓励我做自己感兴趣的事，让我没有随波逐流。你知道，大部分主任不会让一个第二年的新教师担负重要的科室职责。另外，我之前提到的教育学博士们，乐于和我一起工作，他们教我教育，我教他们医学。这让我很早就看到了团队的重要性，所以他们也可以称作我的导师们。"

Dr. Woolliscroft 提到了他的导师们和曾帮助过他的领导们的特点。"热情。信守承诺。追求卓越。懂得团队的力量。"

克服困难去改变

在他的工作中遇到过哪些困难？"如果针对医学教育，我遇到最多的困难是人们不愿意去尝试改变。'既然还能用，为什么要改变？'这样的话我记不得听到过多少次。他们的看法是我们的教学过程很完美啊，每个人都非常舒服地干自己的事，我们为什么要干些不一样的事情呢？"他对待这些困难的方法是把教学创新作为研究来处理。"这是一项实验，我们要收集数据，非常重要，如果实验结果失败，我们将不会再继续。在早期，在我上面的领导们都知道我是诚实的，因为有些事我们失败了，我们有数据证实，然后我们就停止了。不过，我们一直在收集数据。"

当前教学面临的挑战

在谈到当前教学面临的挑战时，他又回到前面的话题，医疗方式的改变如何影响教学过程。"我的一个朋友描述他的担忧，他说我们正处于医学教育的文化革命之中，他指的是医生某种程度上正在觉醒，意识到我们失去了一代人。很多医院，保险支付改变了支付原则，它们让医学生从照护病患的核心角色到逐渐被边缘化。如果你写的病程记录不算数，没有人认为你在干重要的事，这种学习和奉献的驱动力就会减弱。我担心这种出于好意的住院医生值班时间的调整会产生意想不到的结果。在病房，我们的主治医师似乎变得越来越比任何人都了解患者，而不是住院医生。我们真的能创造这样一种良好的环境，新手能在上级医生的直接督导下做 10,000 小时的直接操作吗？对于专业技能的培养这是个永恒的话题。我担心在一些限制之下我们失去了专业的视野，可能会影响下一代医生的培养。我不认为有人想阻碍专业技能的培养，事实是人们想增强它，但他们还没有想到有可能的负面影响。当然医保和财政调节也并不是有意影响医学教育，但它确实已经给我们的医学院带来很多负面的影响。我们对未来的走向看得不十分清晰。"

对教学领导者的忠告

"寻找你真正感兴趣的事情，你有热情的事情，你并不仅仅把此事当作是一份工作，而是你有幸参与其中的事业。这听起来有些像陈词滥调，但我确实相信如果你每天有一个好心情，乐于思考你的责任，那会对你克服工作中的不愉快的事大有帮助。在领导这个职位上，你会遇到很多不开心的事，比如和某个表现不好的学生谈话，更不用说只能采取行动开除他们了。每一个领导的职位都会面临这种负面的时刻。所以，你需要某些能给你正能量的东西。"

"大部分领导力都会提到自身和自身行动力。你需要花时间培养

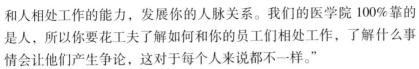

和人相处工作的能力，发展你的人脉关系。我们的医学院100%靠的是人，所以你要花工夫了解如何和你的员工们相处工作，了解什么事情会让他们产生争论，这对于每个人来说都不一样。"

"我认为领导，优秀的领导，是和一群对的人相遇的产品，这需要领导做出改变。我们就谈谈内科领域。回到20世纪70～80年代，你可以雇一个心脏科医生或一个胃肠病医生，支付多个教师的工资让他们在实验室工作。但那样的日子已经过去了。所以，当时的好领导在现在可不一定还是好领导。这是时代的作用，学校的需求、个人的需求都在随时代而改变。我不认为这些改变有什么规律可循，试图搞出一个菜谱似的流程是很困难的。"

"同样我认为对于任何一个领导的位置，他面临的最大挑战是思想被孤立被局限，因为你周围的人可能都不告诉你事实。你想，'我知道正确的答案'，有时你确实知道，但大部分时候你可能并不知道，而人们也不告诉你。所以作为一个领导需要比常人有更强的反思能力和元认知活动。"

教学研究已经成为获得学术认可的可行途径。"让我感到高兴的是，现在我去AAMC或CDIM，我会看到几百名非常聪明专注的年轻医生甚至处于事业中期的医生，和我一样投身到医学教育事业。这个职业再一次回到正路上，研究如何向下一代传承的方法，而不仅仅是讲讲课。这种创造力，这种热情，是我认为最有回报的事。"

❖ Faith Fitzgerald

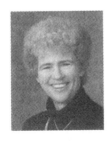

"教师的工作就是激发学生的学习热情，让他们比你知道得多，比你优秀，能问出你没有想到问的问题，不断探索。"Dr. Faith Fitzgerald是一名内科医生和教师。她1973年拿到内科医生执照，从那时起教授医学生和住院医生。她是加州大学戴维斯医学院内科教授，人文和伦理副院长。

"我在加州大学旧金山分校完成医学院学业和住院医生培训。然后，受到旧金山总医院住院患者的触动（我发现他们都充满故事和挑战），我在那儿当总住院医生。那段时间，我发现床旁教学充满魅力，你在床旁问病史、查体、诊断、治疗各种各样的患者，看到医学生和低年住院医生惊讶的目光，原来不依靠现代科技我们能做那么多事。从那以后的 40 多年，我一直在干教学这件事。"

从旧金山到密歇根，再返回旧金山

Dr. Fitzgerald 在旧金山总医院当内科助理主任，在那里经常被工会和物质短缺打击。"我突然发现我都不能把我的家人收到我自己的医院住院，因为医疗服务的不稳定。"然后她的主任和老师，Hibbard Williams[1]，离开去了康奈尔，几乎同时，她接到了密歇根大学的邀请信。"他们在找一个主任助理，帮助组织住院医生查房、医学生教学和患者医疗。我说'我正合适！'所以我去了那儿，遇到了当时安娜堡年轻的内科主任 Bill Kelley[2]。我和他转了转，他给了我这个工作，于是我搬到了安娜堡。我在那里度过了 2 年半愉快的时光，出门诊，教学，指导三年级医学生的见习，在 ICU 当临床主任，看了很多患者。"

"两年半后，我接到 Hibbard Williams 的电话。他说'我刚接受了加州大学戴维斯分校院长的职位，我想让你过来一起干。'我说'我在安娜堡干得很开心。'他说'求你了。'我说'好吧。'因为他是我的老师和朋友。'你想让我干什么？''我不知道，我们找点事干。'"于是她去了，一直在戴维斯干了 29 年。

"我当了分管学生事务的院长约三四年后，我发现自己主要面对第一二年的医学生，失去了和第三四年医学生和实习医生床旁教学的机会。我请求 Hibbard 把我从院长办公室放回内科。在内科，我开始全职教学工作，最后成为内科住院医生培训项目负责人。在接下来的 10~15 年里，我招募了一批新人重起炉灶。"

发生了什么？"同样，我一直在干同样的事，而我周围的环境和系统改变了，但我始终坚持某些老的珍贵的东西。新院长给我了这个

---

[1] Hibbard Williams，医学博士，加州大学戴维斯分校医学院名誉教授和名誉院长。

[2] William N. Kelley，医学博士，密歇根大学内科主任（1975~1989），宾夕法尼亚大学医学院院长（1989~2000）。

职位，人文和伦理副院长，它几乎包罗万象。我现在是自由教师，教授如何把人文融入医学，这个对我来说很容易开始。"

我和学生们互相依赖

"在旧金山，我和我的同事 Larry Tierney① 在当时慷慨和睿智的主任 Holly Smith② 允许下，第一批干这件事（从事教学）。当时我还是个住院医生，人们不停地告诉我要进专科，要走传统的道路，要做基础研究，这才叫学术医学。"

"我曾经在私人诊所呆过很短的一段时间，当时和我一起在旧金山总医院的另一个总住院医生去了尤里卡的诊所，他和我达成协议每年交换一个月。在那个月，我在尤里卡过得很愉快。病人都很棒，也有很多挑战，社区也很和善，但是每次我想回过头告诉其他人我的想法时，我总是找不到对象。没有医学生，没有住院医生。我和我的学生们互相依赖，我离不开他们。"

我忠实于我的工作

"Holly Smith 最先告诉我：'你知道吗？床旁就是你的实验室。那是你做得最好的地方，你应该去干教学。'研究了其他可能性后，我觉得这值得我努力去做，它也能满足一个需求-这里至少需要我。当时在旧金山有两个这样的人，我和 Larry。我想我们是第一代正式的普通内科教师。当时无疑也有很多出色的教师，但我们是有职位的教师。"

在密歇根，她同样得到主任 Bill Kelley 的支持。"Kelley 雇佣我充当学术医学和医学生之间的转化酶。我在安娜堡当教师，Kelley 一直保护我。当 Hibbard 把我拉走，我的工作仍然没有变。我忠实于我的工作。"

---

①Lawrence Tierney，医学博士，加州大学旧金山分校医学院内科教授，旧金山退伍军人医院。

②Lloyd H. "Holly" Smith Jr.，医学博士，加州大学旧金山分校医学院前任内科主任。

戴维斯的主任们同样支持她"忠实的工作"，她尤其提到 Joseph Silva①。"他就像是上帝的化身。我把他从安娜堡招募来，这可能是我职业生涯干得最漂亮的事。他创建了内科学系，创建了良好的同事关系，让整个系统良性运转并不伤害系统中的任何一个个体。上帝保佑他。"

错误和遗憾

"这个问题让我思考很久。我重新审视我曾经犯过的医疗差错。我现在最后悔的事，那就是当我是医学生、住院医生，甚至已经是教职员工时，我一直十分鄙视那些离开临床的医学博士们，他们不会处理病人，或者处理得无知落后。我当时，不知道天高地厚，只知道你知道得越多就越聪明，你对最新进展了解得越多就越是好医生。"

"这显然是对那些同事的冒犯，我现在十分后悔-如果我早一点知道，我可能能学到更多。在戴维斯，我的一些病人已经跟了我 1/4 个世纪，当我还年轻时没人能告诉我这就是一笔财富，珍贵的财富。这种经验是无法教学的，只能通过时间来体验。所以那是我最大的遗憾。"

如何拥有这样一份事业

对于这个话题，Dr. Fitzgerald 如她对所有问题那样，表达清晰而简洁。"他们永远不要让自己远离患者、学生、床旁和诊所。教学必须是在现实病人身上的教学。"模拟和标准化病人有一些用处，但是学习医学需要存在一些"不可预知的，不可原谅的，不断变化的，甚至完全不可靠的病人。我们无疑还是需要病人作为核心，你围绕他在公共场合进行教学。这里的公共是指学生在你身边，你给他们展示的不仅是你是一个优秀的老师，还有一个优秀的教师是如何时时关注病人的，从此时起病人也是学生们的老师。"

"还有一件事我想告诉打算从事教学的人们，你要接受教学这件事本身的回报。如果你帮助一个学生成为有好奇心、和善、热情、自

---

①Joseph Silva，医学博士，加州大学戴维斯分校医学院内科主任，后来成为院长。

信的医生，你已经做了一件很有价值的事。不管学术框架怎么说，我的价值是一些我相信我坚守的东西，不需要身份、金钱或升职来不断证明。一旦你摆脱了需要外部界定和他人认可的需求，你就自由了。你能做任何你想干的事。"

当前教学面临的挑战

"困难是……当前的系统看重的是有效性，这是系统生存必需的事。但是对于教师并不一定是好事。因为知识是可以消散的，传播知识的有效性尤其在当今互联网的帮助下变得非同寻常。这是信息时代。T. S. Eliot 有很精彩的话：'在知识里我们失去了智慧，在信息里我们丢失了知识。'很多信息摆在那儿，而知识比这更进一步——它是正确判断将何种信息应用到当前情景中，智慧更为珍贵，它考虑到是否运用知识，运用是否会带来一些改变。"

"我还惊讶于提高生产力的想法。当前非常常见的情况是我们不再思考很多，比如 ROMI 到 MIRO 现象。ROMI 是急诊室的入室诊断，意思是'心梗待排'（rule out MI）。这个病人在急诊呆 24~36 小时，心肌酶没升高，心电图稳定，他的出室诊断为 MIRO，'排除心梗'（MI ruled out）。这里好像少了些什么，'为什么这个病人胸痛？或者气短？或者有其他主诉？'这些无所谓，我们已经干了我们需要干的事，对吗？从这两个缩写词我们能发现什么？这个病人现在出院了，但其实他的问题并没有得到解决。我们已经处理了，我们把自己从诊断和治疗的主要角色变成诊断治疗工具的使用者。我不喜欢这样。"

由于认证机构限制住院医生工作时间的规定，她感觉项目负责人也比她当年难当很多。"我那个年代，项目负责人就是项目的被委托人，告诉别人该做什么，现在显然不是这样了。人们在不停地告诉你该做什么。我现在的项目负责人是个优秀的年轻人，我看着他时心里常想'这个可怜的家伙。'认证机构有很多莫名的假设，比如如果他们不告诉我们做什么我们不会知道，再比如你在住院医生培训阶段必须学所有的东西，不然你就完了。"

下一代教师的任务

"他们的工作是激励年轻人去理解这个回报丰厚的工作——不是

教他们流程图或临床路径，这些都会改变；也不是教他们在操作中该做什么，这个变化得更快——而是向他们展示什么是一个好医生应该做的。这只能通过观摩来学习，观摩医患沟通，观摩物理诊断，在其中看其他医生是如何做的。我知道我已经记不清多少上医学院时上课或书本讲义里学到的东西了，不过这样也好，因为它们都改变了。"

"我记得的是那些病人和病人的故事，那些给我展示管用的技巧的老师，虽然我当时也不是很懂其中的道理。这就是像我这样的老医生的记忆，可见这些东西里包含着价值。除了做给我的学生看，这些都无法复制。也许等学生们老了他们会记得他们和我学到的东西，不是我教给他们的知识，而是他们在观察我的行为中领悟到的东西。"

❖ W. Dale Dauphinee

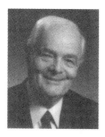

"我发现很多从事医学教学和管理的人都没有足够的社会科学的背景。"Dr. W. Dale Dauphinee 一直在思考医学教育的大背景。从 1993~2006 年，他是加拿大医学委员会执行主席，负责加拿大内科医生的能力认证工作。他曾是麦吉尔大学教学副院长，医学教育研究中心主任，内科住院医生培训项目负责人，内科主任。他目前是国际医学教育和研究基金会高级学者。

开端

Dr. Dauphinee 在加拿大戴豪斯大学拿到本科和医学博士学位。"在 1960 年代中期，戴豪斯每年会让 45~50 名毕业生在外培训，尤其是那些可能会留校当教师的人。有人去波士顿，有人去多伦多，我去了麦吉尔大学。"在总住院医生的最后阶段，他想去研究胆结石的形成，但是当时的内科主任和他谈话；"我不认为你会真正对实验室研究感兴趣，但你显然对急诊室的一切和教学很感兴趣。为什么不去学学这些呢？我觉得这可能是更适合你的学术发展道路。"

"当时临床学者项目正好开始，我参加了这个项目，由加拿大政府出资去约翰·霍普金斯当一年的访问研究生。我跟着 Bob 和 Sue

Fletcher，Bob Brooks，Randy Barker，还有 Tom Inui，看多强大的团队！我回来后在麦吉尔大学找了 Sidney Lee 当我的导师，他是一个真正的'社会医学'教授。当时正开始全民医保，他正在帮助麦吉尔大学适应这种转变。他和我决定去申请新成立的 Robert Wood Johnson（RWJ）基金会临床学者基金项目。在他的指导下，我们中了一个。我仍记得那个早晨我坐在纽约公园大道的椅子上，眼泪不由自主地流了出来，有人路过问我'你怎么啦？'我说'刚刚有人给了我们一张一百万美元的支票！'我在麦吉尔大学完成了项目，和几个社会学家设计了一门针对医学学者的课程。"

关注更大的背景

透过他轻松的谈话风格，你可以感受到他的社会学背景，他认为医学和教育有着更广阔的背景，有着社会背景和社会影响力。"如果我们不注意，患者自身的情况会超越医生的培训和行动。我不认为在医学院或培训项目中，医学的社会背景受到足够的重视，其实到最后决定健康的不仅仅是医生。这非常重要，值得引起医疗行业所有人的关注，我们需要对它有更深入的理解。"医学教育不仅仅要关注医生做得是否正确，还应该了解患者的世界会发生什么改变。"当我们开始 RWJ 的这个项目时，这就是我们想做的，我们想改变人群的健康结局。"

Dr. Dauphinee 举了些让他重视医学教育系统背景的例子。"我的一个最好的老师是一个临床医生，我记得我第一次看他做一个会诊，他对病人说'给我说说你的故事，你怎么到这儿来的？'而不是一般医生的开场白'你怎么了？'——他说如果你问后者，病人会告诉你'我胃痛。'而如果你问前者，病人会把他的所有问题都告诉你，让你更全面地了解他的病症。所以说，医学不是生物学。"

在麦吉尔大学开始教学研究

几年后，麦吉尔大学的新校长邀请他去担任负责医学院教学的院长。"Sam Freedman① 选中我。我说'我很担心，我一直在做这些项目，发表的文章很有限。'他说'很巧你正好提起这事，我们成立了医学教育中心，但我觉得关于医学教育的研究做得太少。你不想来有所改变吗？'那个时候中心仅仅用来管理课程。他认识到我要成功就需要更多的学术产出。他正好也需要我，因为负责这个中心的家伙把中心变成了管理平台，管理平台实际应该存在于院长办公室，而不是中心。中心是为创新点子设立的，来筛选出符合麦吉尔精神的好的想法，这才是 Sam 成立教育中心的初衷。所以，他把包括我在内的几个来自不同领域的人放到了领导的位置上，发展好的想法和途径，非常有激励作用。"

"这就是我怎么踏入医学教育这条路的。我在运营教育中心时还是采取了传统方式。我雇佣的教师必须进入终身聘用系列。他们必须做原始研究，我们不接受'我的领域没有研究基金'这种借口。每一个进入这个中心的人都有终身职位。"

"我在那个职位上干了 6 年。后来我还是中心的主任，但我不想再干院长的那些事。我当了皇家维多利亚医院的首席医生，最后是麦吉尔大学的内科主任。当了 7 年主任后，我说'够了。'我去加拿大医学委员会是因为我想做点不一样的事情。我不再想当院长，当主任了，这个时候对我来说这些职位没有足够有趣的兴奋点。"

领导

除了在麦吉尔大学的领导职务，他还担任美国内科学会董事，美国医师协会执行委员会委员，和一些加拿大专业组织的主席。对他来说领导是什么？

"我从来没有想过自己是一个领导，但我多年以后回过头去看，我的确是领导，只是我自己没有意识到。有人自我定位很准确，但大部分人都不行，不是低估自己就是看高自己。我想在很多领域我过于自信，但是在教育领域，我从来没有把自己放到领导的角色上，除了回顾历史时。它就这么自然而然地发生了，甚至到多年之后我才意

---

①从 1981~1991 年，Dr. Samuel Freedman 是麦吉尔大学的学术办公室主任，他和 Dr. Philip Gold 一起发现了癌胚抗原。

识到。"

帮助过他的人

在他的事业早期，他参观过很多学术中心，这对他开阔视野有很大的影响。当时，总住院医生的任务还包括参加重要会议。"作为总住院医生，你有机会和主任一起外出开会。所以我认识了杜克、霍普金斯、凯斯西储等各个医学院的总住院医生们。我们之间有很多联系，我和这些年轻领导们的关系都相当不错。我学到了当主任给你责任时，他是希望你对项目有实际的计划。你要对手下的人了如指掌。"领导要能在任务开始后及时发现谁会坚持到最后。"我有一个医学院的同班同学①，不管在艺术还是运动方面他是组织高手。他是我见过的最擅长组织项目和人员的人。当他有想法时，我问他'你觉得这能行吗？'他说'Dale，让我们看看谁会露面。'他这里的露面指的是'来了就走不了了'。"

"能读懂人是一种非常重要的才能，发现哪些人真正感兴趣，为什么感兴趣，然后把他们聚在一起。我觉得在总住院医生的那些年，我学到了很多，因为我开始意识到我可以领导一支团队。我发现周围有很多聪明人，很多比我聪明的多，你最好多和他们沟通，倾听他们的想法，了解他们。"

两个值得推荐的处事策略

他提到的第一个原则是新的想法付诸现实需要天时地利人和。"我有一个记事本，我把它称为我的'停车场'。你把那些非优先的事情放入'停车场'，等有合适的机会再处理它们。慢慢你就会知道什么时机是做某些事的好时机。有时候我在年轻人身边，会替他想，'这个人其实能干这事。'或者'那个女人真的有兴趣。'学会发现正确的人，发现正确的做事时机，这需要一些时间。有些想法值得停下来，当有合适的人选和时机时再提出，它们会变得更好。"

对他来说很关键的一课是要努力去理解评论的真正含义和人们的

①Lou Simon，Dr. Dauphinee 的同学，布伦瑞克地区医院前主任，因创新应用新技术而闻名加拿大。

真正想法。"我和我的父亲学习，他是一个非常聪明的教师，同时也是一个成功的商人，最后成为内阁大臣和加拿大高级公务员。他经常告诉我，'Dale，你自己的问题不要指望别人。'也就是说在你了解将要发生什么、会有什么影响、他们为什么有这样的表现以前，不要急于指挥别人行动。这对于处理和摆脱困境真的非常重要。当你开始指手画脚时，你很可能是错的——甚至处于危险状态——生活比你想象得要复杂。领导的位置并不是什么事都要先行一步，因为你随时有可能处于舆论谴责的中心。"

事业道路上的困难时刻

"我从来不会说我有过什么遗憾，因为我认为你不应该这样看。在每时每刻你都会面临困难和挑战，你要把这些作为你学习的机会。想一想，再有类似情况发生时你会有什么不同的做法？你打算怎么处理？"

"大部分人不可能炒了你的老板，也不能不面对我们的问题。你必须有所处理。所以从某种意义上说，我认为任何时候都是你的困境，为了未来你必须考虑得深远一些。"

和访谈的其他教授一样，他强调对于难事不要拖延。"我已经犯过多次错误，尤其当你是学术机构的系主任时，你手下有几个困难人士，当我觉得困难拖着不处理，他们也不会变好。所以你必须及时处理他们。你可能不能把某人开除但你必须想办法如何处理。"

他强调作为领导，你必须对你的手下有更广的视角，了解他们所处的家庭和社会背景。"我认为家庭环境非常重要。如果你让某个人进入你的团队，去适应他们的社会环境很重要，尤其是现在都是夫妇两人要同时工作。比如像我，我娶了一个职业女性①，她也在大学工作，她的职业生涯同样重要。"

对学术界的警示

Dr. Dauphinee 增加了一个其他访谈中没有提到对内容，对当前对

---

①Sharon Wood-Dauphinee，理学博士，麦吉尔大学的物理治疗和流行病学家，主要从事休克后康复的研究。

领导们提出的警示。"我一直在担心一件事，那就是教条主义，只想去证明观点而不搞清楚现实。这是一个存在多时的问题，我们经常说'这就是答案'，其实并不是这样。"

他再次提到人们的动机，对不成熟想法对反应。在学术界，他认为最重要的是探究原委解释事情发生的原因，而不是为自己的位置辩解。"我记得有一次，院长办公室的一个秘书说'当我们看到了这么多学生都存在类似的问题，我们最好及时告诉他们应该怎么做，不要等到出现真正的问题以后。'就像有的医生不让患者把话说完，应该学学我朋友的问法'告诉我你为什么到这儿来。'如果你以前听过，如果你在同事或学生告诉你之前已经知道了答案，那你不能再在原地踏步了，你应该继续前行。现在你自己是问题的一部分。"

❖ Thomas Nasca

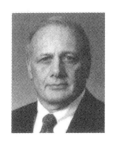

"我们需要时时提醒自己，我们存在的唯一理由是帮助他人。这种理念需要灌输给医疗系统中的每个人，把最好的医疗照护传递给每个患者。" Thomas J. Nasca，医学博士，美国医师协会专家，毕业后医学教育认证委员会（ACGME）执行主席。他在圣母大学完成本科学业后进入杰斐逊医学院。他是内科住院医生项目委员会前主席，内科住院医生项目负责人联合会前主席。去 ACGME 之前，Dr. Nasca 是杰斐逊医学院院长。我们很荣幸有机会和他讨论年轻教师如何为他这样的职位做准备。

为成为院长做的准备

"成为一名院长的道路需要跨过两道门。第一道是成为一个成功的科室主任，有研究基础，很多 NIH 基金，科室的背景也不错。科主任有了一定的管理经验，这是院长这个职位所需要的，因为他有部分工作范畴和运营相关。第二道门是从副院长到院长，这是通常在学术机构的必经之路，很少有在一个学校当副院长然后又换一个学校当院长的情况发生。一般学校都是由教师的教学或临床日程驱动，而非科研。"

他强调需要更深入的准备。"我会提醒那些有愿望成为院长的人问一个最基本的问题，你为什么想干这个？你成为院长后最想完成的事是什么？我当时最想改变医学院校的教学项目，让它不仅能影响医学生的认知和技能发展，还能影响他们的个性、行为和职业精神发展。我想进一步提升教师心目中医学生和住院医生教学的地位，我想给教师创造一个良好的认可和奖励机制。院长的角色十分复杂且具挑战性，你会面临财政和竞争的需求和挑战，如果你仅仅是疲于处理这些，你很可能在这个位置上呆不了很久。"

当院长的理由

他在布朗大学完成肾内科专科培训后，又回到他当住院医生的匹兹堡慈恩医院。"我在 34 岁那年当上内科主任，同时任住院医生项目负责人。我发现我观察到的年轻住院医生的行为和态度与我期望的相距甚远。我尝试改变这些行为，但越来越清楚地发现它们是在医学院时期养成的。我还认识到尽管我负责 20% 的医学院课程，尽管我也是课程委员会的一员，尽管我对专科也有一定的影响力，但我不能彻底改变现状。非正式的课程和活动，教师的行为和态度都不是教学领导能控制的。教师们的行动被某些奖励机制牵引，不仅仅是经济奖励机制，更重要的是学术奖励系统，当时教学并不受承认，在大多数学术医疗中心，教学奖励的衡量标准还是研究成果。"

"我意识到我必须到更高的管理岗位才会有更大的影响力。我决心回到医学院改变当时的行为和价值观。那个年代，Linda Blank、John Benson、Harry Kimball[1] 正推动医学人文精神的发展，整个内科领域开始讨论职业精神问题。当时我下定决心我要成为一名院长。我从来没有想到我会成为杰斐逊医学院的院长，但是我知道我自身准备得很好，我也有机会成为其他医学院的院长。当 Joe Gonnella[2] 卸任后，我成为代理院长，也开始在全国寻找职位。那年全国有 25 个院长职位招聘，我申请并面试了其中的两个，也在同一天拿到两份合

---

①美国内科学会领导。

②Joseph S. Gonnella，医学博士，杰斐逊医学院教学和健康研究中心创始人和主任。

同，最后选择留在杰斐逊。"

导师的影响

我们讨论了哪些人曾经帮助他，帮他认识正确的学习环境应该是什么样的。"第一个人是 Frank Luparello，当时匹兹堡慈恩医院的主任，一个经典的床旁临床诊断学家，我们现在会称他为临床教育大师。我选择在那里做我的住院医生培训，因为医学生时在他手下轮转的经历，后来又有幸在他手下当总住院医生。他给我灌输了成为教育家的愿望，最好是毕业后医学教育，而不是医学院教育。"

"我后来去了布朗大学做专科培训，我的系主任和项目负责人是 Serafino Garella①，他教我在复杂的环境下，将优秀的学术能力，高超的临床技能，以及伦理和职业行为结合起来。诊治终末期肾脏病患者让我对医学伦理和职业精神有了更深的理解……和患者做出困难或改变命运的临床决策是一种充满变革的经历。这些导师们给我树立了正确的价值观，让我受益终生。"

"我的第三个导师，Joe Gonnella，我在医学院时期就认识他。他当时是杰斐逊医学院的副主任，我们曾在某个会议上交谈了几句。一周以后我接到电话，杰斐逊医学院的内科主任问我是否愿意回母校当内科负责教学的副主任。我去了，我妻子和家庭和我一起搬到了费城。我们一起走上这条路，努力提高这所美国最大私立医学院学生的能力。"

"他们都是我的榜样，不仅是学术上，更是临床和职业精神方面，我一直希望自己成为一个优秀的教育家和优秀的临床医生。他们同样都非常注重家庭，忠于家庭和朋友，能很好地处理职业需求与责任和家庭的关系。"

同事和外部导师

Dr. Nasca 为我们提出了"外部导师"的概念，是指那些在各种

①Serafino Garella，医学博士，在 Dr. Jordan Cohen 后成为加拿大麦克里斯医院副院长和住院医生项目负责人。

组织和委员会和他一起工作的其他院校的同行①。比如美国医学院协会的 Jordan Cohen②，ACGME 的 David Leach，美国内科学会的 Linda Blank 和 Dan Duffy，芝加哥大学的 Holly Humphrey③，梅奥诊所的 Henry Schultz，乔治敦大学的 Ray Mitchell，德州大学的 Tom Blackwell，斯克兰顿的 Robert Wright，美国医师学会的 Herbert Waxman。"这些都是给我很多帮助的同事，不仅教育我，而且和我分享他们的想法、他们面临的挑战和应对方法、他们待人接物的方式。在我难以抉择的时候，他们也给了我很多帮助。他们是那些你有幸一起工作，并用自己的行为模式和思想影响你的人们。"

从院长到 ACGME

在杰斐逊医学院工作了 15 后，Dr. Nasca 选择了离开。"我在那里做了很多改变，很多我们想做的事都付诸现实。在杰斐逊最大的收获是我们的纵向研究④成果，文章证实了我们达到了预期的结果。当了 7 年半的院长，那个工作所有的现实随着时间不断折磨你。像一条长长的迂回路线，它从我意识到我看到住院医生身上的我所不赞同的价值观和职业精神开始，现在似乎又回到了原点。我希望到 ACGME 这个岗位，我能对年轻医生的职业发展和个性发展起到正面的影响。"

ACGME 的挑战

作为医学教育最强势机构的领导，Dr. Nasca 必须面对现今职业培训的挑战。他来到 ACGME 时正好是住院医生工作时间的规定备受争议的时候，美国医学研究所发布了负面的报告⑤，质疑如何平衡职业价值。"这是一个比你应该工作多长时间复杂得多的问题。我们告

①其他受访人也曾致谢这类同事，在这里我们列出名单是因为 Dr. Nasca 对他们的赞誉说明在学术事业中合作能带来丰硕的收获。

②见本章。

③见本章。

④杰斐逊医学教育纵向研究是包括从 1964 年以来所有医学院校学生的学术和长期随访数据的巨大数据库（包括超过 24,000 学生和住院医生）。

⑤住院医生工作时间：保证睡眠，加强督导，保证安全。华盛顿：NIH；2008。

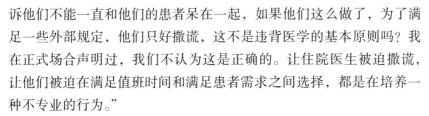

诉他们不能一直和他们的患者呆在一起，如果他们这么做了，为了满足一些外部规定，他们只好撒谎，这不是违背医学的基本原则吗？我在正式场合声明过，我们不认为这是正确的。让住院医生被迫撒谎，让他们被迫在满足值班时间和满足患者需求之间选择，都是在培养一种不专业的行为。"

在 ACGME，"作为认证机构，我们的境地是必须评判各种合乎要求的东西的优先级。我们在各种要求之间抉择，评判对错。我们必须做出决策制定规则。作为病人来说，他们是否希望一个经过充分休息的医生来照护他们，不管是住院医生还是主治医生？答案显然是当然希望。但是面对这样的选择有可能带来的问题——休息充分的医生可能不认识这个病人，不停更换主管医生可能带来医疗差错，增加交接班频率等等——我们需要权衡折衷。我们只能选择不那么理想化的方案。"

寻找潜在的价值

"我们不常意识到的是医生之间潜在的信任。每个医生必须信任他们的同事，在患者需要时，他们的同事会出现并帮助患者，不管白天还是黑夜，不管患者是否有支付能力。"也有来自其他方面的压力，有些国家限制工作时间是为了适应社会降低失业率。存在的风险是，"当医生之间的那种尊重，那种信任被破坏，我们不能再履行我们对社会的利他主义的承诺，那时这个职业就前景不妙了。"

职业生涯的困境

"转变通常是困难的。我是幸运的，因为新的机遇离开医学院，但这种转变也很困难，你必须离开已经和你像家人一样的同事、朋友和学生，每到这个时候我都觉得难以面对。第二个困难是我面临的管理挑战。我曾经尝试建立一个教学联盟，但我没有发现我的努力被我的上级们用作完成其他的目标，他们想抛弃这个联盟，虽然它能提高住院医生和医学生的教学质量。我非常失望，但这也是一个教训，一个政治教训，让我学到在改革时如何注意自己的软肋，如何预知未知的阻力。"

年轻教师如何抵制诱惑

"我给大家一些建议。首先,有时候你需要放下吸引你的东西,停下来看一看;打个比方,你在外带领部队朝一个方向前进,每过一会儿请回头看看,看看你的部队是不是还跟着你。我认为对于年轻人来说最困难的是,如何懂得节奏的变化,知道还有多远,什么时候要快,什么时候要慢,什么时候要对你的队伍施加压力,什么时候不能施加。我们需要像学习床旁诊断技能那样学习如何理解和参与我们所处的政治环境。需要注意有些表面上看似独立王国的系统有时会对你想做的事产生影响。"

"不要施加压力,要引导。过于强势往往会导致失败,创造一个允许多种可能发生的环境才最有可能成功。我们内科医生喜欢追求完美,但解决复杂的问题其实很难达到完美。为了追求完美,以增加阳性结果为代价,常常会导致失败,就像谈判中的'非赢即输'。换句话说,如果你赢了,有人必须输,还不如双方妥协,推动要做的事情继续往前。"

"我刚当院长时,有一个我的导师曾经和我说'你需要有一些小成就。'我说'我不需要小成就。现在我有大问题,我们需要大的成就。'然后他说'不,不,慢一点。你需要证明给你的员工看你能解决问题,所以先解决一些小问题,解决一些不会有反对意见的问题,这样你能获得信任,创建信任你的团队。'"

价值观的核心问题

"20年前我有未来愿景,如果我成功了我将完成哪些成就,我知道最想做的是在圣母大学开创医学院。也是在那个时候我发现住院医生的价值观问题,决心回到医学院。我会做好准备,一旦圣母大学开始创办医学院,我有能力成为第一任院长。"

"价值观是前人给我们的礼物。有很多价值观值得成为美国医学的基本要素。如果我没有机会开创一所医学院致力于宣扬这些价值观,那我认为没有一个岗位比ACGME更适合这个使命。我能听到大家的声音,大家都在热烈讨论关于限制工作时间和美国国立卫生研究院（NIH）的报告，我需要做出正确的决定。"

❖ Charles Griffith

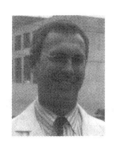

　　"我无法想象在我生命中从事其他工作。我非常高兴和荣幸能照护患者，能教学医学生和住院医生，鼓励他们成为最好的医生。成为一个对教育下一代医生负有责任的人是上天给我的最大馈赠。"Charles "Chipper" Griffith 是内科住院医生项目负责人协会（CDIM）主席，因为他的人文精神和教学研究的成就受到大家的敬重。CDIM 将年度研究大奖以他的名字命名①。他在肯塔基大学医学院当了 15 年的见习医生项目负责人，最近又成为住院医生项目负责人。2004 年，他赢得国家 Alpha Omega Alpha Robert Glaser 教师奖。他是一个仍然从事一线教学的教学领导。

　　"我父亲是一个儿科医生。他是我见过的最好的医生，但我开始并没有想当医生。我沉迷于打棒球，曾经想过把这个作为自己的职业。还曾经想入非非地想当作家或者英文教授。"但是最终他去上了范德堡大学医学院。"我犹豫不决地进了医学院，开始两年学得并不开心。我们只有很少的临床时间，感觉全是死记硬背的课程。但随之而来的三年级改变了一切。我想我是从三年级开始真正下决心成为一名医生。"

　　"现在回过头去看，我已经无法想象除了医生我还能干什么，我很喜欢走近患者听他们的故事，享受患者信任你为他医治的感觉。曾经我也想过当外科医生，但当我开始见习时，很多熟悉的东西让我产生共鸣，我应该做儿科，和我父亲一样。所以，我完成了内科和儿科住院医生培训。我在范德堡呆了 8 年，但它并不是一所重点在基础医疗保健的医学院。我想我应该去肯塔基当内科和儿科家庭医生，也可能回阿拉巴马和我父亲一起工作。"

　　"我很喜欢学术气氛，我喜欢晨间病例讨论，喜欢各种查房，喜欢学术机构的教学氛围。当我成为高年住院医生时我常常因为每天的

---

　　①Charles H. Griffith 教育研究奖，也被称为 "Chipper"。

查房而兴奋，我会在前一天晚上准备问学生和实习医生的问题，我还会为他们准备资料和小测验。照护患者的同时进行教学是一件非常有趣的事情。"

"我并没有认真考虑学术医学是什么样的，我只是想教学。当时比较天真，很大程度上受到 Gene Rich[1] 的影响，他改变了我们普通内科。他教育我们如何才能让学生和住院医生喜欢去你的诊所，告诉我们学术医生非常宝贵的形式是行为榜样。他还告诉我如果你想成为教学项目的领导人，你需要有学术成绩证明自己，人们选择项目负责人不仅仅看他们是不是优秀的教师，更看重学术成就。事情的确是这样的。"

"我在 Gene 手下进行了 2 年普通内科专科培训。你必须花一点时间学习学术技巧，包括管理、研究、教学等。在我进行专科培训时只能减少门诊时间，这对我很难，因为我十分享受在门诊与医学生和住院医生在一起的时间。"

在教学研究中起步

"我开始思考住院医生培训的问题，项目如何影响患者的结局。我相信文献的结论，教学医院门诊质量好于非教学医院的原因是'团队'的概念，有很多人一起照护患者。我们做了一些关于工作负荷的研究，看它是否能影响诸如患者满意度等结局指标。"

"我没有想到的是，我很喜欢教学研究。它给我带来了当年想成为作家时的那种创造感，你有创新的思维，提出有思想的问题，非常有意思的过程。同时当一名医生和老师，再做一点有创造性的工作，这简直是梦幻工作。"

见习项目负责人，然后住院医生项目负责人

Dr. Griffith 专科培训的第二年，见习项目负责人的位置空缺出来，Dr. Rich 建议他去。"他把我推荐给我们的主管主任 Dick Glas-

---

[1]Eugene C. Rich，医学博士，肯塔基大学医学院普通内科和老年医学系主任，克莱顿大学医学院内科主任。

sick①，他是个非常棒的主任，在大家都看重临床和科研时，他始终强调要重视教学。他信任 Gene Rich，而 Rich 信任我，让我很早就当上了项目负责人，这证明了 Rich 一贯对年轻教师的信任。"

"20 世纪 90 年代早期，帮助我职业发展的还有像 CDIM 这样的组织。我很早就参加他们的会议，遇到了象 Rhee Fincher② 这样的同行，意识到见习项目负责人也是一条事业发展道路。和一群和你有同样兴趣和热情的人在一起能恢复元气。当你在工作中遇到了挑战，去CDIM 会议看看全景和未来，我很有幸和这些人共事。"

"在谈到学术技巧时很多人会提到人际网络，我以前并不看重，但是在 CDIM 我遇到了这么多我想遇到的人，很高兴成为他们的伙伴，这非常有趣。通过 CDIM、SDIM、SGIM、AAMC 这些组织我认识了很多人。我开始进入国家委员会担任领导位置，我想这是我能赢得全国声誉的方式。我曾想当一辈子见习项目负责人，就像 Gary Ferenchick、Cyril Grum、Tom Painter③ 那样，我已经当了 15 年了，有同事问我'你为什么一直在这个位置上？为什么不想想教学副院长？或者住院医生项目负责人？'"

他的确考虑了。"为什么在这个位置上干这么久。首先，如果你喜欢干你现在的工作，考虑其他位置就变得非常困难。这是一个非常有收获的工作，你经常能遇到各种挑战，课程不是停滞不前的，总是在变革，总是能做很多创新的事。如果你是一个充满活力的老师，有良好的声誉，学生会对你有很高的期望。你必须时时做得最好，这是一个挑战，它让你不断进步。"

Dr. Griffith 两年前成为住院医生项目负责人。"我们的前任项目负责人是 Steve Haist④，他离开了，他在肯塔基大学做了很多教学方面的工作。于是这个位置空了出来，从学系的角度，我是最佳人选，但对我来说这需要考虑时间，我并没有准备。最后起决定性因素的人是我的助手 Andrew Hoellein，当时他已经能和我一样处理见习项目的

---

①Richard Glassick，医学博士。

②见她的访谈。

③Dr. Ferenchik 是密歇根州立大学见习项目负责人，Dr. Grum 是密歇根大学见习项目负责人，Dr. Painter 是匹兹堡大学见习项目负责人。

④Steven A. Haist，医学博士，2008 年称为执业医师考试委员会副主席。

相关事宜。考虑到住院医生项目有更大的需求，见习项目也找到了合适的接班人，于是我同意了。"

见习项目负责人给我的启示

"见习项目负责人最重要的技能是激励别人。我希望我的医学生和住院医生能成为最好的学生，最好的医生，我能为他们骄傲。他们会把你看作榜样，学你如何和患者、同事、学生相处，学你待人接物的方式。"

"对于住院医生和医学生来说勉强通过考试并不难，他们往往只做最基本的。作为老师，应该在他们面前树立永远追求更好的形象，我认为这样每个学生都会有所提高。柏拉图的理想国中提到苏格拉底方法，苏格拉底让达到一定水平的学生要思考更高水平。你总能把人带到更高的水平。所以让平均线以下的学生达到平均线就是你的成就。虽然平均线以下的学生也能通过，他们也会在某地开业，但他们不会成为最好的医生。对于我来说，这就是我们需要干的，让每个人都成为自己能成为的最好的医生，不仅为他们的病人也为他们自己。"

现在他越来越多地思考我们需要帮助和激励受训者。"住院医生和医学生的工作负担很重。我们现在有工作时间限制规定，一定程度上说，他们比我们过去工作时间少了些。但是肯定比以前工作强度大，工作节奏快。我想在大多数学术机构医院，住院医生在工作时间内比以前干的工作更多。"

榜样的作用帮助抵御住院医生面临的负面威胁。"有时他们会在现实中失去这个职业曾经吸引他们的理想化的东西。他们看到的工作只是填各种表格让患者出院。他们专注于完成任务，不再阅读学习。我总是担心他们变得越来越现实。你在他们身边最常听到的是患者被他们看作是敌人。他们都需要我们的帮助。所以我努力做好榜样，告诉他们你们不能失去这些理想，你们永远要把患者的利益放在首位，在你的患者面前你就是最好的医生。你们值得期望更多，你们值得拥有更多。"

医学教育面临的挑战

"这在 Ken Ludmerer 的书《疗伤时代》中已经有很详细的描述。

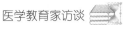

他不仅仅谈到教育，还谈了医疗本身。虽然住院医生的工作时间减少了，但工作量反而更大了。对于执业医生情况也类似。太多的压力让你需要看更多的病人，达到基本工作量要求。医学生或住院医生在社区诊所显然会减缓医生的工作节奏而影响他们的收入，你如何能说服这些社区医生带学生？10~15分钟看一个病人的压力还是蛮大的，在这么短的时间内，如何能做到既满足患者的要求还兼顾教学？一种做法是一起床旁看病人，结束后花十分钟讨论今天看的病人。所有的一切都需要在国家的层面有所改变。"

对见习项目负责人的建议

Dr. Griffith 对即将要成为见习项目负责人的老师的建议非常简单。"不要把自己搞得太严肃，但要对自己做的事情很严肃。好的领导是那些能开玩笑，让别人感觉很舒服，不会让别人感到自己是房间里最重要的人。"

"我们的工作是培训医生如何照护患者。这是一个神圣的职业。不要只看到学术生涯和领导的目标，要把眼光放长远。任何工作都有顺利的时候和困难的时候，你肯定会有一段时间不适应这个位置，但是只要你喜欢和学生和住院医生在一起，喜欢管理见习项目或住院医生项目，你就在为所有学生和同事创造馈赠。这就是成就。当我想到Georgia，想到Rhee，想到Vermont，想到Lewis First，他们都在为教育下一代医生尽心尽职，这就是巨大的馈赠。"

❖ Ruth-Marie E. Fincher

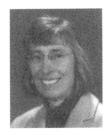

在她事业早期，有一个关心她未来的主任问了一个关键的问题："你为什么不顾你的事业去干医学教育？"她并没有迷失方向，她就是 Ruth-Marie Fincher，医学博士，佐治亚大学医学院（MCG）内科教授，学术副院长。她也是 CDIM 的创始人之一，曾担任主席职位。她被同事们称为"导师的导师"。

在埃默里大学拿到医学博士学位并完成住院医生培训后，Dr. Ruth-Marie Fincher 和她丈夫 Mike 一起到了美国基层社区为政府服务。

"完成住院医生培训后，为了偿还奖学金我到公共健康服务组织工作了2年，成为南佐治亚一个小镇上唯一的医生。"

迂回前进

"当你整体审视一些人的职业发展道路时，有些看似倒退或没有出路的活动其实是在为他的整个事业奠定基础。这对我来说是个非常重要的基础，它让我知道其实我并不想成为一名乡村医生。它让我十分敬重那些在边远地区执业的医生，它也为我和学生谈论不同的职业方向和讨论基本医疗提供了素材。"

她开了一个私人诊所，后来她丈夫开始内分泌专科培训，她就把诊所移交给别人。"我跟随我丈夫来到了华盛顿，非常幸运地在退伍军人医院找到了一份内科医生的职位。我们和来自麦迪根部队医院的团队一起管理一个小小的住院部。我们教华盛顿大学医学院的学生物理诊断，我在门诊时间也教执业护士和助理医师。我发现我喜欢一切和教学相关的事情。从那时起我决定不再当私人医生，开始我的教学生涯。"

一个偶然的开始：成为教学主任

"我开始并不是一个好老师。我还记得开始给两个住院医生讲课，我准备了一个深奥的话题，当时还是那种老式的幻灯机，我把灯关了以后住院医生们听得昏昏欲睡。回过头去看我那段惨淡的经历，我并没有发现任何亮点。我只知道当时我特别渴望去学术医疗机构开始我的事业。非常幸运的是部队让我丈夫去了佐治亚艾森豪威尔医学中心。"

她丈夫的计划是在佐治亚呆2年完成他的服役。2年后他退伍了，但他们仍然在那里工作。"我到佐治亚大学医学院1个月以后，原来负责见习项目、物理诊断学课程和四年级选修课程的人辞职了。我鼓起勇气去见科主任，告诉他我想当见习项目负责人。我没有背景，没有资质，但是我有热情，非常想干这件事。主任非常严肃地对我说'Rhee，我觉得你是一个优秀的年轻教师。你为什么不顾你的事业想来干医学教育？'他让我回去好好考虑。我深思熟虑后回答他我还是

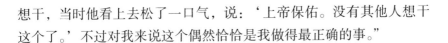

想干，当时他看上去松了一口气，说：'上帝保佑。没有其他人想干这个了。'不过对我来说这个偶然恰恰是我做得最正确的事。"

新人的收获

"回过头去看，我认为我的决定是明智的。我问离任的项目负责人为什么离开，他认为他干得很好——他的确干得很出色——为科里做了很多贡献，但一直没有晋升。我从他的经历中吸取教训，我认真阅读了终身教职晋升指南，为自己制定了晋升时间表。每一步我都达到预期目标，对我来说最大的挑战是学术研究成果和地区或国家声誉。"

她在 CDIM 和 AAMC 为新见习项目负责人开设了培训课程，并编写了指南①，通过这些她帮助很多教学管理者获得成功。在访谈中，她为新人提供了一些扼要的建议。"如果你对医学教育的某些领域真正有热情，医学教育绝对是一条很不错的职业道路。这条道路上的关键点包括成为最优秀的教师、当课程或见习项目负责人逐渐积累教学领导经验、获得好名声（杰出的老师或教学管理者）。同样重要的是参加区域或全国组织，如 AAMC 下的教学事务组，CDIM，ACP，国家医学考试委员（NBME）等。"

最后，从事学术工作同样很重要："最好是从事医学教育的学术工作。如果你更深入地参与，你会对医学教育和创新有更深的体会，思考医学教育的现状和未来。需要敞开大门认识更多医学教育的思想者，和他们讨论，寻求可能的合作。"

留在佐治亚大学医学院

在 MCG，Dr. Fincher 担任了很多角色，从管理医学生的负责人，到管理课程的助理院长，再到副院长。"我梦想在医学教育的广阔领域获得不同的机会，但我发现我的职业需求常常在帮助别人的快乐中实现。这些人最开始是医学生，最近是比我年轻的教师，现在是大部分教师，我帮助他们实现自己的愿望。"

她认真考虑了留在一个学术机构的利弊。"这可能是过去 25 年间

---

①见习项目负责人指南，最新版为第三版。

我丈夫和我最纠结的问题。一方面呆在一个学校，我已经走过了 25 年，在不同的岗位上成长，肩负多种职责。做我这样的工作，个人的人际关系非常重要，留在一个地方有很多优势。如果你从一个地方搬到另一个地方，建立新的人际关系需要时间。但是我觉得我们没有换工作场所最重要的原因是——我不知道该如何表达——我其实对在另一个陌生的地方是否能实现我的期望信心不足。"

难忘的导师

现在，她被同事们称为导师的导师。她回忆起对自己影响很大的老师们。"我必须从我的父母开始说。我母亲是中学老师，父亲是康涅狄格州大学的校长。他们都非常满意自己选择了教育者的道路，这也从小对我有很大影响。我想他们都觉得教育对他们来说更像是一种使命而不仅仅是一份工作。"

另一个对她影响很大的人是埃默里大学见习项目负责人 Kenneth Walker。"我从医学院三年级时就认识 Ken，但他真正影响我的是我已经应聘见习项目负责人后和他交谈的那个下午。我意识到我根本不知道该从何开始，我需要上一个速成班。当时 CDIM 还没有这样的速成课程，我只好给他打电话，当时我认识的唯一一个见习项目负责人。我说'我需要和你谈谈，关于如何顺利度过第一年。'那个下午我记的笔记最终成为 CDIM 为新项目负责人开设的前期课程的提纲。"

"我在 7 位不同的院长手下干过，最长的任期是和 Darrell Kirch[1]，他为我设置了一个学术事务副院长的职位。他的指导风格是让我参与他自己的决策决定的方方面面，应用案例学习的方式教我管理者的技巧。"

杰出领导的特征

"你需要有广阔的视野传递给和你一起工作的人或社团。同样重要的是你需要愿意，甚至渴望讨论尚未成熟的问题，让其他人也参与到决策制定中来。话虽如此，当你投入了很多，尤其是多方投入后，

---

[1]Darrell G. Kirch，医学博士，2006 年开始任 AAMC 主席，佐治亚医学院院长。

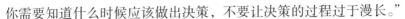

你需要知道什么时候应该做出决策，不要让决策的过程过于漫长。"

"非常重要的是明确期望值，就预期结果达成共识，领导的任务是解决问题，而不是纠结于微观管理。领导需要看到别人的贡献，不要总想让自己站在聚光灯下，要承认周围其他真正达成事情的人的努力。"

"强大的领导是诚实的，公正的，是最高道德标准的模范。他们能让有不同兴趣和观点的有能力的人都能聚集到自己周围，甚至让不分享自己观点的人也能有所投入。当错误发生时，他们勇于承担责任。强大优秀的领导不会为自己寻找替罪羊，而是分析错误在哪儿，从中能学到什么，如何处理，在此基础上能做哪些弥补，如何继续推进等。"

当前医学教育面临的挑战

"我昨天还在考虑这个问题。医学教育面临的挑战是和目前我们正在经历的医疗挑战交织在一起的。健康领域薪酬系统的崩溃直接影响了医学生的职业选择，导致医生的分布不均。如何重塑医疗的职业形象，让医疗重归使命感，而不是一种商家和消费者之间的生意，这不仅是医学面临的挑战，同样也是医学教育的挑战。"

"不同年代的人之间存在差异，他们的职业目标、道德标准、工作和生活的平衡彼此不同。我并不是用评判的语气说这个事实，并没有说谁对谁错，但是我觉得我们在教育下一代人时需要理解彼此的不同。"

谈到学校的课程问题。"我们倾向于越教越多，倾向于在课程中不断加入新内容，而不考虑如何实现合理的排泄系统。这是一个很实际的挑战。我们同样需要将基础学科与临床实践更紧密地结合。要让学生看到基础学科的价值，认识理解使用基础学科，就需要始终在临床环境中去教学，让他们看到在患者诊疗中基础学科的重要性。我们需要逐步抛弃单纯灌输知识的教学，让学生在团队合作中更自主地学习。"

"最后，另一个挑战是鉴于当前所有的地方都在不断临床和科研产出的大环境下，如何保证教师的教学时间。"

事业中值得骄傲的源泉

她很少提到她获得的荣誉和奖项①，倒是常提及她在全国各地的导师工作，因为这个出色的工作，她赢得了人们的尊重和热爱。"在过去的 10~15 年间，最让我满足的事情是我有机会指导年轻的教师。我最珍视的是，能帮助他人实现他们的目标，能在学校或国家的新项目发展中尽一点力。我从很早就开始致力于发展壮大 CDIM 组织。这个组织和组织内的人们已经超越了我成立一个见习项目负责人组织的梦想，我为它的壮大和为它付出的人们感到骄傲。"

"我最值得骄傲的是，回顾这些年，我已经帮助了大约 4500 名医学生，帮助他们实现自己想做的事。这其实不难做到。看着学生们逐渐成熟，看着他们庆祝自己的成功——当然有时也需要处理他们的失望和不良表现——不管怎么样，庆祝他们所获得的成就令我十分满足。"

❖ Marshall Wolf

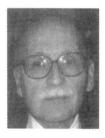

"我从事这个工作那么多年，我认为这是学术医学领域最棒的工作。"Marshall Wolf 在波士顿布莱根妇女医院担任内科住院医生培训项目负责人将近 30 年。他现在是内科名誉教学副主任。在访谈中，他思考了如何应对变革，如何开始变革，以及限制规定、内部革新、提高医疗质量之间的紧张关系。"作为一个项目负责人，你必须时时关注你的项目，向受训者和教师了解现实状况，问题出在哪里？我们能做什么？"

在访谈中，他从他目前的状况谈起。"我现在是一个资深内科医生。大部分工作为教学和门诊，我也指导年轻人，包括那些目前负责培训项目的领导者。"他的谈话直接而且迅速，外交辞令式的回答不是他的风格。我们的第一个问题是，他如何成为项目负责人？

---

①她曾获得 AAMC 颁发的 Alpha Omega Alpha 杰出教师奖和 Carl J. Shapiro 教育与研究会颁发的 Daniel S. Tosteson 医学教育领袖奖。

故事的开端

"我父母都是移民。我很幸运，上学对我来说从来不是什么难事。我从哈佛大学毕业，然后上了哈佛医学院。我在第一天尸体解剖课上遇到了我的新娘，这无疑是最幸福的记忆。"

他开始希望成为一名医学科学家。"在医学院时，我和一个研究胆红素代谢的人一起工作，我做关于卟啉病的研究，也很感兴趣。后来他去了芝加哥，我们在那里有 800 个亲戚，我妻子说'我们不能去那里。'"

在波士顿布莱根完成住院医生培训后他去了 NIH 接受科研培训。"当时我对有机化学感兴趣所以选择了生化实验室。实验室的工作相当不错，我周末不需要值班，有更多的时间和家人在一起。但是有些失望的是我选的实验室重点关注的是技术而非科学，事实证明我不是一个好的实验科学家。"

"我回到布莱根，决心当一名临床医生。我们和这些不可思议的心脏病学家一起工作，所以我决定干心脏科。我回来和 Bernie Lown① 工作，因为我对心律失常和心脏猝死感兴趣。专科医生第二年，我去哈佛社区健康项目帮忙，那时候这个项目刚刚开始运作。我白天看普通门诊，晚上成为'心脏病医生'。我发现门诊医疗和我受训的情况有很大不同。我仓促地到处查缺补漏，利用下夜班时间我跟了皮肤科医生、风湿病医生、内分泌医生各半天门诊，然后我迅速成长为一个不错的门诊医生。"

他找工作时 Dr. Eugene Braunwald② 刚刚成为新的内科主任。"他面试了很多人，看他们是否合他的口味。他面试我时问我'你想接替 Gene Eppinger③ 的位置吗？'Dr. Eppinger 是项目负责人。我说'哦，当然想。'他又问'你不想谈谈钱吗？'我说'不想。我们为什么不谈谈我们能一起干什么？'那就是我得到这个工作的经过，整个过程

①Bernard Lown，医学博士，哈佛医学院公共卫生学院心脏科名誉教授，直流除颤仪的发明者。

②Eugene Braunwald，医学博士，布莱根妇女医院当时的主任。因主编心脏病学和联合主编哈里森内科学而闻名医学界。

③Eugene C. Eppinger（1903~1980）是内科教授，1969 年退休。

约两分钟。"

"那时候，项目负责人往往干不了几年，算给主任帮个忙，几年后就会回到专科继续传统学术道路，这只是他们的业余活动。我在没有任何准备的情况下得到这个位置，我也不知道是谁向他推荐了我。不过我很高兴他选择了我，6个月后我也向他证明了我不是一时头脑发热，我们一起愉快地工作了很多年。"

走近住院医生和主任

"我刚开始这份工作时，还在继续做内科和心脏科。我还开始了一个基层医疗项目，培训基层医生一些我刚开始工作时所缺乏的临床技能，我把自己的经验教给他们，这是我们的初级保健住院医生项目的开端，Bill Branch① 和我一起建立完善了项目。所以我当时既做心脏科和内科，又做初级保健。我既是心脏加强病房的主治医生，又是内科加强病房的主治。"

作为培训项目负责人，他认为了解受训者培训情况的一手资料非常重要。"我认为非常重要的一点是我一直在临床一线和住院医生一起工作。我适当远离了心脏科，我认为我是在管理一个内科住院医生培训项目，而不是心内科专科培训。深入临床一线让我能和实习医生亲密接触，了解培训的实际情况。"

"这可以说是学术医学界的一份最佳工作，我有最好的老板，我有 Braunwald 教授一手招募的最好的高年资教师团队，我有全国最好的住院医生。Braunwald 说，'你的工作是科里最重要的工作。'我问，'为什么这么说？'他回答，'因为你将决定我们未来的教职员工队伍。'的确如此。几年后，Braunwald 对我说，'你已经了解一些了。我们就像老式的杂耍表演两个共穿一套马服的人，是时候我该结束表演了。'"

离开最佳工作

"你知道，我培养了很多人，他们能比我更胜任这份工作，但我

---

①William T. Branch，医学博士，埃默里医学院普通内科副主任。

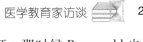

一直没有离开。直到 1999 年，我决定离开。那时候 Braunwald 也已经退休了，新上任的主任和我工作风格和视野不同，我想我该和我已经干了 28 年的工作说再见了。除了管理这个项目，我在布莱根也有非常繁忙的临床工作。"

"还有一个原因是我不喜欢住院医生项目管理委员会所做的一切，他们也不喜欢我。所以我退下来是件好事，我已经干的时间够长了。"他很坦然地看待这些变化。"如果你接管一个项目，你可能想'我要让它一直维持我记忆中的那样。'但实际上你会遇到很多问题，因为现实总在不停地变化。"

意料之外的改变

Dr. Wolf 提到了过去几十年间教学环境发生的一些意料之外的变化。首先，他提到患者的住院时间。"20 世纪 70 年代我管病房的时候，平均住院日约 10 天，当时谁会想到有一天会降到 3 天半？没人会想到。其次，那时候我也不会想到有一天门诊会占到住院医生培训项目的 1/3 时间。这已经超出了我的想象。谁能想象肿瘤和心脏科发展如此迅速占据了住院患者的大多数？没人会想到。我刚开始接管培训项目时，每一个住院患者有一个实习大夫，只有实习大夫能给患者开医嘱。我从来没有想到如今 1/3 的布莱根医院住院患者是执业护士管的。我无法想象 20 年后又会变成什么样子，肯定会和现在不同。"

不同的环境

Dr. Wolf 认为目前他遇到的最大困难是来自住院医生项目委员会，也就是他称之为的"董事会"，越来越多的限制和要求。"Dr. Braunwald 和我一直在调整我们的项目，我们总是在尝试新的东西。而董事会会跑过来说，'你们应该这么做。'我说，'我们已经试过了，这不如我们现在这么做管用。'但他们不喜欢这样。"

"我的痛苦之源来自于董事会。我管理着全美最好的住院医生培训项目，在住院医生遴选中我们总是排在前列，但是他们对我不满意，因为我没有按照他们的要求按部就班地做事。"

"问题在于他们在没有数据的情况下过于教条僵硬。我常常做些与众不同的事情。我总是在他们后面，他们总是盯着我，威胁我会取消项目资格。让接下来的项目负责人很难做的原因就是这些严苛的规定。"

Dr. Wolf 说他的住院医生也会告诉他一些事件，他会纪录各种问题并做出相应的调整，这种调整往往早于各种新的规定要求。"有一次一个住院医生告诉我，'每次我在急诊室的工作事件超过 16 ~ 17 个小时，我就会对患者产生怨恨的情绪，而不再同情他们。'这显然不对。那个时候我们实行的是 60 个小时轮班制，我采访了 15 个住院医生发现他们都和我说了类似的问题。2 天之后，我将急诊的轮班时间缩短至 16 个小时。我们早在董事会做出改变之前就调整了工作时间和工作量。"

对项目的不断完善而感到骄傲

当提及错误，Dr. Wolf 认为"错误"是改进过程中不可缺少的一部分。他认为很多事情他做得并不漂亮，更像是一个在系统知识基础上的实践和实践基础上的学习提高的教学过程。"我授权我的住院医生们让项目更完善，每周我会和他们见面，让他们告诉我他们发现的问题，他们总能带来很多很好的想法。所以每当我想做一些改变，我总会和他们讨论。即使我们尝试了但不成功，这也是我们共同努力的结果。是他们帮助我发现改进的方法。"

"第二件我认为我做得漂亮的事是我让住院医生进入实习医生遴选委员会。他们会告诉我，'那个谁和谁成绩是不错，但是我不想和他们一起上夜班。'我们不会让这样的实习大夫进入我们的项目。来参观我们的培训项目的人总在问，'为什么你们的住院医生干得很开心？'我会说因为我们只选择那些乐观的人，我们也不伤害他们。这是我认为我干得与众不同的事情。"

给新领导的建议

他把自己的一些经验传授给大家。"Dr. Braunwald 总是放手让我去做，而他总会帮助我。他总是对我说，'你想向众人展示自己的才华吗？你想做出一些改变吗？'这对我非常管用，他让我了解我应该做什么……我总认为世界是黑白分明的，但是他教我其实有一些灰色地带。你可以给人们一些机会让他们生活在灰色地带。"

他认为项目负责人需要有灵活性，比如可以帮助一些住院医生做些研究项目。通过一些慷慨解囊的患者，他能获得教育基金支持受训者的项目。"我认为我的工作是帮助我的受训者发现和追逐他们的梦想，不管他们想干什么，只要不是不道德和非法的，我会帮助他们去实现。通过我的病人的捐助，我也得到了所需的资金。"

在访谈的最后，他再次提到了和家人讨论和反馈的重要性。"我非常幸运，我的妻子非常支持我的事业，如果我成为一名学术性心脏病学家，我肯定比现在有钱得多，但是我的妻子让我'做自己喜欢的事情'。"

❖ Steven Weinberger

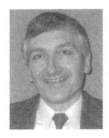

"我发现我每天的满足感来自于教学过程中，我能向我的学生们传递知识，帮助他们提高技能。"Dr. Weinberger 最开始是一名呼吸病学家，他主编的教科书《呼吸病学原理》至今仍为该领域最成功的教科书之一。他现在为美国医师学会（ACP）执行副主席，医学教育和出版学会高级副主席。在此以前，他是哈佛医学院贝丝以色列医学中心教学和研究学院主任，内科教授，医学教育副院长。

"我完成培训后，一直想走标准的学术道路，以研究为主，同时做一些临床和教学。我的愿望是成为一名医教研多面手。"他在国立卫生研究院（NIH）接受研究训练，并有一个很成功的开端。我问他为什么改变事业重心，他和其他受访者一样表现出非常坦率的自我反省能力。

从实验室到教学

Dr. Weinberger 一直是一个活跃的临床医生，但他的兴趣点是从研究转到教学的。他是什么时候开始转变的？又是如何转变的？"在我成为医学院教师的头几年，我意识到我并不是那种很有创造力的研究人员。我重新审视自己的兴趣和才能，我认为我并不是那种会在研究领域有所建树的人，我真正感兴趣的是教学。也就是在同一时期，哈佛医学院也看到支持临床教师的必要性，应该为他们提供一条学术路径。非常幸运，适合我的临床教师途径从那时起开始建立发展，我也找到了适合自己的学术道路。"

"我的第一个教学领导角色开始于 Dr. Eugene Braunwald[①] 把我叫到他办公室的那一天。每次 Dr. Braunwald 召见你，你总是会忐忑不安，是不是又做错了什么。这一次却是好事，他希望我负责四年级医学生的见习轮转。我没有丝毫思想准备，但我很高兴地答应了这一职位。"Dr. Braunwald 在研究领域的成就有目共睹，他发表了 1000 多篇心脏领域的论文，同时他"也是一名伯乐，善于发现年轻人的专长。他给了我这个机会成为一名教学领导者。"

在哈佛的发展

Dr. Weinberger 在哈佛医学院工作了 25 年。"这些年我干了很多教学岗位。负责四年级医学生见习是我的第一个职位，此后我又得到了很多其他领导机会，最终成为学系负责教学的副主任；夏皮罗医学教育学院的教学主任和执行董事。"

对于刚刚完成总住院医生的年轻人他有什么建议？他一直在哈佛医学院工作，这是他自己的决定还是某种偶然？

"我很喜欢我工作的地方。其实我也曾经有很多很好的机会去其他医学院工作，比如某个担任系主任的机会，那还是个对我的家庭非常有吸引力的地方。我回家和我妻子和孩子商量，让我很惊讶的是，我孩子说'爸爸，我们不想搬家。'于是我就留下了。"

有趣的事情

"当我是学生和住院医生时，我认为科主任的主要任务是负责教学和临床，而多年以后我重新审视这个职位，发现它还有同时还有商业职责，这对我并没有什么吸引力。我更喜欢传统意义上的系主任的

---

①Eugene Braunwald，医学博士，布莱根妇女医院和贝丝以色列医院内科主任。因心脏病学主编和哈里森内科学共同主编而闻名。

职责，教学和行为榜样的责任对我更有兴趣。作为副主任，我最享受的是我能做很多有趣的事情，而不需要处理很多和钱相关的事务。"

"我认为第一个管理职位还是非常重要的。我教育事业的另一个台阶是我第一次得到的教学奖项。当我刚开始从事这一领域时，学生和住院医生的反馈还不像现在那么正规，所以赢得那个教学奖让我非常感动。回忆当时我几近哽咽，因为那是我的工作第一次受到大家的肯定。"

在学术领域取得成功

"想成为一名成功的临床教育学家，另一个重要方面是需要在你的学校以外也有影响力。这其实意味着你需要写作和发表文章。我在这方面的成就有些偶然性。"

刚开始工作时，Dr. Weinberger 曾经诊治了一位怀孕的哮喘患者，在整个孕期该患者多次因为哮喘急性发作入院治疗。"我去查了文献，发现当时关于怀孕和肺部疾病并没有很好的综述文章，我决定自己写一篇。出乎意料的是文章竟然发表了。"

"文章发表以后，学系主任让我参与写书，关于肺部疾病和怀孕的章节。他说，'你刚刚完成了相关的综述，正合适写这章。'对我来说，能成为主流医学出版社书籍的作者之一非常幸运。他们对这一章节非常满意，更重要的是，后来他们又邀请我写肺部疾病的教科书。"

榜样，导师和同事

"我非常崇拜 Dan Federman①，从我还是二年级医学生开始，当时我听了他讲的课，那时我听过的最精彩的讲座。当我三年级见习时，又很幸运在他担任主治医生的组里轮转。后来我成为科里的年轻教师，Dan 是我的导师，对我来说，他是我的榜样，一个优秀的临床教育家。"

"当然还有很多我的榜样。当我还是医学生时，我的病理老师

①见他的访谈部分。

Harvey Goldman[1] 总能把复杂的概念讲得通俗易懂，他一直是我模仿的榜样。"当他已经达到事业顶峰时，Dr. Weinberger 回忆，"Harvey 成为病理学系主任和全国知名的教授很多年后，有一次我发现他竟然出现在我的课堂中，我当时十分激动，我的偶像也来听我的讲课。"

后来他当了医学教育副主任和学系的常务副主任，他和贝丝以色列医学中心内科主任 Robert Moellering[2] 有很亲密的工作关系。对于这段经历他有很多感触。"系主任和副主任，院长和副院长，这两个的关系很特殊，他们需要有相似的想法，彼此了解对方的想法和行为，两者亲密无间的关系是建立在彼此信任的基础上的。"

引以为傲的事和遇到的困难

"我最值得骄傲的是，我影响了很多人的职业发展道路，看着他们成为临床学家、临床教育家或管理者。作为领导，我遇到最困难的事是如何给负面反馈，尤其是面对那些要被解雇的人员。我觉得给出负面反馈非常非常困难，即使是用建设性的方式，遇到那种必须做出让某些人离开的决定，更是难上加难。还好，这么多年，这样的决定我只做过两次，每一次都相当痛苦和艰难。"

建议

"我总是在寻找一个善于倾听理解他人的人当自己的导师。我也同时把这个人看作我的榜样，我模仿的对象。"如果你刚刚结束总住院医生或刚刚成为新教师，你应该怎么做？"非常关键的是找到一个导师，他关注你的兴趣并善于倾听。导师就像某种化学反应，无形之中会给你很多帮助。"

关于如何寻找导师，Dr. Weinberger 指出不要认为领导总是高高在上难以接近。他举了自己和 Dr. Braunwald 的例子。"每个人都很怕他，但每个人都很尊敬他。"所以，当有一次 Dr. Weinberger 遇到有人剽窃自己的文章时，他决定听听自己的系主任以及全国都鼎鼎大名

---

[1]Harvey Goldman, 医学博士（1933~2009），在哈佛医学院教授病理学近40年，是医学教育院长。

[2]Robert Moellering Jr., 医学博士，哈佛医学院医学研究名誉教授。

的人物——Dr. Braunwald 的建议。"当时我还是个非常年轻的医生，我不知道该怎么做，我去找 Dr. Braunwald 问他，'我该怎么处理这种情况？能给我些建议吗？'他非常严肃认真地对待我的问题，给了我很多建议，帮助我最终很好地解决了问题。"

重新审视自己的经历，Dr. Weinberger 认为如果有机会重来他会做一件事，"不管是医学教育还是领导力，我其实没接受过正规培训。我只能在观察中不断积累，尽量模仿我的榜样们的所作所为。我觉得如果在这些方面能得到更正式的培训对我会很有帮助。虽然在实践中我积累了很多知识、技能和好的想法，但如果有这方面的背景，我相信这一切会变得更高效。"

医学教育的挑战

虽然他自我批评自己缺乏教学方法和研究的正规训练，Dr. Weinberger 仍被选为夏皮罗学院的领导，第一届医学教育与创新千禧年会议主席。作为美国医师协会的领导，他一直在应对医学教育面临的挑战。

"当前的挑战首先是需要培训师资力量，在现今的环境下，临床和科研的压力越来越大，教师很难抽出时间用于教学和帮助受训者职业发展。"

同时，教师们还需要学习很多复杂的新话题和技能，这些领域他们可能并没有什么经验，也没有经过正式培训。"新的教学领域比如医疗质量提高、基于系统的实践和基于实践的学习能力–这些对于教师来说也是全新的概念。为了培训下一代的医生，教师必须跟上受训者的步伐，理解和掌握这些新知识和技能。"

"第三个挑战是传统的医学文化正在面临被侵蚀。虽然限制值班时间的要求对于平衡住院医生的工作和生活相当重要，但是随之也带来意料之外的后果，那就是一切为患者服务的职业精神正在被破坏。我认为如何在遵守工作时间限制规定的同时重新树立传统的职业精神是我们面临的挑战。"

医疗环境的挑战

"我们当前的医疗体系也面临巨大的压力，尤其是经济压力。从医学院校教育到毕业后医学教育——我们作为医生个体所做的一切都是和整个医疗大环境密切联系在一起的。从业者需要和立法者一起努力，解决日益增长的医疗费用问题。在医学教育体系中我们需要构建与医疗相关的经济和社会知识体系，否则医生与政府和医疗卫生出资方的不一致将让这个职业面临失控的风险。我们不仅要教学生医学知识和人文精神，也要教他们关于医疗的社会期望与费用等现实问题。"

接受"奖励"

完成专科医生培训和成为哈佛医学院教师没多久，Dr. Weinberger 接到《自然》杂志的电话，问他是否愿意评审一篇文章。"我实在是受宠若惊，问'这是一篇什么文章？'他们说'嗯，是关于质子束武器的。'"这个话题似乎不是为呼吸病学家准备的，而是物理学家的事。事实上这个电话是打给哈佛物理学教授 Steven Weinberg 的，后续又有一系列将他俩搞混的故事。

Dr. Weinberger 得到过很多教学奖项，但这不是全部。"很早我就得到了诺贝尔奖，问题是，并不是我赢得的。"Steven Weinberg 教授于 1979 年得到诺贝尔物理奖，不是 Dr. Steven Weinberger。"他得奖后没多久，我收到了瑞典卡罗琳学院寄来的包裹，打开包裹是诺贝尔奖的青铜复制品。当然那其实是寄给 Weinberg 教授的，哈佛邮局"很好意地"更改了地址发给了我，当天晚上我物归原主。我把我'得到'的这个诺贝尔奖作为我研究事业的顶峰，从那以后我把我的时间都奉献给医学教育事业。"

（张　婷/黄晓明译　黄晓明校）